高等职业学校"十四五"规划药学类及中医药类专业新形态一体化特色教材

供中药学、中药制剂、中药材生产与加工等专业使用

中 药 学

主　编　刘歆韵　郑慧芝
副主编　秦建设　姜永粮　邱丽丽
编　委　（以姓氏笔画为序）
　　　　于克明　广东创新科技职业学院
　　　　田秀蓉　重庆三峡医药高等专科学校
　　　　刘佳琪　河南推拿职业学院
　　　　刘歆韵　铁岭卫生职业学院
　　　　肖　寒　铁岭卫生职业学院
　　　　邱丽丽　滨州职业学院
　　　　郑慧芝　湖南食品药品职业学院
　　　　姜永粮　铁岭卫生职业学院
　　　　秦建设　重庆三峡医药高等专科学校
　　　　蒋　媛　永州职业技术学院
　　　　赖利平　湖南食品药品职业学院

U0303242

华中科技大学出版社

中国·武汉

内 容 提 要

本教材为高等职业学校"十四五"规划药学类及中医药类专业新形态一体化特色教材。

本教材将中药基础知识分为总论和各论两个部分,共分为二十二章。总论包括中药学发展概况、中药的性能、中药的应用、中药的炮制,各论包括解表药、清热药、泻下药、祛风湿药、芳香化湿药、利水渗湿药、温里药、理气药、消食药、驱虫药、止血药、活血化瘀药、化痰止咳平喘药、平肝息风药、安神药、开窍药、补虚药、收涩药。

本教材可供中药学、中药制药、中药材生产与加工等专业使用。

图书在版编目(CIP)数据

中药学/刘歆韵,郑慧芝主编. —武汉:华中科技大学出版社,2022.12
ISBN 978-7-5680-9013-1

Ⅰ.①中… Ⅱ.①刘… ②郑… Ⅲ.①中药学-高等职业教育-教材 Ⅳ.①R28

中国版本图书馆 CIP 数据核字(2022)第 239372 号

中药学   刘歆韵　郑慧芝　主编
Zhongyaoxue

策划编辑:史燕丽
责任编辑:丁　平
封面设计:原色设计
责任校对:李　琴
责任监印:周治超
出版发行:华中科技大学出版社(中国·武汉)　　　电话:(027)81321913
　　　　　武汉市东湖新技术开发区华工科技园　　　邮编:430223
录　　排:华中科技大学惠友文印中心
印　　刷:武汉开心印印刷有限公司
开　　本:889mm×1194mm　1/16
印　　张:12.5
字　　数:383 千字
版　　次:2022 年 12 月第 1 版第 1 次印刷
定　　价:48.00 元

高等职业学校"十四五"规划药学类及中医药类专业新形态一体化特色教材编委会

网络增值服务

使用说明

欢迎使用华中科技大学出版社医学资源网 yixue.hustp.com

1 教师使用流程

（1）登录网址：**http://yixue.hustp.com** （注册时请选择教师用户）

注册 > 登录 > 完善个人信息 > 等待审核

（2）审核通过后，您可以在网站使用以下功能：

下载教学资源　　建立课程　　管理学生　　布置作业　查询学生学习记录等

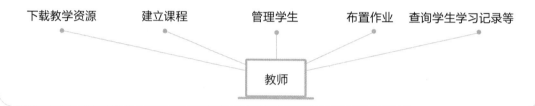

教师

2 学员使用流程

（建议学员在PC端完成注册、登录、完善个人信息的操作）

（1）PC 端操作步骤

① 登录网址：http://yixue.hustp.com （注册时请选择普通用户）

注册 > 登录 > 完善个人信息

② 查看课程资源：（如有学习码，请在个人中心－学习码验证中先验证，再进行操作）

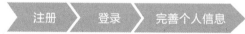

选择课程

首页课程　 >　课程详情页　 >　查看课程资源

（2）手机端扫码操作步骤

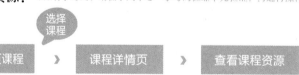

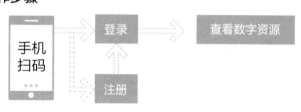

手机扫码　→　登录　→　查看数字资源
　　　　　↑
　　　　注册

前言

本教材是根据国务院印发的《国家职业教育改革实施方案》及教育部推行的高等院校教学改革工作精神,结合专业培养目标和职业岗位群的要求编写而成。既体现医药职业教育特色,又强化职业技能和素质教育。

中药学是阐述中医药基础理论和基本技能的一门学科,属于中药学类专业的专业课程之一。本教材的编写力争突出高等职业教育的特点,注重基础理论的学习、基本技能的培养,理论知识以"必需、够用"为度,结合岗位需求,突出实践技能的培养与提高,继承和弘扬中医药文化特色,注重中医药基础和现代药学基础理论与技术的结合应用。

本教材内容与数字资源一体化,编写与课程开发一体化,教与学过程一体化,线下与线上一体化,有利于学生学习和使用。本教材将中药基础知识分为总论和各论两个部分,共分二十二章。其中中药学发展概况由邱丽丽编写,中药的性能、中药的应用由秦建设编写,中药的炮制、清热药由姜永粮编写,解表药、利水渗湿药由肖寒编写,泻下药、安神药由于克明编写,祛风湿药、温里药由蒋媛编写,芳香化湿药、理气药、收涩药由田秀蓉编写,消食药、驱虫药、活血化瘀药由刘佳琪编写,止血药由刘歆韵编写,化痰止咳平喘药、平肝息风药由郑慧芝编写,开窍药、补虚药由赖利平编写。

本教材在编写过程中,参考了多种相关教材和著作,得到了华中科技大学出版社及编写人员所在单位的大力支持,在此一并致以衷心的感谢! 由于编者水平有限,书中不足之处在所难免,希望各院校师生和广大读者提出宝贵意见,以便进一步修改、充实和提高。

编　者

目录

中药学发展概况

本章 PPT

中药是指在中医药理论指导下,用于预防、诊断、治疗疾病并具有康复与保健作用的物质。中药的认识和使用,有其自身独特的理论体系和应用形式,充分反映了我国历史、哲学、文化、自然资源等多方面特点。中药的认识和使用在我国已有几千年的历史,是从古至今疾病防治和养生保健的主要物质,在保障人民健康和民族繁荣中起到了非常重要的作用,也是中华民族优秀文化的重要组成部分。

中药学是专门研究中药基础理论和各种中药的来源、采制、性能、功效、临床应用等知识的一门学科,同时是祖国医药学的一个重要组成部分,也是中医药各从业人员必备的专业知识。

第一节 中药的起源

中药作为中医用于疾病防治与养生保健的主要物质,是中医学的重要组成部分。几千年来,中药为人类健康做出了不可替代的贡献。

药物的发现最早始于原始社会时期的觅食活动,我们的祖先在寻找食物的过程中,会不可避免地误食某些"食物",造成呕吐、泻下等中毒症状;也会因食用某些"食物"导致中毒症状减轻或消失,经过长期的口尝身试,人们逐渐了解和认识植物或动物的药效和毒性,进而有意识地加以使用,逐渐萌生了"药物"的概念。据医史学家研究,由于原始社会时期人们多用植物类食物果腹,因此植物药首先被发现。当进入氏族社会后,由于创造了弓箭,人类便以打渔和捕猎为获取食物的主要方式,由于食用的动物较多,人类发现有些动物具有治疗作用,因此发现了动物药。氏族社会后期,由于种植、饲养业的发展,人类发现了更多的药物,药物知识不断丰富,逐渐形成了早期的药物疗法。

早期由于没有文字记载,药物知识只能通过口耳相传的方式进行传播。进入奴隶社会以后,因为文字的发明创造,药物知识才能够被记载。用文字记载药物知识大大提高了药物知识传播的速度。最早关于"药"的文字记载,见于西周时代(公元前1046—公元前771年),如《尚书·说命篇》曰:"药不瞑眩,厥疾弗瘳。"《诗经》可以说是我国最早的记载药物的书籍,记载的动植物药共300余种。《山海经》作为一部史地书,收载120余种药物,明确指出各药产地、药性及功效。20世纪70年代,长沙马王堆汉墓出土的帛书《五十二病方》,记载药方283首,药物247种,对药物的炮制、用法、禁忌等都有记载,已达到当时药物用量之最。在我国古医药书中并无"中药"一词,中药在古医药书中多被称为"药"或"毒药"。约在 19 世纪后期,随着西方医学在我国盛传,为了区别我国传统医药与西方医药,进而产生了"中医""中药"的称呼。根据考证,清代末期(1909 年)在上海举行的"南洋大臣特考",其试卷中就出现了"中药"这一称呼。自古以来,人们习惯将中药称为本草,因此自然把记载中药的典籍称为本草学。随着西方医药学的传播,本草学逐渐被称为"中药学"。

第二节　中药学的发展

一、秦汉时期

秦汉时期,药学已经粗具规模。《神农本草经》(简称《本经》)作为现存最早的药物学专著,就是这一时期的代表作,该书成书虽然存在争议,但最终成书不晚于东汉末年(公元 2 世纪)。该书虽托"神农"之名,但并不是出自一时一人之手,而是凝聚了古代劳动人民长期用药经验和集体智慧,经过较长时间的不断补充和完善而成。《本经》原书早已亡佚,现有的各种版本均是后人考订、整理、编辑而成。全书记载药物分动物、植物、矿物三类,共三卷,收载药物 365 种。书中将药物按照其养生延年与祛邪治病的不同,分上、中、下三品,即后世的"三品分类法",同时简明扼要地记述了中药的四气五味、有毒无毒、配伍法度、服药方法及剂型选择等基本原则。该书系统总结了汉代以前的药学成就,初步奠定了药学理论的基础,对后世中药学的发展具有极为深远的影响,被称为中药学四大经典著作之一。

二、魏晋南北朝时期

继《本经》成书后,临床所用药物不断发展,医家所用药物种类日益增多,同时中外商贸互通和文化交流后,西域等诸国的药物(如乳香、沉香等)输入我国,新的药物品种逐渐增多,同时有了陆续的零星记载,人们对原有药物的功效也产生了新的认识。长期的使用证明有些药物的功效、气味等与原记载不尽相同。因此,梁代的陶弘景在《本经》基础上整理了魏晋以来的用药经验(主要取材于《名医别录》(简称《别录》)),撰写了《本草经集注》,该书于公元 500 年左右完成。该书的主要贡献如下:反映了魏晋南北朝时期的主要药学成就,整理和纠正了《本经》部分内容,首次将药物分为玉石、草木、虫兽、果、菜、米食及有名未用七类,各类中又结合三品分类安排药物的顺序,其"序列"部分,首先对本草学的发展进行了回顾,继而对《本经》序录加以注释、发挥,体现了较高的学术水平,同时补充了大量鉴别、采收、炮制、制剂及合理配方取量方面的理论内容和操作原则等,丰富了中药学总论的内容。各论部分,首创按药物的自然属性分类,为便于保存文献资料原貌,将所载 730 种药物采用朱写《本经》文、墨写《别录》文,小字作注的方式进行记述,对于药性,又以朱点为热,墨点为冷,无点为平进行记述。这在全凭手抄药书的时代,的确是一种事半功倍的方法,该书标志着综合本草模式的初步确立。

此时期重要的本草著作,除《本草经集注》外,还有《吴普本草》《李当之药录》《名医别录》《徐之才药对》等,其中南北朝时期雷敩所著《雷公炮炙论》,叙述药物可以通过合适的炮制,起到提高药效、减轻毒性或烈性的作用,该书收录了 300 种药物炮制方法,是我国第一部炮制学专著。

三、隋唐五代时期

隋唐时期,政权统一,经济繁荣,交通外贸发达,这些推动了医药学的迅速发展。一方面,从海外输入的药材品种相继增加,我国药学宝库日渐丰富,各地使用的药物总数已达千种。另一方面,长期南北分裂、战乱等多种原因造成的药物品种及名称混乱,且人们对北方药物的情况不够了解,加上《本草经集注》在后续一百多年来的传抄中出现了不少错误,因此有必要对本草学进行一次大规模的整理。唐显庆四年(公元 659 年),政府颁行了由苏敬等主持编写的《新修本草》(又称《唐本草》),该书收载药物共 850 种。该书的主要贡献如下:书中增加了药物图谱,并附文字说明,这种图文对照形式,开创了世界药学著作的先河,体现了唐代药学的高度发展;首次依靠国家的行政力量和充分的人力、物力,是我国历史上第一部药典性(官修)本草;该书是世界上最早公开颁布的药典,比欧洲《纽伦堡药典》早 800 多年。该书于公元 731 年即传入日本,并广为流传。该书对国内外医药发展起到了极大的促进作用,对后续的药学发展也产生了深远影响。

此期还有一些有代表性的著作,如《本草拾遗》《海药本草》《食疗本草》及《蜀本草》等,这些书均为后世的药学发展奠定了深厚的基础。

四、宋金元时期

宋代随着经济、文化、科学技术等的进步,活字印刷术得以发明,这为宋代本草学的发展提供了便利条件,故宋代出版了较多本草学著作。其中最具有代表性的本草学著作当属宋代唐慎微的《经史证类备急本草》(后世简称《证类本草》),该书于公元 1082 年完成编撰,全书共 3 卷,载药 1558 种,同时大量搜集单方、验方,附方 3000 余首。该书的主要贡献如下:编写体例采用方药兼收、图文并重的形式,较前代本草学又有所进步;该书全面总结了宋代以前的药学成就,是目前完整保存下来的最早的综合本草书籍。该书以《嘉祐本草》为基础,将《本草图经》的图文也融入其中,不仅具有很高的学术与实用价值,还具有很高的文献价值,该书研究、整理了大量经史文献中药学相关资料,对 247 种方书、经史百家及佛书道藏等与药学相关的内容进行了增补。

在大观、政和及绍兴年间,官方在《证类本草》基础上稍加修订后出版了《经史证类大观本草》(简称《大观本草》)、《政和新修证类备用本草》(简称《政和本草》)和《绍兴校定经史证类备急本草》(简称《绍兴本草》)。北宋时期,国家药局的设立是一大壮举。1076 年,北宋政府开设了熟药所,其后发展为修合药所(后改名为“医药合剂局”)和出卖药所(后改名为“惠民局”),药局的产生促进了药材检验、成药生产的发展,带动了炮制、制剂技术的提高,《太平惠民和剂局方》即为这方面的重要文献。此外,宋代时期的《开宝本草》《嘉祐补注本草》《本草图经》(亦称《图经本草》)等书均是由北宋朝廷组织编纂,对后期的药学研究均做出了重要贡献。

金元时期的本草著作多出自医家之手,具有明显的临床药物学特征。如刘完素的《素问药注》《本草论》,张元素的《珍珠囊》《脏腑标本药式》《医学启源》,李东垣的《药类法象》《用药心法》,王好古的《汤液本草》,朱丹溪的《本草衍义补遗》等书丰富了药性理论和临床指导用药方面的内容。

元代忽思慧于 1330 年编著的《饮膳正要》是饮食疗法的专门著作,该书记录了养生避忌、妊娠食忌、烹饪方法、营养疗法。此外还记录了不少回、蒙民族的食疗方法,该书中的食疗方法至今仍有较高的参考价值。

五、明代

随着医药学的发展,药学知识和技术的进一步积累,明代本草学的成就也达到了当时的顶峰,沿用已久的《证类本草》已经不能满足时代的需求。弘治十六年(公元 1503 年),刘文泰奉敕修订本草,历时两年编成《本草品汇精要》。该书共 42 卷,载药 1815 种,所载药物内容丰富、叙述简要。该书是我国封建社会最后一部大型官修本草,由于该书成书后未刊行流传,未在药学史上产生重大的影响。后来,我国伟大的医药学家李时珍,在《证类本草》基础上以毕生精力,实地考察,广收博采,对本草学进行了全面的整理,历经 27 年终于在公元 1578 年编成了 200 多万字的《本草纲目》。该书共 52 卷,载药 1892 种(新增 374 种),其中既收载了当时的民间药物,又收载了外来药物,附药图 1160 幅,附方 11096 首。该书的主要贡献如下:按药物的自然属性,分水、火、土、金石、草、谷、菜、果、木、服器、虫、鳞、介、禽、兽、人 16 部,部以下再分 60 类。每药之下,分正名、释名、集解、正误、修治、气味、主治、发明、附方各项,逐一介绍,尤其在发明项下,主要介绍李时珍对药物的观察、研究以及实际应用的新发现,更丰富了本草学的内容。《本草纲目》被誉为“十六世纪中国的百科全书”,它不仅总结了我国 16 世纪以前的药学成就,还在训诂、语言文字、历史、地理、植物、动物、矿物、冶金等方面也有突出成就。该书于 1596 年在南京印行后,很快风行全国,17 世纪初传播至海外,先后被译成多种文字,对世界自然科学也做出了举世公认的卓越贡献。

明代的专题本草也取得了瞩目成就：食疗方面，如1406年朱橚撰写的《救荒本草》，记述了可供灾荒食用的草木414种，介绍其名称、产地、形态、性味、有毒无毒的部位及食用、加工烹饪的方法等，并精心绘制成图，该书既扩大了食物资源，又扩充了本草学、植物学方面的内容；炮制方面，明代对后世影响最大的炮制类专著是由缪希雍所著的《炮炙大法》。此外，兰茂编写的《滇南本草》是一部专门记载云南地区药物的专著，载药400余种，是我国现存内容最丰富的古代地方本草。《本草原始》由李中立撰写，内容偏重于生药学的研究。

六、清代

受《本草纲目》的影响，清代研究本草之风、考据学兴盛。赵学敏编著的《本草纲目拾遗》广收民间和外来药物，增补了716种民间药和外来药，进一步补充和纠正了《本草纲目》的不足，于1765年成书，全书共10卷，载药921种。该书的主要贡献如下：补充了《本草纲目》所载备而不详的药物，纠正了《本草纲目》的错误之处；新增了716种民间药和外来药，极大地丰富了本草学的内容；书中还记录了一些其他方面的自然科学成就（如用强水制铜版的方法等）；该书还保存了大量今已失散的方药书籍的部分内容，反映了我国16—18世纪本草学的新成就。为普及《本草纲目》的巨大成就，汪昂撰写的《本草备要》、吴仪洛撰写的《本草从新》等结合临床需要，以符合实用为原则，对《本草纲目》进行了摘要、精简和整理。另外，不少学者受考据和崇古之风的影响，从古代文献中重辑《神农本草经》，其中孙星衍的辑复本质量最高，也有学者对《神农本草经》进行了考证、注释，如张璐撰的《本经逢原》、邹澍撰的《本经疏证》等。

该时期的专题本草门类齐全，其中也有不少佳作。炮制方面，张仲岩的《修事指南》对历代炮制记载进行综合归纳；辨药方面，郑肖岩的《伪药条辨》是鉴定药物真伪的专著，其对110种药物的名称、形、色、气味进行了较详细的辨析；药理方面，唐容川的《本草问答》、徐灵胎的《医学源流论》中载10余篇药理论文；食疗方面，章穆的《调疾饮食辨》、王孟英的《随息居饮食谱》、丁其誉的《类物》等均为后世的药物研究提供了宝贵经验。

七、民国时期

民国时期，我国医药学的发展特点是中西医药并存。北洋军阀政府和民国政府片面地全盘否定中医药，大大阻碍了我国医药事业的发展。但在志士仁人的努力下，中医药学继续以其顽强的生命力向前发展，并取得了不错的成就。

中药辞典类大型工具书的出现是该时期中药学发展中的一项重要成就。其中成就和影响最大的，当属陈存仁的《中国药学大辞典》（1935年）。本书约200万字，收录词目4300条，既汇集古今，又博采新说，虽然存在不少错讹，仍不失为近代第一部具有重要影响的大型药学丛书。

同时，全国兴建了一批中医药院校，出现了一批适用于教学和临床的中药学讲义。如四川高等国医学校何仲皋的《药性骊珠》、浙江中医专门学校何廉臣的《实验药物学》及杨则民的《药物概论》、浙江兰溪中医学校张寿颐的《本草正义》、上海中医专门学校秦伯未的《药物学》、天津国医函授学院张锡纯的《药物讲义》等，对各药的药性、功效、配伍等的论述更加翔实，对后期中药学教材的普及起到了很好的推动作用。

这一时期，随着近代科学技术在我国大量传播，药用动物学、药用植物学、生药学、中药鉴定学、中药药理学等新的学科出现。植物学、生药学工作者在确定中药品种及资源调查方面做了大量工作。同时，很多药学工作者致力于中药化学及药理学研究。在当时环境下，其成果多集中在化学成分和药理作用的研究，其取得的成就和贡献是应被充分肯定的。

八、现代的中药学成就

中华人民共和国成立后，随着现代自然科学技术和国家经济的发展，政府高度重视中医药事业的继承和发扬，制定了一系列中医药的相关政策和措施，中药学也取得了前所未有的成就。从1954年起，根据原卫生部的安排和建议，各地出版部门积极进行中医药文献的整理与刊行。本草方面，先后影印、重刊或校点评注了《神农本草经》《新修本草》(残卷)、《证类本草》《本草纲目》等数十种重要的古代本草专著。20世纪60年代以来，对亡佚本草的辑复也取得突出成绩，其中有些已经正式出版发行，对中药学的研究和发展做出了重要贡献。另外，国家开展了多次大规模的全国中药资源调查，在资源调查基础上，编写了大批全国性的中药志。通过资源调查对全国中药资源的产地分布、蕴藏量、野生资源、收购量等进行深入的了解，发现了许多新的地域性品种和药物品种。1990年全国中药资源普查结果显示，我国中药总数达到12807种，普查中发现国产沉香、安息香、阿魏等药材能够相当程度上满足国内需求，无须完全依赖进口。

随着中药的深入研究，当前涌现了大量的中药著作，目前国内公开出版和内部刊印的著作达数千种，从各个角度将中药学提高到崭新的水平。其中最能反映当代中药学术成就的，有各版《中华人民共和国药典》(简称《中国药典》)、《中药志》《全国中草药汇编》《中药大辞典》《原色中国本草图鉴》等。《中国药典》是我国药品标准的法典，由国家药典委员会组织编纂，经国务院批准后颁布施行。该法典的制定确立了中药在当代医药卫生事业中的地位，对中药材及中药制剂质量的提高起了巨大的促进作用。《中药大辞典》由当时的江苏新医学院编写，分上、下册和附编三个部分，共收载中药5767种，其中植物药4773种，动物药740种，矿物药82种，中药加工制品172种，该书是20世纪70年代之前中药记载最全面的巨型书籍。

为了继承和发展中药学和中药事业，当代中药教育事业逐渐兴起，自20世纪50年代起，北京、上海、广州、成都和南京等地相继建立了五所中医学院，使中医教育纳入了现代正规高等教育行列。1978年来，部分院校相继招收了中药学硕士、博士研究生，造就了一大批高质量的专业人才。由此，我国的中药教育形成了从中专、大专、本科到硕士、博士研究生不同层次培养的完整体系。为了适应中药教育的需要，各种配套中药教材也经多次编写修订，质量得到不断提高。

随着现代自然科学的迅速发展及中药事业自身的发展，中药现代研究在深度和广度上都取得了瞩目成就，同时促进了中药鉴定学、中药化学、中药药理学、中药炮制学、中药药剂学等多个学科的不断分化，并且都取得了很大发展。

由于我国现代化建设的发展、新的疾病谱的增加以及医疗模式的改变，中药市场不断扩大，中医药正逐步得到世界各国认可。未来中药学必将实现现代化和国际化，更好地造福人类，为人类做出更多的贡献。

知识拓展

　　《神农本草经》又名《神农本草》，简称《本草经》或《本经》，是我国现存最早的药学专著。撰者不详，"神农"为托名。其成书年代自古就有不同考论，或谓成于秦汉时期，或谓成于战国时期。《神农本草经》原书早佚，唐以后便不复得见，其主要内容在历代本草著作中均予以记录，得以保存，为了重现该书的原貌，据说最早从南宋开始便有人进行了《神农本草经》的辑佚工作。现行本大多是从《证类本草》《本草纲目》等书所引用的《神农本草经》内容而辑成的。由于重辑者的着眼点和取材不同，各种辑本的形式和某些内容有一定的差异。

　　孙星衍、孙冯翼同辑《神农本草经》三卷(公元1799年，清嘉庆四年)，是从《证类本草》上的白字辑出，并在每条正文之后，引用了《吴普本草》《名医别录》《淮南子》《抱朴子》《太平御览》《尔雅》《说文》等古书，详加考证，引证翔实，资料丰富，是较好的一种辑本。

→ 章后小结

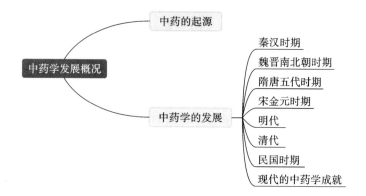

→ 目标检测

目标检测
答案

一、单项选择题

1.我国现存最早的药物学专著是(　　　　)。

A.《本草纲目拾遗》　B.《本草纲目》　　　C.《本草经集注》　　　D.《神农本草经》

2.首创按药物自然属性分类的本草著作是(　　　　)。

A.《本草经集注》　　B.《新修本草》　　　C.《本草纲目》　　　　D.《神农本草经》

3.我国第一部药典性著作是(　　　　)。

A.《神农本草经》　　B.《新修本草》　　　C.《本草经集注》　　　D.《本草纲目》

4.最早采用图文对照编写方式的本草著作是(　　　　)。

A.《神农本草经》　　B.《本草纲目》　　　C.《证类本草》　　　　D.《新修本草》

5.宋代的本草代表著作是(　　　　)。

A.《本草衍义》　　　B.《本草纲目》　　　C.《嘉祐本草》　　　　D.《证类本草》

6.集我国 16 世纪以前药学大成的本草著作是(　　　　)。

A.《证类本草》　　　B.《本草原始》　　　C.《本草纲目》　　　　D.《本草品汇精要》

7.(多选)成书于宋代的本草专著有(　　　　)。

A.《本草纲目》　　　B.《开宝本草》　　　C.《神农本草经》　　　D.《证类本草》

8.《神农本草经》载药(　　　　)。

A. 100 余种　　　　B. 844 种　　　　　C. 365 种　　　　　　D. 730 种

9.我国最早的炮制学专著是(　　　　)。

A.《雷公炮炙论》　　B.《本草拾遗》　　　C.《新修本草》　　　　D.《神农本草经》

10.《经史证类备急本草》的作者是(　　　　)。

A. 唐慎微　　　　　B. 李时珍　　　　　C. 张元素　　　　　　D. 王好古

二、简答题

何谓中药和中药学?

中药的性能

本章 PPT

中药的性能是在中医药理论指导下,对中药的性质、作用部位和特征的高度概括,是认识和使用中药,并阐明药效的理论指导。

对于中药性能的认识,我国现存最早的药物学专著《神农本草经》开创了利用"四气五味"认识药物性能的先河,这是历代中医药先贤们不断从临床实践中凝练出的智慧结晶。他们将这些性质和特征从不同角度加以提炼总结,逐步形成了完备的具有中医药特色的中药药性理论。中药的性能不仅表明各种药物的独有特性,还反映了某一类药物作用的共同特性。

中医药学认为,疾病发生的原因是各种致病因素作用于人体,导致机体阴阳失调,脏腑功能失常。而中药治疗疾病的基本原理就是利用药物的性能,纠正阴阳失调的病理状态,扶助正气,祛除病邪,恢复脏腑功能,达到治愈疾病、恢复健康的目的。药物所具有的这些特性和作用,前人称之为偏性。用药物的偏性纠正机体所表现出的阴阳偏盛偏衰,即所谓"以偏纠偏",使机体恢复平衡,达到治疗疾病的目的。这一理论是我国历代中医药学家在长期医疗用药实践中,密切结合阴阳五行、脏腑经络、治则等中医学理论,逐渐认识并总结出来的用药规律。它是中医学理论体系中的一个重要组成部分,是学习、研究、运用中药所必须掌握的基本理论知识和技能。

中药的性能是中药的核心理论。掌握和学会中药的性能,明确每种中药的性、味、归经、升降浮沉和毒性,对于临床准确用药,趋利避害,保证用药安全等都具有指导意义。本章内容主要包括四气、五味、升降浮沉、归经、毒性,这些内容与功效相联系,是临床选药组方、治疗疾病的重要依据。

第一节 四 气

四气是药物的寒、热、温、凉四种药性,又称"四性"。它反映了药物在影响人体阴阳盛衰、寒热变化方面的作用倾向,是说明药物作用性质的重要概念之一。

四气中温、热与寒、凉属于两类不同的性质,温、热属阳,寒、凉属阴,是相对立的两种药性。而温与热、寒与凉则没有本质区别,只是程度上有差异而已。所以从四气的本质而言,实际上只有寒、热两种性质的不同。有些药物还具有大热、微温、大寒、微寒等特性,这也只是说明药性程度轻重不同,作用大小不同。如温里药的附子,其性大热,说明附子的温里散寒作用强,热性峻猛,适用于阴寒内盛之证。

此外,还有一些平性药。平性药是指寒热偏性不甚明显,药性平和,作用缓和的一类药,如莲子、山药、党参等。药物的平性,是相对而言的,仍有偏温或偏凉的不同,所以未超出四气的范围,仍称为四气。

药物的四气,是根据药物作用于机体后机体所产生的反应总结出来的,与所治疾病的寒热性质是相对的。如患者表现为高热烦渴、面红目赤、咽喉肿痛、脉洪数等,属阳热证,而大黄、石膏、黄连等能够缓解、消除高热口渴等热证,表明这些药物具有寒凉之性,所以凡能够减轻或消除阳热证的药物,属于寒性或凉性药;如患者表现为四肢厥冷、面色㿠白、脘腹冷痛、脉微欲绝等,属阴寒证,而附子、干姜、肉桂等能够减轻或消除阴寒证,表明这些药物具有温热之性,所以凡能够减轻或消除阴寒证的药物,属于热性或温性药。

寒凉药多具有清热泻火、凉血解毒、泄热通便、滋阴除蒸、清热利尿、清心开窍、凉肝息风等功效,适用于热证、阳证。温热药多具有温里散寒、补火助阳、暖肝散结、温阳利水、温经散寒、回阳救逆等功效,适用于寒证、阴证。药性寒热只是从药物对机体阴阳盛衰、寒热变化的影响这一特定角度来概括药物的性能,只是药物功效的一般规律和共同特性,并不能概括药物的具体功效。

中药的四气对临床治病用药具有重要的指导意义。《黄帝内经》提出"热者寒之,寒者热之"的治疗用药原则,是临床对中药四气理论的具体运用。首先,治疗热性疾病用寒凉药物,治疗寒性疾病用温热药物,这是必须遵循的用药原则。如果阴寒证用寒凉药,阳热证用温热药,必然会造成病情加重的严重后果。其次,要根据病证寒热程度的差别,分别选用相应的药物。如当用热药而用温药或当用寒药而用凉药,则病重药轻达不到治愈疾病的目的;当用温药而用热药则反伤其阴,当用凉药而用寒药则易伤其阳,都对治疗不利。再次,要结合季节的不同,指导临床用药。如在寒冬季节无实热证时,不宜过量使用寒性药,以免损伤阳气;在炎热夏季无寒证时,不要过量使用热性药,以免化燥伤津。

药性的四气并不能全面决定药物的功效,也不能概括药物性能的所有方面。所以,必须将四气与其他性能相结合,方能全面认识和掌握药物的功效和临床使用范围。

第二节　五　味

药物的五味主要指药物具有的辛、甘、酸、苦、咸五种基本滋味。药物五味的提出是基于对中医学阴阳五行学说的理解和运用,实际上不只五味,还有"淡""涩"之分,应该有七种。而前人认为淡味从属于甘味,酸味和涩味之功相似,因此,虽有七种药味,但没有超出五味的范畴,故仍然称为五味。

五味的确定,最初是依据药物的真实滋味口尝感受而来,如黄连之苦、生姜之辛、甘草之甘、山楂之酸、芒硝之咸等。人们通过长期的临床实践观察发现,不同味道的药物作用于人体,产生了不同的反应,获得不同的治疗效果,从而总结、归纳出五味理论。所以说,药味既包含药物的真实滋味,又超出其真实滋味的范畴,依据临床疗效归纳出来,从而形成了五味理论的主要内容。

五味作为药性理论最早见于《黄帝内经》,《素问·藏气法时论》对五味的作用和功效进行了详细描述,提出"辛散、酸收、甘缓、苦坚、咸软"的总结。后世医家在此基础上,通过长期的临床实践,不断地加以补充、发展和完善,形成了系统的五味学说理论。现将五味所代表的药物作用及主治病证归纳如下。

辛:"能散、能行",即具有发散、行气、活血等作用。常用于治疗表证、气滞、血瘀等证,如生姜味辛,能发汗解表,陈皮味辛,能理气健脾,川芎味辛,能活血化瘀等,此外,辛味还具有开窍、化湿等作用,如冰片、广藿香、石菖蒲等,分别用于窍闭神昏证、湿阻中焦证等。

甘:"能补、能和、能缓",即具有补益、和中、调和药性、缓急止痛等作用。常用于虚证、脾胃不和、拘急疼痛等证,如人参、大枣、饴糖、甘草等。某些甘味药还具有解药食中毒的作用,如甘草、绿豆等,故有甘能解毒之说。

酸:"能收、能涩",即具有收敛、固涩作用。常用于自汗盗汗、肺虚久咳、久泻久痢、遗精滑精、尿频遗尿等滑脱不禁的病证,如五味子、山茱萸、乌梅等。具体作用据药物归经的不同而异,如酸味入肺,能固表止汗、敛肺止咳,入肠能止泻止痢,入肾与膀胱能涩精止遗缩尿。此外,酸还有生津作用,可用于津伤口渴,如乌梅、五味子等。

苦:"能泄、能燥、能坚",泄有通泄、清泄、降泄三种含义,分别具有泻下通便、清热泻火、降气平喘等作用,常用于积滞便秘、火热上炎及肺气上逆之咳喘等病证,如大黄、黄连、苦杏仁等苦味药。燥即燥湿,用于湿证。苦而温者,能苦温燥湿,用于寒湿证,如苍术、厚朴、半夏;苦而寒者,能清热燥湿,用于湿热证,如黄芩、黄连、黄柏等。坚是保存肾阴之意,即具有清热泻火以防伤阴,以保存阴液的作用,如黄柏、知母等。

咸:"能下、能软",即具有软坚散结和泻下通便作用。常用于瘰疬、瘿瘤、痰核、癥瘕、便秘等证,如昆布、海藻、鳖甲、芒硝等,均具有咸味。

淡:"能渗、能利",即具有渗湿、利尿作用。常用于水肿、小便不利等证,如猪苓、茯苓、薏苡仁等。

涩:与酸味作用相似,即具有收敛、固涩作用,常用于自汗盗汗、久泻久痢、尿频遗尿、遗精滑精、崩漏、带下不止等滑脱之证。如煅龙骨、煅牡蛎、赤石脂等。

中药有四种药性,五种药味,所以,常把药物的性味合称为"四气五味"或"四性五味"。每一种药物都有气和味两方面的性能,分别从不同角度说明药物的功效。理解药物的功效,不能单凭药性,也不能只凭药味,只有二者结合才能正确认识药物的功效。例如,黄连、石膏都是寒性药,均能清热,但黄连苦寒,能清热燥湿,而石膏甘寒,能清热泻火。说明药物气同而味不同,则功效不同。又如,麻黄、薄荷都有辛味,均能发散表邪,但麻黄辛温,能发散风寒,而薄荷辛凉,能发散风热。说明药物味同而气不同,功效也不同。一种药物只有一种药性,但可以有一种或多种药味。一般而言,气味相同,则功能相近;气味相异,则功能不同;味越多,其功效也就越多。

知识拓展

神农尝百草

神农尝百草的故事是一则著名的中国古代神话传说。神农氏为华夏太古三皇之一,在汉族民间传说中是农业、医药以及茶叶的发明者,他遍尝百草,教人医疗与农耕,被后人尊为神农氏,亦是药物学的鼻祖。《史记·补三皇本纪》曰:"神农氏於作蜡祭,以赭鞭鞭草木,始尝百草,始有医药。"《淮南子·修务训》有"神农尝百草之滋味,一日而遇七十毒"的记载,这也是神农尝百草故事的来源。神农尝百草是华夏先民们与自然抗争、与疾病斗争事迹的艺术化展现,是先辈不怕艰苦的劳动精神和勇于探索的创新精神的生动体现。

第三节 升降浮沉

升降浮沉是指药物在机体内的作用趋向,是药物的性能之一。升,即上升提举,趋向于上;降,即下达降逆,趋向于下;浮,即向外发散,趋向于外;沉,即向内收敛,趋向于内。升降浮沉即药物作用于机体时所产生的向上、向下、向外、向内四种不同作用趋向,表现为有些药物善于上行,有些药物善于下泄,有些药物善于外散,有些药物善于内补。

对人体而言,升降出入是气机运动的常态。由于疾病的产生,导致气机运动失常,在病势上可表现出上升(如咳嗽、呃逆、呕吐)、下降(如脱肛、遗尿、崩漏)、外出(如自汗、盗汗)、内入(如表证未解入里)的趋势,同时在病位上也有在外(如外感表证)、在里(如里实便秘)、在上(如头痛、目赤肿痛)、在下(如腹水、下肢水肿)等的不同。所以根据这些病情,凡能治疗上逆、在里、在下病证的药物,就具有沉降的作用趋向,称为沉降药。凡能治疗下泻、在外、在上病证的药物,就具有升浮的作用趋向,称为升浮药。因此,药物的升降浮沉与四气、五味一样,也是通过药物作用于机体所产生的疗效概括出来的药性理论。

药物的升降浮沉性能,可以纠正机体功能的失调,使之恢复正常,或因势利导,有助于祛邪外出。升降浮沉之中,升与降、浮与沉是相对立的,按阴阳属性区分,升浮属阳,沉降属阴。一般具有升阳发表、祛风散寒、涌吐、开窍等功效的药物,都能上行向外,药性都是升浮的,均属升浮药,如荆芥能发表透疹,升麻能升阳举陷,薄荷能清利头目;具有泻下清热、利水渗湿、重镇安神、潜阳息风、消积导滞、降逆止呕、收敛固涩、止咳平喘等功效的药物,则能下行向内,药性都是沉降的,均属沉降药,如半夏能降逆止呕,龙骨能收敛止汗,大黄能泄热通便。

大多数药物升浮或沉降的作用趋势是单一的,但有些药物却具有升浮和沉降两方面的作用,如麻黄既能发汗(升浮作用),又能利水(沉降作用);川芎既能上行头目(升浮作用),又能下行血海(沉降作用)。说明这些药物的作用存在双向性,这是部分药物的特点。另外,还有一部分药物升降浮沉作用趋势不明显,如南瓜子的杀虫功效、甘草的调和药性功效,就不能用升降浮沉的理论来解释。

药物的升浮沉降性能主要受到以下因素影响。

1. 药物的性味 一般而言,升浮药的药味大多辛、甘,药性大多温、热;沉降药的药味大多酸、苦、咸,药性大多寒、凉。

2. 药物的质地 凡质轻的花、叶、皮、枝类药物,大多属于升浮药;质重的种子、果实、矿物、贝壳类等药物,大多属于沉降药。但这只是一般规律,古人所说"诸花皆升,旋覆独降""诸子皆降,蔓荆独升""芫花沉降,苍耳升浮"等,均属例外。

3. 药物的炮制方法 炮制可以影响或转变药物升降浮沉的性能,例如,酒炒则性升,姜汁炒则性散,醋炒则收敛,盐水炒则下行。如大黄苦寒泻下,属沉降之性,酒炒之后,善于清上焦热,而表现为升浮。

4. 药物的配伍 配伍也可以影响药物的升降浮沉性能,升浮药与较多、较强的沉降药配伍,则其升浮之性受到制约,整体表现为沉降的趋势;沉降药与较多、较强的升浮药配伍,则其沉降之性受到制约,并随之升浮。如牛膝能引血下行,属沉降药,而与桃仁、红花、柴胡、桔梗等同用,可治疗胸中血瘀证,其沉降之性已不明显。

临床运用升降浮沉的性能,可以调整脏腑功能,恢复阴阳平衡,使药物作用于机体的不同病变部位,因势利导,驱邪外出,从而达到治愈疾病的目的。一般来讲,病变部位在上在表者,宜升浮而不宜沉降,如治疗外感风热则应选用桑叶、菊花、薄荷等升浮药以疏散表邪;病变部位在下在里者,宜沉降而不宜升浮,如治疗热结便秘则应选用大黄、芒硝、厚朴等沉降药以泄热通便;病势上逆者,宜降而不宜升,如治疗肝阳上亢则应选用赭石、石决明等沉降药以镇肝潜阳;病势下陷者,宜升而不宜降,如治疗气虚下陷、久泻脱肛则应选用黄芪、柴胡等升浮药以升阳举陷。所以临床治疗疾病时,必须针对病变部位以及病势的不同,依据药物升降浮沉的特性,恰当地选用药物,才能药到病除。这是临床用药必须遵循的原则之一。

第四节 归 经

归经是指药物对机体的选择性作用，它说明了药物的作用部位或适应范围，是阐明药物作用机理，指导临床用药的药性理论之一。药物的归经不同，其治疗作用也不同，表明药物在机体产生效应的部位各有侧重。

中药归经理论的形成是以中医脏腑经络学说为基础，以药物所治疗的具体病证为依据，将药物对人体的治疗作用进行归纳，经过长期临床实践总结出来的用药理论。如咳喘胸闷是肺经病变，苦杏仁能治咳喘胸闷，即认定其归肺经；心悸属于心经的病变，朱砂能清心安神定悸，即认定其归心经。药物由于归经不同，作用部位不同，其治疗作用也不同。如黄连、黄柏同属寒性药，都有清热作用，但由于黄连入心、胃经，偏于清心火、胃火，黄柏入肾经，偏于泻肾火，所以它们的临床用途不同。

对药物归经的标注，主要使用的是脏腑及十二经脉。如麻黄归肺、膀胱经，栀子归心、肺、三焦经。此外还使用气血来归纳，行气药、补气药皆入气分，而补血药、止血药、活血化瘀药皆入血分等。

掌握归经理论，一来可以提高用药的准确性，即根据疾病表现的病变所属脏腑经络部位而选择用药。正如清代名医徐灵胎所说："不知经络而用药，其失也泛。"如里热实证有肺热、胃火之分，应当分别选用善清肺热的黄芩和善清胃火的黄连。头痛的原因很多，疼痛的性质和部位也各有不同。羌活善治太阳经头痛，白芷善治阳明经头痛，柴胡善治少阳经头痛，吴茱萸善治厥阴经头痛，细辛善治少阴经头痛等。故治疗头痛时，考虑药物的归经特点，则可提高疗效。二来便于根据脏腑经络间的关系及传变规律而选择用药。脏腑经络在生理上互相联系，在病理上互相影响，因此，临床用药时并不单纯使用某一经的药物，而是相互配合，取长补短，这样才可取得较好的疗效。

归经只是药物性能的一个方面，在运用归经理论指导临床用药时，必须与四气、五味、升降浮沉等药性理论结合起来，全面分析才能准确地理解药物的功效，指导临床用药。

第五节 毒 性

一、古代毒性的概念

古代药物毒性的概念有四个方面。一是指药物总称，如《周礼·天官冢宰》有"医师掌医之政令，聚毒药以供医事"的说法。二是指药物的偏性，明代张景岳《类经》云："药以治病，因毒为能，所谓毒药，是以气味之有偏也……大凡可辟邪安正者，均可称为毒药，故曰毒药攻邪也。"这段文字论述了毒药的广义含义，阐明了毒性就是药物偏性。三是指药物作用的强弱不同。如《素问·五常政大论》根据药物偏性之大小，即作用强弱，指出"大毒治病，十去其六；常毒治病，十去其七；小毒治病，十去其八；无毒治病，十去其九；谷肉果菜食养尽之，无使过之，伤其正也"。四是指药物的毒副作用，如《素问·五常政大论》把毒性强弱分为"小毒""常毒""大毒""无毒"四类。

二、现代毒性的概念

药物的毒性反应，一般指药物对机体所产生的不良影响及损害性，包括急性毒性、亚急性毒性、亚慢性毒性、慢性毒性和特殊毒性，如致癌、致突变、致畸胎、致成瘾等。所谓毒药，一般系指与机体发生化学或物理作用，能损害机体，引起机体功能障碍、疾病甚至死亡的物质。毒性反应与药物本身的毒性、剂量过大、用药时间过长、炮制方法不当、配伍失宜、煎服法错误、药不对证、个体差异等多种因素有关。

中药的副作用有别于毒性反应。副作用是指在常用剂量时出现的与治疗需要无关的不适反应，一般比较轻微，对机体损害性不大，停药后可自行消失。如临床服用某些中药后可引起恶心、呕吐、胃痛、腹泻或皮肤瘙痒等不适反应。副作用的产生与药物自身特性、炮制、配伍、制剂等多种因素有关。

三、中药毒性分级

《神农本草经》将药物毒性分为"有毒""无毒"两类。《素问·五常政大论》将毒性分为"小毒""常毒""大毒""无毒"四类。《证类本草》《本草纲目》将毒性分为"大毒""有毒""小毒""微毒"四类。

近代中药毒性分级多沿袭临床用药经验及文献记载,未见明确分级。现今通行的分类方法遵从《中华人民共和国药典》(2020年版),采用大毒、有毒、小毒三级分类方法。

四、正确对待中药的毒性

临床用药必须从以下几个方面正确对待中药的毒性,以作为安全用药的保证。

首先,要正确总体评价中药的毒性。在12800多种中药品种中,见中毒报告的仅100余种,其中许多还是临床很少使用的剧毒药。故现在大多数中药品种是安全的,这是中药一大优势,尤其与西药造成众多药源性疾病的危害性相比,中药安全低毒的优势就更加突出,这也是当今提倡回归自然,返璞归真,中药受到世界青睐的主要原因。

其次,要重视中药中毒的临床报道。中华人民共和国成立以来,出现了大量中药中毒报告,尤其是单味药引起中毒的报道就很多,其中植物药如关木通、苍耳子、苦楝根皮、附子、乌头、巴豆、半夏、牵牛子、马钱子、黄药子等,动物药及矿物药如斑蝥、蟾酥、砒霜、升药、胆矾、铅丹、密陀僧、皂矾、雄黄等。由此可见,文献中认为大毒、剧毒的固然有中毒致死的报道,小毒、微毒甚至无毒的同样也有中毒病例发生,故临床应用有毒中药固然要慎重,就是"无毒"的,也不可掉以轻心。

还有,要加强对有毒中药的使用管理,特别是对列入《医疗用毒性药品管理办法》的中药品种,如生半夏、天南星、生巴豆、生川乌、生草乌、生附子、砒霜、生马钱子、斑蝥、蟾酥、雄黄、洋金花等。

知识拓展

误食川乌、草乌中毒事件

在云南、贵州、四川等地,民间常有冬季用川乌、草乌炖汤散寒的习俗。川乌、草乌乃剧毒中药,同时又具有很好的助阳散寒、通脉除痹止痛的功效,所以在高寒的山区,时常有人服用。据报道,2015—2019年,云南省累计发生33起因自行烹调食用乌头类药材导致的突发公共卫生事件,中毒174人,死亡42人,病死率为24.14%。国家药品监督管理局国家药品不良反应监测中心发布的《国家药品不良反应监测年度报告(2020年)》显示,2020年中药不良反应/事件报告约23万例次,占全国药物不良反应/事件报告的13.4%,所以中药用药安全不容小觑。

五、临床应用有毒中药的注意事项

(1)选药要合理:在保证用药安全的前提下,根据病情,可恰当选择有毒性的中药"以毒攻毒"治疗疾病。如用砒霜治疗白血病,雄黄治疗疔疮肿毒等。

(2)配伍要恰当:凡两药合用能产生剧烈毒副作用的,禁止配伍使用。

(3)用量要适宜:确定适宜剂量,中病即止,不可过服,以防止过量和蓄积中毒。使用有毒性的中药,须根据病情、体质的强弱,选择适宜的用量,可从小剂量开始,逐渐加量,以免中毒。

(4)选择适宜的炮制方法、制剂和煎服法,以降低或消除中药的毒性。

(5)掌握药物的毒性及中毒后的临床表现,便于诊断中毒原因,以便及时采取合理、有效的抢救治疗措施。

→ **章后小结**

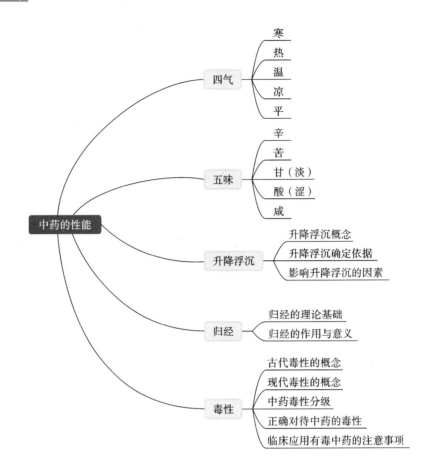

目标检测
答案

→ **目标检测**

（一）A 型题（在每小题给出的 A、B、C、D、E 五个选项中，只有一项是最符合题目要求的）

1. 能够减轻或消除热证的药物，其药性一般属于（　　　）。

A. 寒、热　　　　B. 寒、凉　　　　　C. 温、凉　　　　D. 温、热　　　　E. 平

2. 具有发散作用的药味是（　　　）。

A. 咸　　　　B. 酸　　　　　C. 苦　　　　D. 辛　　　　E. 甘

3. 治疗筋脉挛急疼痛的药物，其药味是（　　　）。

A. 酸　　　　B. 苦　　　　　C. 甘　　　　D. 辛　　　　E. 咸

4. 下列各项，不属于苦味药作用的是（　　　）。

A. 降泻　　　　B. 通泄　　　　　C. 燥湿　　　　D. 行气　　　　E. 清泄

5. 甘味的作用是（　　　）。

A. 发散　　　　B. 补益　　　　　C. 燥湿　　　　D. 软坚　　　　E. 收敛

6. 大多具有敛肺止咳作用的药物的药味是（　　　）。

A. 辛　　　　B. 甘　　　　　C. 酸　　　　D. 苦　　　　E. 咸

7. 与涩味作用相似的是（　　　）。

A. 苦味　　　　B. 咸味　　　　　C. 酸味　　　　D. 辛味　　　　E. 甘味

8. 治疗肺热咳嗽，应选用的药物的归经是（　　　）。

A.心经　　　B.肾经　　　　　C.肝经　　　　　D.肺经　　　　　E.胃经

9.升降浮沉指的是(　　　)。

A.药物作用趋向性　　　　　　B.药物作用部位的选择性　　　　C.药物有无毒副作用

D.药物性能峻猛与否　　　　　E.药物有无补泻作用

10.下列各项,作用趋向一般属于升浮的是(　　　)。

A.甘、辛、凉　　　　　　　　B.辛、苦、热　　　　　　　　C.辛、甘、温

D.甘、淡、寒　　　　　　　　E.酸、咸、热

11.下列各项,不属于沉降药作用的是(　　　)。

A.清热泻火　　　　　　　　　B.收敛固涩　　　　　　　　　C.平肝潜阳

D.开窍　　　　　　　　　　　E.镇惊安神

(二)B型题(A、B、C、D、E是其下两道小题的备选项,每小题只能从中选择一个最符合题目要求的选项,每个选项可以被选择一次或两次)

A.发散、行气、行血　　　　　B.收敛固涩　　　　　　　　　C.软坚散结、泻下

D.补益、和中、缓急　　　　　E.渗湿利水

1.甘味药的作用是(　　　)。

2.辛味药的作用是(　　　)。

A.四气　　　B.五味　　　　　C.归经　　　　　D.毒性　　　　　E.升降浮沉

3.表示药物作用部位的是(　　　)。

4.反映药物作用趋势的是(　　　)。

A.用附子、干姜治疗腹中冷痛、脉沉无力

B.用猪苓、茯苓治疗水肿、小便不利

C.用黄芩、板蓝根治疗发热口渴、咽痛

D.用山茱萸、五味子治疗虚汗、遗精

E.用麻黄、薄荷治疗表证

5.属于"疗寒以热药"治疗原则的是(　　　)。

6.属于"疗热以寒药"治疗原则的是(　　　)。

A.心经　　　B.肝经　　　　　C.脾经　　　　　D.肺经　　　　　E.肾经

7.朱砂能治疗心悸失眠,具有重镇安神之功,其归经是(　　　)。

8.苦杏仁能治疗胸闷喘咳,具有止咳平喘之功,其归经是(　　　)。

A.四气　　　B.五味　　　　　C.升降浮沉　　　　D.归经　　　　　E.毒性

9.与所治疾病的寒热性质相对而言的中药性能是(　　　)。

10.与所治疾病的病势相对而言的中药性能是(　　　)。

A.四气　　　B.五味　　　　　C.升降浮沉　　　　D.归经　　　　　E.毒性

11.表示药物作用部位的中药性能是(　　　)。

12.反映药物作用安全程度的中药性能是(　　　)。

中药的应用

本章 PPT

第一节　配　　伍

配伍是根据病情需要和药物特点,有目的地选择两种或两种以上药物配合使用。前人把单味药物的应用及药物之间的配伍关系概括为七种情况,称为药物"七情"。《神农本草经》最早将七情总结为"有单行者,有相须者,有相使者,有相畏者,有相恶者,有相反者,有相杀者,凡此七情,合和视之"。"七情"具体分述如下。

一、单行

单行即用单味药治疗某种病情单一的疾病,适合病情比较单纯的病证。如独参汤,以一味人参补气救脱;清金散,单用黄芩治疗肺热咳嗽的病证。

二、相须

相须即性能、功效相似的药物配合应用,能明显增强药物的原有疗效。如麻黄与桂枝配伍,能明显增强发汗解表的功效;茯苓与猪苓配伍,能明显增强利水渗湿的功效。相须配伍一般是同类药物合用,它构成了复方用药的配伍核心,是中药配伍应用的主要形式之一。

三、相使

相使即在性能、功效方面有某些共性的药物配合应用,以一药为主,另一药为辅,能提高主药的疗效。如黄芪配茯苓治疗脾虚水肿,黄芪为补气利水的主药,茯苓健脾利湿,可增强黄芪补气利水的功效;黄连配木香治疗湿热泻痢,黄连为清热燥湿、解毒止痢的主药,木香调中宣滞,行气止痛,可增强黄连清热燥湿、解毒止痢的功效。相使配伍不必是同类药物,一主一辅,相辅相成。

相使与相须均是通过药物配合,产生协同作用,增强疗效。但相须配伍中,药物间是平行并列关系,而相使配伍中,药物间有主辅之分。其主辅关系可依据治疗目的和药物在治疗过程中的作用来确定。如以清热泻火为目的,将黄芩与大黄同用,是以清热泻火的黄芩为主药,大黄攻下泻热,即通过釜底抽薪的方式,增强黄芩清热泻火的治疗效果。但若治疗目的在于通便或攻下热结,则可用大黄与理气除胀的厚朴配伍,此时大黄为主药,厚朴理气,增强大黄攻下作用,为辅药。

四、相畏

相畏即一种药物的毒性或副作用,能被另一种药物减轻或消除。如生半夏和天南星畏生姜,生半夏和天南星的毒性能被生姜减轻或消除;甘遂畏大枣,大枣可抑制甘遂峻下逐水、损伤正气的毒副作用。相畏是临床应用有毒或有副作用的药物时常用的配伍方法。

五、相杀

相杀即一种药物能减轻或消除另一种药物的毒性或副作用。如生姜能减轻或消除生半夏和天南星的毒性或副作用,所以说生姜杀生半夏和天南星。由此可知,相畏与相杀实际上是同一配伍关系站在不同角度的两种提法。

六、相恶

相恶即两药合用,一种药物能使另一种药物原有功效降低,甚至丧失。如人参恶莱菔子,是说莱菔子能削弱人参的补气作用。

相恶只是两药的某方面或某几个方面的功效减弱或丧失,并非两药的各种功效全部相恶。如生姜恶黄芩,只是生姜的温肺、温胃功效与黄芩的清肺、清胃功效互相牵制而疗效降低。

两药是否相恶,还与所治证候有关。如脾虚食积气滞之证,用人参配伍莱菔子,反能相制而相成,故《本草新编》又有"人参得莱菔子,其功更神"之说。故相恶配伍也有可利用的一面。

七、相反

相反即两种药物合用,能产生或增强毒性或副作用。如"十八反""十九畏"中的若干药物。相反属配伍禁忌,相反的药原则上不能同用。

上述六个方面配伍关系的作用,可以概括如下:相须与相使具有协同作用,能提高疗效,是临床上应充分利用的配伍方法;相畏与相杀能降低或消除药物的毒性或副作用,是应用毒副作用较强药物的配伍方法;相恶能相互拮抗而降低或抵消原有功效,是用药时应注意避免的配伍方法;相反能产生或增强毒性或副作用,属于配伍禁忌。

中药的配伍应用是中医用药的主要形式。药物按一定法度加以组合,并确定适当的剂量和剂型,即成为方剂。方剂是药物配伍的发展,也是药物配伍应用的较高形式。

第二节　用药禁忌

用药禁忌是指在用药过程中为了确保临床疗效、安全用药,避免毒副作用的产生,必须掌握和注意的一些禁忌事项。用药禁忌是前人从反复临床实践中归纳、总结出的用药规律,由于受时代及技术条件的限制,用药禁忌并不是绝对的,但对初学者来说,用药禁忌又是不可违背的。中药的用药禁忌包括配伍禁忌、妊娠用药禁忌、服药食忌等内容。

一、配伍禁忌

配伍禁忌是指某些药物合用后会产生剧烈的毒副作用或减低、破坏药效,应避免配合应用。目前普遍认可的配伍禁忌是十八反和十九畏。

十八反:甘草反大戟、甘遂、海藻、芫花,乌头反半夏、瓜蒌、贝母、白蔹、白及,藜芦反人参、沙参、玄参、丹参、苦参、细辛、芍药。

十九畏:硫黄畏朴硝,水银畏砒霜,狼毒畏密陀僧,巴豆畏牵牛,丁香畏郁金,川乌、草乌畏犀角,牙硝畏三棱,官桂畏石脂,人参畏五灵脂。

十八反、十九畏歌诀

张子和《儒门事亲》十八反歌诀:"本草明言十八反,半蒌贝蔹芨攻乌,藻戟遂芫俱战草,诸参辛芍叛藜芦。"

刘纯《医经小学》十九畏歌诀:"硫黄原是火中精,朴硝一见便相争,水银莫与砒霜见,狼毒最怕密陀僧,巴豆性烈最为上,偏与牵牛不顺情,丁香莫与郁金见,牙硝难合京三棱,川乌草乌不顺犀,人参最怕五灵脂,官桂善能调冷气,若逢石脂便相欺,大凡修合看顺逆,炮爁炙煿莫相依。"

十八反、十九畏诸药,历代皆遵为配伍禁忌,但其中部分药物与实际应用有些出入,如感应丸中巴豆与牵牛同用,甘遂半夏汤中甘草与甘遂合用,散肿溃坚汤、海藻玉壶汤中均将甘草与海藻同用,十香返魂丹将丁香、郁金同用,大活络丹中乌头与犀角(现用水牛角代)同用等。现代有些实验研究初步表明,如甘草、甘遂二药合用,毒性的大小,主要取决于甘草与甘遂用量比例,甘草的用量若等于或大于甘遂,则毒性大;又如贝母和半夏分别与乌头配伍,未见明显毒性;而细辛配藜芦,则可导致实验动物中毒死亡。甚至有医药学家认为,相反药同用,能相反相成,产生较强的功效。倘若运用得当,可愈沉疴痼疾。

现代对十八反、十九畏进行的药理实验研究,取得了不少成绩。早期的研究结果趋向于全盘否定;近年来观察逐渐深入,"不宜轻易否定"的呼声渐高。由于实验研究尚处在初期,目前决定其取舍还为时过早,有待进一步深入研究。故临床用药应采取慎重的态度,凡属十八反、十九畏的药对,若无充分根据和应用经验,一般不宜盲目配伍使用,以免发生意外。

二、妊娠用药禁忌

妊娠用药禁忌是指妇女在妊娠期间,除中断妊娠、引产外,治疗用药的禁忌。根据药物对胎元危害程度的不同,一般分为禁用和慎用两类。

妊娠禁用药是指在妊娠期间禁止使用的药物,大多是毒性较强、药性猛烈及堕胎作用较强的药物,如水银、砒霜、雄黄、轻粉、斑蝥、马钱子、蟾酥、川乌、草乌、藜芦、胆矾、瓜蒂、甘遂、大戟、芫花、牵牛子、商陆、麝香、干漆、水蛭、虻虫、三棱、莪术等。

妊娠慎用药是指在妊娠期间因疾病非用药不可时,须审慎使用的药物,如通经祛瘀、行气、攻下、辛热、滑利的药物,如桃仁、红花、大黄、枳实、附子、干姜、肉桂、冬葵子等。

妊娠用药禁忌歌

对于药物对妊娠的影响,古代医药学家早有认识,如在《神农本草经》中已载有6种具有堕胎作用的药,梁代《本草经集注·诸病通用药》专记了堕胎药一项,指出有些药具有导致堕胎的危险。宋代朱端章编《卫生家宝产科备要》中设有"产前所忌药物"专篇。元代名医李杲列出了39种妊娠禁忌药。明代李时珍《本草纲目》记载有80余种药物属妊娠禁忌药。后人在此基础上编出了"妊娠用药禁忌歌":

蚖斑水蛭及虻虫,乌头附子配天雄。

野葛水银并巴豆,牛膝薏苡与蜈蚣。

三棱芫花代赭麝,大戟蝉蜕黄雌雄。

牙硝芒硝牡丹桂,槐花牵牛皂角同。

半夏南星与通草,瞿麦干姜桃仁通。

硇砂干漆蟹爪甲,地胆茅根与蟅虫。

凡属妊娠期禁用的药物绝对不能使用,以防发生意外;妊娠期慎用的药物,根据病情的需要可酌情使用,但必须辨证准确,掌握好剂量和疗程,并选择恰当的炮制方法和配伍,尽量减轻药物对妊娠的危害,保证用药安全,但是,除非必用时,一般应尽量避免使用。

三、服药食忌

服药食忌是指服药期间对某些食物的禁忌,简称食忌,俗称忌口。一般应忌食生冷、辛辣、油腻、腥膻、有刺激性的食物。古代文献上有常山忌葱,地黄、何首乌忌葱、蒜、萝卜,薄荷忌鳖肉,茯苓忌醋,鳖甲忌苋菜,蜜反生葱等。此外,应根据病情的不同而忌口。如热性病者忌食辛辣、油腻、煎炸类食物,寒性病者应忌食生冷食物,胸痹者应忌食肥肉、脂肪、动物内脏及烟、酒,肝阳上亢、头晕目眩、烦躁易怒者忌食胡椒、花椒、辣椒、大蒜、酒等辛热助阳之品,脾胃虚弱者忌食油炸黏腻、寒冷固硬、不易消化的食物,疮疡、皮肤病者忌食鱼、虾、蟹等腥膻发物及辛辣刺激食品。

第三节 中药的剂量

中药剂量是指临床应用时的分量,一般指每味中药成人一日用量。本书所标注的每味药的用量,除特别注明外,均是指干燥后的中药饮片在汤剂中的成人一日用量。在方剂中是指每味药物的比较用量,即相对用量。

一、古今计量单位及换算

中药的计量单位,古今有别。明清以来,普遍采用16进制,即1斤=16两=160钱。现今我国对中药生药计量采用公制,即1千克(kg)=1000克(g)。为了方便处方和配药,特别是古方剂量的换算,通常按规定以近似值进行换算,即1两(16进制)≈30 g,1钱≈3 g,1分≈0.3 g,1厘≈0.03 g。

单味中药的成人每日常用量,参照《中华人民共和国药典》(2020年版)一部,大致可归纳如下:①普通饮片10~15 g;②质轻的饮片及在汤剂中分冲的散粉药物3~10 g;③质重的药材15~30 g;④新鲜的植物药材30~60 g;⑤剧毒药物应严格视具体的药物取量,一般在0.001~1 g。

二、确定剂量的依据

药物剂量是确保用药安全、有效的重要因素之一。

1. 药物的性质性能 药物剂量应根据药物的质量、质地,药物的气味淡薄及有毒无毒而定。如质优力强者,花叶等质轻者,气味浓厚、作用峻猛者,用量宜小;质次力不足者,金石、贝壳等质重者及鲜品,气味平淡、作用缓和的药物,用量宜大。有毒者更应严格控制剂量。

2. 用药方法 应根据方药配伍、剂型及使用目的而定。如某单味药,作主药使用,入汤剂时,用量宜大;作辅佐药用,入丸、散剂时,用量宜小。如人参单独使用大补元气急救时,可用60~100 g,而在复方中使用扶正祛邪时,用3~10 g即可。

3. 患者情况 应根据患者体质、年龄、性别、病程、病势、生活习惯及职业情况而定。如体质强盛者,青壮年,用量皆宜大;体质虚弱者,小儿及老人,用量皆宜小。新生儿用成人量的1/6,婴幼儿用成人量的1/3,幼儿用成人量的1/2,学龄儿童用成人量的2/3或接近成人量。新病、急病、重病者用量宜大,而久病、缓病者用量宜小。如用辛热药治疗疾病时,平时不喜食辛辣热物或常处高温下作业的人用量宜轻,反之则用量宜重。

4. 因时、因地制宜 应根据地域、季节及气候增减用量。如冬季寒冷,南方潮湿,温热性药用量可大;夏季炎热,北方气候干燥,温热性药用量宜小。

第四节 中药的用法

一、煎药法

中药的煎服法正确与否,直接影响治疗效果,正如徐灵胎在《医学源流论》中所说:"煎药之法,最宜深讲,药之效不效,全在乎此。"

(一)煎药用具

首先,煎药用具以有盖的陶瓷砂锅、瓦罐为佳,因其性质稳定,不易与药物成分发生化学反应,且导热均匀,保暖性能好。其次,可用搪瓷器皿或不锈钢锅。忌用铁、铜、铝等金属器具,以免金属元素与药液中的中药成分发生不良化学反应而使疗效降低,甚至产生毒副作用。

(二)煎药用水

煎药用水以洁净澄清、无异味、含矿物质及杂质少、无污染为原则。一般可作饮用的水都可用来煎煮中药,如自来水、井水或蒸馏水等。

(三)煎药火候及时间

中药煎煮的火候一般应遵循"先武后文"的原则,"武"即大火,"文"即小火,即先用大火煎至沸腾之后,改用文火保持微沸状态,以免药汁溢出或过快熬干。解表药、清热药、泻下药及芳香药一般用大火迅速煮沸,改用小火煎煮 5～10 min 即可。补益药和有效成分不易煎出的矿物类药、贝壳类药、甲壳类药、骨角类药、有毒药一般用文火久煎,即煮沸后再续煎 30～60 min,甚者续煎 1～2 h,使有效成分充分溶出或降低毒性。煎药时不宜频频打开锅盖,以尽量减少挥发性成分散失。煎煳的药物应倒掉不能再煎。

(四)煎前浸泡

为了使中药的有效成分充分溶出,中药煎煮前一般可用冷水浸泡 30～60 min,以泡透为原则。浸泡液一般保留,如果是含有有毒药物的浸泡液,应倒掉不用。

(五)煎药次数

第一次煎药用水量应以没过药材约 2 cm 为宜。一般中药煎煮 2～3 次,第二次煎煮加水量为第一次的 1/3～1/2,两次煎液去渣滤净混合后分 2～3 次服用。如果有必要,可煎 3 次,混合后依前法服用。

(六)特殊煎法

一般药物可同时入煎,但部分药物因其性质、性能及临床用途不同,所需煎煮时间也就不同。有的还需作特殊处理,甚至同一药物因煎煮时间不同,其性能与临床应用也存在差异。所以,凡要求特殊煎法的药物均应加以注明。

(1)先煎:先单独煎 30 min 左右,再纳入其他药同煎。先煎的药多为有效成分不易煎出的甲壳类药、矿石类药,如龟甲、鳖甲、赭石、石决明、龙骨、牡蛎、磁石等。对于毒副作用较强的药物,如川乌、草乌、附子等,应先煎 1～2 h,以降低毒性。

(2)后下:一般在药物煎好前加入,同煎 5 min 左右即可,以防有效成分因煎煮时间过长而挥散或被破坏,如薄荷、广藿香、佩兰、钩藤、砂仁、豆蔻等。

(3)包煎:先把药物用纱布包好,再与其他药物同煎。一般花粉、细小种子及细粉类药物应包煎,因为其质地过轻,易漂浮在水面,不利于煎煮,如蒲黄、海金沙等;药材较细,又含淀粉、黏液质较多,煎煮时容易粘锅、糊化、焦化的药应包煎,如车前子、葶苈子等;表面覆盖绒毛类的药物也应包煎,因其难于滤净,混入药液则刺激咽喉,如辛夷、旋覆花等。

(4)另煎:某些贵重药物,如人参、西洋参等,为了避免煎出的有效成分被其他药渣吸附而造成浪费,可另煎取汁,再与其他药液混合后服,或单独服用。

(5)烊化:又称溶化,是指胶类药、黏性大且易溶解的药物,如阿胶、鹿角胶、龟板胶、蜂蜜、饴糖等,因容易黏附于其他药渣及锅底,既浪费药材又容易熬焦,可单用水或黄酒将药材加热溶化后,用煎好的药液冲服或加入其他煎好的药液中服用。

(6)冲服:某些芳香、贵重、细粉、入水即化的药物以及汁液性不宜加热煎煮的药物,如麝香、牛黄、朱砂、琥珀、沉香末、肉桂末、三七粉、芒硝、生藕汁、竹沥、猪胆汁等,均宜用煎好的药液或温开水冲服。散剂及丹剂也宜冲服。

(7)泡服:又称焗服,是指某些有效成分易溶于水或久煎容易破坏药效的药物,可用开水加盖浸泡后服用,如番泻叶、胖大海等。

二、服药法

(一)内服药

1.服药时间 服药时间应根据肠胃状况、病情需要及药物特性来确定。

(1)空腹服:适合峻下药、攻积导滞药、驱虫药等。

(2)饭前服:适合多数药,尤其是补虚和治疗胃肠疾病的药。

(3)饭后服:适合消食健胃药或对胃肠有刺激的药。

无论饭前服还是饭后服,服药与进食都应间隔 0.5～1 h,以免影响药物与食物的消化吸收,妨碍药效的发挥。

(4)睡前服:为了充分发挥药效,有些药物宜在睡前服。如安神药宜在睡前 1 h 服,以便安眠;涩精止遗药宜在临睡时服,以便治疗滑精梦遗;缓下药宜在睡前服,以便第 2 天清晨排便。

(5)定时服:有些疾病定时而发,只有在发病前服药才能发挥药效,如治疟药宜在发作前 1～2 h 服。

(6)不拘时服:急病、重病应不拘时服。

2.服药次数 汤剂一般每日 1 剂,分 2～3 次服用;病重者,可每 4 h 服 1 次,昼夜不停,使药力持续;病缓者可 2 日 1 剂或煎汤代茶饮,以图缓治。呕吐患者宜小量频服。发汗剂、泻下剂服药应中病即止,一般以得汗、得下为度,不必尽剂。对于峻烈或毒性药品,宜先进少量,而后逐渐增加,有效则止,慎勿过量,以免中毒。

3.服药冷热 一般汤剂多温服,亦有热服、冷服。如疗热证可寒药冷服,疗寒证可热药热服。但当病情严重时又应寒药热服,热药冷服,以防邪药格拒。

4.药后调理 如服解表药后应加衣被,取微汗,且应汗后避风或加衣盖被,以免再次感冒。服健脾胃药或泻下药后,应注意饮食,不宜进生冷、油腻等难消化的食物,以免影响脾胃的健运。

(二)外用药

汤剂外用,可熏洗疮痈、癣疹和赤眼。散剂外用,可外敷湿疮、溃疡、外伤出血等。软膏药常用来涂敷疮肿。硬膏药可用来贴风湿疼痛、跌打损伤及疮痈处。酒剂外用,可搽治风湿疼痛、跌打损伤。各药的用药次数和换药时间,可根据不同剂型的性能和所治病证来决定,一般可每日 2～3 次,硬膏药可数日 1 次。

→ 章后小结

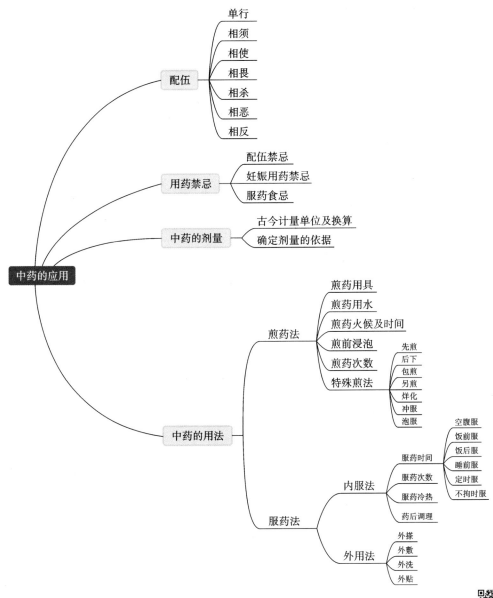

目标检测
答案

→ 目标检测

（一）A 型题（在每小题给出的 A、B、C、D、E 五个选项中，只有一项是最符合题目要求的）

1. 性能功效相类似的药物配合应用，可增强原有疗效的配伍关系是（   ）。

A. 相须　　　　B. 相使　　　　　　C. 相畏　　　　D. 相杀　　　　E. 相恶

2. 功效有某种共性的药物配合应用，辅药能增强主药的疗效。这种配伍关系是（   ）。

A. 相反　　　　B. 相恶　　　　　　C. 相杀　　　　D. 相畏　　　　E. 相使

3. 一种药物能减轻另一种药物的毒性烈性，这种配伍关系是（   ）。

A. 相畏　　　　B. 相须　　　　　　C. 相使　　　　D. 相恶　　　　E. 相杀

4. 一种药物的毒性烈性，能被另一种药物消除的配伍关系是（   ）。

A. 相恶　　　　B. 相杀　　　　　　C. 相畏　　　　D. 相须　　　　E. 相反

5.两药合用,一种药物能使另一种药物原有的功效降低或丧失。这种配伍关系是(   )。

A. 相反   B. 相畏   C. 相杀   D. 相恶   E. 相使

6.两种药物合用,能产生毒性或使毒性增强。这种配伍关系是(   )。

A. 相杀   B. 相畏   C. 相恶   D. 相反   E. 相使

7.属于减毒配伍关系的是(   )。

A. 相须,相使   B. 相恶,相反   C. 相畏,相杀

D. 相须,相畏   E. 相恶,相杀

8.大黄与芒硝配伍,能增强攻下泄热的功效,这种配伍关系是(   )。

A. 相恶   B. 相使   C. 相杀   D. 相反   E. 相畏

9.黄芪与茯苓配伍,茯苓能增强黄芪的补气利水作用,这种配伍关系是(   )。

A. 相须   B. 相使   C. 相反   D. 相恶   E. 相畏

10.人参配莱菔子,莱菔子能削弱人参的补气作用,这种配伍关系属于(   )。

A. 相须   B. 相使   C. 相畏   D. 相恶   E. 相杀

11.属于配伍禁忌的是(   )。

A. 人参与藜芦   B. 人参与海藻   C. 人参与大戟

D. 人参与莱菔子   E. 人参与五倍子

12.下列配伍中,属于"十九畏"的是(   )。

A. 大戟与甘草   B. 贝母与乌头   C. 乌头与瓜蒌

D. 肉桂与赤石脂   E. 芍药与藜芦

13.下列配伍中,属于"十八反"的是(   )。

A. 大戟与甘草   B. 人参与莱菔子   C. 白及与甘草

D. 丁香与木香   E. 人参与五倍子

14.下列各项,不属于妊娠禁用药物的是(   )。

A. 牵牛子   B. 桃仁   C. 巴豆   D. 莪术   E. 水蛭

15.车前子、旋覆花入汤剂的用法是(   )。

A. 久煎   B. 先煎   C. 包煎   D. 烊化   E. 另煎

16.贝壳、甲壳、化石等类药物入汤剂的用法是(   )。

A. 先煎   B. 后下   C. 包煎   D. 另煎   E. 烊化兑服

(二)B 型题(A、B、C、D、E 是其下两道小题的备选项,每小题只能从中选择一个最符合题目要求的选项,每个选项可以被选择一次或两次)

A. 天南星配生姜   B. 甘草配甘遂   C. 石膏配牛膝

D. 丁香配郁金   E. 藜芦配白芍

1.属于相畏的配伍是(   )。

2.属于相使的配伍是(   )。

A. 陈皮配半夏   B. 石膏配牛膝   C. 乌头配半夏

D. 生姜配黄芩   E. 丁香配郁金

3.属于"十八反"的是(   )。

4.属于"十九畏"的是(   )。

A. 武火急煎   B. 文火久煎   C. 武火久煎

D. 文火略煎   E. 不宜久煎

5.滋补药的煎法是(   )。

6.矿石贝壳类药的煎法是(   )。

中药的炮制

本章 PPT

中药炮制是按照中医药理论,根据药物自身性质,以及调剂、制剂和临床应用的需要,所采取的一项独特的制药技术。中药炮制技术作为一门综合性的应用学科,其主要任务就是遵循中医药理论体系,在继承传统中药炮制技术和理论的基础上,依据国家有关中药炮制法规,应用现代科学技术进行整理、研究,探讨炮制原理,改进炮制工艺,制订中药饮片质量标准,提高中药饮片质量,实现炮制工艺规范化、饮片质量标准化、中药炮制现代化,以保证医疗用药的安全性和有效性。

第一节　中药炮制的目的

中药来源于自然界的植物、动物、矿物,这些天然中药,或质地坚硬、粗大,或含有杂质、泥沙,或含有毒性成分等,所以都要经过加工炮制后才能应用。中药炮制的目的是多种多样的,一种中药有多种炮制方法,而一种炮制方法又会有多种炮制作用,这些炮制作用又是互相关联的。一般情况下,中药通过炮制可以达到以下几点目的。

一、提高中药净度,确保用药质量

中药炮制的第一步工序就是净制。所谓净制,即通过筛选、挑选、风选、水选等方法,除去原药材非药用部位及杂质的一种方法。通常情况下,中药在采收和运输过程中,会不可避免地混入泥沙、杂质或非药用部位等,所以中药必须通过净制,确保临床应用安全有效且剂量可靠。如根及根茎类中药通过净制去除采收、运输和贮存过程带来的沙土、杂质、霉败品或虫蛀品,还比如某些中药根据需要去芦头、去栓皮、去头足翅、去核等方式,都是净制的方法。

二、降低或消除中药的毒性或副作用

有些中药存在一定的毒性和副作用,在临床上不能直接应用,需要通过炮制来降低其毒性或副作用。有些中药生品毒性很强,如乌头、巴豆、马钱子、斑蝥等,必须用各种方法处理以制其毒性。乌头可用清水煮或蒸来降毒,主要原因是乌头碱受热水解。马钱子用油炸或砂烫的炮制方式,使其士的宁开环氧化,形成异士的宁的氮氧化物。这样通过炮制,可将这些有大毒的中药减为低毒乃至无毒,保证临床用药的安全有效。

炮制也可除去或降低副作用。如苍术具有苦燥之性,这种苦燥之性与苍术所含挥发油有关,所以

可以采取麸炒或炒焦的方法处理,使得挥发油含量降低,以达到缓和燥性的目的,进而降低苍术的副作用。

三、改变或缓和中药的性味

四气五味是中药的基本性质和特征之一,是中药临床配伍应用的主要依据。药物在临床上具有寒、热、温、凉的偏性,因此需要对中药进行炮制以有效地改变其性味,适合临床用药需求。如太热、太寒均会伤及阴阳,为了适应不同病情和患者体质,除通过配伍以外,还可以用炮制的方法来影响中药的性和味。

炮制对中药性味的影响可概括为以下三个方面:一是通过炮制纠正或降低中药性味偏盛偏衰的情况;二是通过炮制增强中药的温热及寒凉之性,辛酸咸之味;三是通过炮制改变中药的苦寒或温热之性味,扩大药物的用途。

四、改变或增强中药的作用趋向

改变中药的作用趋向即改变中药的升、降、浮、沉。中药可以通过炮制改变升、降、浮、沉的特性。如莱菔子就是通过炮制达到"生升熟降"的典型例子,生莱菔子味辛、甘,性平偏温,作用生浮,常用于涌吐风痰;炒莱菔子,常用于降气化痰,消食除胀。现代研究表明,在离体家兔肠管实验中,莱菔子的炒制品抗肾上腺素的作用强于生品,并以此推断,临床上应用莱菔子炒制品以达到消导的作用。

五、改变或增强中药的作用部位

中药的作用部位多以中药的归经来表示。所谓某药归某经,即这种中药对某些经络或脏腑有选择性作用。但一般情况下,一种中药往往归入数经,在临床上常嫌其作用分散。故常通过炮制加强某药对某经的作用,使其疗效更有专属性。如柴胡、延胡索经过醋炙之后有助于入肝经,用于更好地治疗肝经的疾病,知母、黄柏通过盐炙有助于入肾经,用于治疗肾经疾病。

六、增强中药疗效,扩大用药范围

中药通过炮制以增强疗效的作用是很重要的,其增效的途径也有很多。如"逢子必炒、逢子必破"的种子类药材,其药材外部都有硬壳,不易于有效成分的煎出,而经过炒制后的种子类药材(如莱菔子、决明子、芥子等)表皮破裂,增加了与溶剂的接触面积,有利于有效成分的溶解,从而便于有效成分溶出。此外,也可以通过炮制辅料与中药协同增效以达到增强疗效的作用。如款冬花、紫菀等化痰止咳平喘药经蜜炙后,润肺止咳作用增强,这是因为蜂蜜甘缓益脾,润肺止咳,作为辅料应用后与中药有协同作用而增强疗效。

例如半夏常用炮制品有4种,其用途各有不同,地黄经炮制后也可以变成5个炮制品,扩大了临床应用范围与应用价值,这就是中药炮制的奥妙之处。

七、利于调剂、制剂与服用

中药来源于自然界,采收后规格不一,不方便调剂、制剂。中药在临床应用之前,应通过炮制加工成一定规格的饮片,如切成片、丝、段、块等,便于调剂时分剂量和配方。对于质地坚硬的矿物类、贝壳类及动物骨甲类中药,如磁石、自然铜、牡蛎等,难于粉碎,不便制剂和调剂,更不利于有效成分的煎出,所以需要经过炮制,采用煅法或者煅淬、砂烫等形式使其质地变得酥脆,易于粉碎,这样即可使有效成分易于煎出。此外,动物类或其他有特异臭味的中药的异味往往为患者所不适,不利于患者口服或患者服后易出现恶心、呕吐、心烦等不良反应。为了利于服用,常将此类中药采用酒炙、漂洗、醋炙、麸炒等方法处理,以达到矫臭、矫味的作用。如酒炙地龙、酒炙乌梢蛇、醋炙乳香等。

八、利于贮藏,保存药效

中药在加工炮制过程中都经过干燥处理,这使得中药的含水量下降,可防止霉烂变质的发生,有利于贮存。有些昆虫类、动物类中药经过加热处理,如蒸、炒等,能杀死虫卵,防止孵化,便于贮存,如桑螵蛸等。植物种子类中药经过加热处理,如蒸、炒等,能终止种子发芽,便于贮存而不变质,如紫苏子、莱菔子等。有些含有苷类成分的中药经加热处理破坏酶的活性,避免有效成分被酶解损失,以达到杀酶保苷的作用,便于久贮,如黄芩、苦杏仁等。

第二节 常用中药炮制方法

一、净制

净制是中药炮制的第一道工序。通过净制,可以进行大小分档,除去杂质,除去非药用部位和分离药用部位,以及保障药物质量和净度,降低或消除毒副作用,提高药物用药安全和疗效。

二、切制

对净制过的中药材进行软化,并制成一定规格的片、块、段、丝的操作过程,称为切制。切制是由中药材加工成中药饮片的主要技术手段,通常包括手工切和机器切。中药材经过净选加工、软化处理后,需要加工成合适的饮片类型,并且要及时进行干燥、包装以保证饮片的质量。

三、炒制

炒制技术分为清炒技术和加固体辅料炒技术两大类,每类又包括数种操作方法。清炒技术包括炒黄、炒焦、炒炭,加固体辅料炒技术包括麸炒、米炒、土炒、砂炒、蛤粉炒及滑石粉炒等。一般说来,炒黄多用文火,但王不留行、苍耳子、山楂用中火;炒焦多用中火;炒炭多用武火,但蒲黄、槐花等质地疏松的药物用中火。加固体辅料炒多用中火或武火,其中砂炒用武火。

四、炙制

将净制或切制后的药物,加入一定量的液体辅料拌炒,使液体辅料逐渐渗入药物组织内部的操作方法称为炙制技术,亦称为加液体辅料炒制技术。根据所用辅料不同,可分为酒炙、醋炙、盐水炙、蜜炙、姜炙、油炙等。

药物吸入辅料经加热炒制后在性味、功效、作用趋向、归经和理化性质方面均可能发生某些变化,起到降低毒性、抑制偏性、增强疗效、矫臭矫味等作用,从而最大限度地发挥疗效。

五、煅制

煅制技术是将净制或切制后的药物直接放于适当耐火容器内或置于无烟炉火中高温煅烧的炮制加工技术。不隔绝空气煅制药物称为明煅技术。有些药物煅红后还要趁炽热投入一定的液体辅料中浸"淬",故而称为"煅淬"技术。若将净制或切制后的药物置于密封的加热容器中,在高温缺氧的条件下煅烧成炭,称为煅炭技术,又称为密闭煅制技术、闷煅技术、暗煅技术。一般明煅技术适用于普通矿物类、贝壳类、化石类药物;煅淬技术适用于质地坚硬的金属矿物类药物(磁石)或临床上有特殊需要的药物(炉甘石);煅炭技术适用于需制炭但质地疏松、炒炭易燃烧灰化的药物,如某些植物类药(荷叶)和动物类药(血余炭)。

六、水火共制

水火共制技术是在炮制过程中将药物加辅料或不加辅料,利用火加热、水传热的炮制加工技术。常用的水火共制技术有蒸制、煮制、燁制。蒸制技术一方面适用于质地坚硬、有效成分易于发生变化或损失的中药,制后可软化药材、便于切制或利于药效的保存;另一方面用于具有滋补作用或有毒副作用的中药,制后可使其疗效增强,降低其毒副作用。煮制技术主要适用于有毒副作用的中药,制后可降低其毒性或消除其副作用。燁制技术主要适用于须去皮的种子类中药,制后便于除去非药用部位,并破坏分解酶,降低药物毒性。

七、复制

将净制后的药物加入一种或数种辅料,按规定操作程序反复炮制的操作方法称为复制技术。一般采用浸、泡、漂、蒸、煮或数法共用反复炮制。复制法历史悠久,早在唐代,某些药物就有了复制的方法,部分药物历代至今有几十种复制的方法,其工艺和辅料等多不一致,具有地方炮制特色。现在的复制法,与传统方法比较,在辅料种类、用量及工艺程序上均有所改变。

八、其他技术

其他技术是对中药炮制技术中使用的特殊技术或针对特殊药物采用的多种复合技术的统称,包括发酵发芽技术、制霜技术、烘焙技术、煨制技术、提净技术、水飞技术、干馏技术等中药炮制技术。

知识拓展

川乌和草乌的炮制

川乌、草乌生品有大毒,仅供外用,制后方可供内服。经规范炮制后的川乌、草乌,分别称制川乌、制草乌,是临床常用的制剂。具体炮制方法如下:取川乌或草乌净药材,大小分开,用水浸泡至内无干心,取出,加水共煮4～6 h或蒸6～8 h,直至个儿大者及实心者切开无白心,口尝微有麻舌感时,取出,晾至六七成干或闷润,切厚片,干燥。川乌的炮制是否符合要求,常从以下三个方面判断:①不规则厚片,表面黑褐色或黄褐色;②有灰棕色多角形细环纹;③气微,微有麻舌感。

川乌的子根称为附子,亦有大毒,临床使用时也需要进行炮制后使用,其炮制方法不同,临床用药名称亦不同,分别有生附子(未炮制,临床慎用)、盐附子、黑顺片、白附片、炮附片、淡附片等。

章后小结

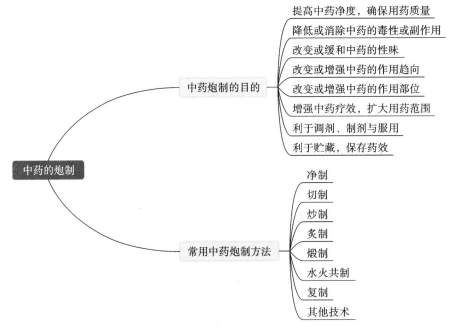

目标检测
答案

目标检测

A 型题(在每小题给出的 A、B、C、D 四个选项中,只有一项是最符合题目要求的)

1. 中药炮制的主要作用是(　　)。

A. 杀酶保苷　　　　B. 缓和药性　　　　C. 利于服用　　　　D. 减毒增效

2. 种子类药材常用的炮制方法是(　　)。

A. 炒黄　　　　　　B. 炒焦　　　　　　C. 炒炭　　　　　　D. 麸炒法

3.主要炮制作用是降低毒性的药物是(   )。

A.黄连 　　　　　　 B.大黄 　　　　　　　　 C.薏苡仁 　　　　　　 D.斑蝥

4.可以采用发酵的方法炮制的药物是(   )。

A.神曲 　　　　　　 B.麦芽 　　　　　　　　 C.鹿茸 　　　　　　 D.巴豆

5.可以采用去油制霜的方法炮制的药物是(   )。

A.苦杏仁 　　　　　 B.柏子仁 　　　　　　　 C.酸枣仁 　　　　　 D.桃仁

第五章

解表药

本章 PPT

学习目标

知识目标

1. 掌握解表药的概念、功效、分类、性能特点、适应证,掌握常见解表药的药性、功效与应用。

2. 熟悉解表药的使用注意事项。

3. 了解解表药的用法用量。

素质目标

通过学习解表药的性能特点、功效及应用的有关知识,培养合理应用清热药的能力,并为后续课程的学习奠定基础。

凡以发散表邪为主要功效,治疗表证的药物,称为解表药。

解表药大多辛散轻扬,主入肺、膀胱经,具有发汗解表的作用。解表药主要适用于表证,症见恶寒、发热、头痛、身痛、无汗或有汗不畅、脉浮等,部分解表药还兼有利水消肿、止咳平喘、透疹、止痛、消疮等作用,可用于治疗水肿、咳喘、麻疹、风疹、风湿痹痛、疮疡初起等兼有表证者。解表药分为发散风寒药和发散风热药两类。

发散风寒药:本类药物性温味辛,以发散风寒为主要功效,适用于风寒表证,症见恶寒发热、无汗或汗出不畅、头痛身痛、口不渴、舌苔薄白、脉浮紧等。部分药物还可用于治疗咳喘、水肿、痹证、疮疡初起等兼有风寒表证者。

发散风热药:本类药物性凉味辛,以发散风热为主要功效,适用于风热表证或温病初起,症见发热、微恶风寒、咽干口渴、头痛目赤、舌苔薄黄、脉浮数等。某些药物尚可用于治疗目赤多泪、咽喉肿痛、麻疹不透以及风热咳嗽等。

使用解表药,对于多汗、热病伤津、久患疮痛、失血、阴虚发热等病证,应慎用。解表药用量不宜过大,注意汗出有度。不宜久煎,以免疗效降低。

第一节　发散风寒药

麻黄 Mahuang

《神农本草经》

【来源】　本品为麻黄科植物草麻黄 *Ephedra sinica* Stapf.、中麻黄 *Ephedra intermedia* Schrenk et C. A. Mey. 或木贼麻黄 *Ephedra equisetina* Bge. 的干燥草质茎。

【处方名】　麻黄、炙麻黄、麻黄绒。

【性味归经】　辛、微苦,温。归肺、膀胱经。

【功效】　发汗散寒,宣肺平喘,利水消肿。

【应用】

1. 风寒表实证 麻黄辛温散寒,善宣肺气、开腠理、透毛窍而发汗解表,发汗力强,为发汗解表之要药。治疗外感风寒所致的恶寒重、发热轻、无汗、头身疼痛、鼻塞流涕等风寒表实证,常与桂枝、防风等配伍。

2. 肺气不宣之喘咳证 本品入肺经,可宣降肺气,善平喘,常与苦杏仁等降气止咳平喘药配合使用。①治疗恶寒发热、头身疼痛、无汗、喘咳、痰涎清稀而量多,麻黄既能发散风寒以解表,又能宣肺平喘;②若肺热壅盛,高热喘急,多与石膏、苦杏仁、甘草配伍,以清肺平喘,如麻杏石甘汤。

3. 水肿兼有表证 本品宣肺解表,适合用于风邪袭表,肺失宣降的水肿、小便不利兼有表证者,常与甘草同用,如甘草麻黄汤。

【用法用量】 煎服,2～10 g。麻黄发散风寒宜生用,平喘宜蜜炙用。

【使用注意事项】 本品发汗力强,故表虚自汗、阴虚盗汗,以及肾虚咳喘者忌服。

桂枝 Guizhi

《名医别录》

【来源】 本品为樟科植物肉桂 *Cinnamomum cassia* Presl 的干燥嫩枝。春、夏二季采收,除去叶,晒干,或切片晒干。

【处方名】 桂枝、桂枝尖、嫩桂枝。

【性味归经】 辛、甘,温。归心、肺、膀胱经。

【功效】 发汗解肌,温通经脉,助阳化气,平冲降气。

【应用】

1. 风寒表证 本品发汗力和缓,可治疗多种风寒表证。①外感风寒表实无汗证,常与麻黄同用加强发汗解表之功,如麻黄汤;②外感风寒表虚汗出者,与白芍等同用以调和营卫,如桂枝汤。

2. 寒凝血滞诸痛证 本品辛散温通,能温助阳气,通行血脉而止痛。①风湿痹证之肩臂疼痛,配伍附子、生姜等温经散寒,如桂枝附子汤;②脾胃虚寒腹痛,配伍饴糖、白芍等温中散寒,如小建中汤;③寒凝经脉之痛经、闭经,配伍当归、吴茱萸等温经活血,如温经汤;④胸痹心痛,配伍枳实、薤白等通阳散结,如枳实薤白桂枝汤。

3. 心悸、痰饮及蓄水证 本品能助阳化气。①心阴阳两虚之心动悸、脉结代,如炙甘草汤;②阳虚气化不利所致之痰饮、蓄水证,常与白术、茯苓配伍,如苓桂术甘汤;③膀胱气化失司之水肿、小便不利者,常与茯苓、猪苓配伍,如五苓散。

此外,本品能平冲降气,与茯苓、吴茱萸等同用,可用于治疗寒水上逆型奔豚气,如桂枝加桂汤。

【用法用量】 煎服,3～10 g。

【使用注意事项】 ①本品辛温助热,外感热病、阴虚火旺、血热妄行者忌用;②孕妇及月经过多者慎用。

紫苏叶 Zisuye

《名医别录》

【来源】 本品为唇形科植物紫苏 *Perilla frutescens*(L.)Britt 的干燥叶(或带嫩枝)。夏季采收阴干,切段,晒干。

【处方名】 紫苏叶、紫苏、苏叶。

【性味归经】 辛,温。归肺、脾经。

【功效】 解表散寒,行气和胃。

【应用】

1. 外感风寒,咳嗽痰多 本品发汗力和缓,常与前胡、苦杏仁等化痰止咳平喘药同用,治疗外感风寒咳嗽,如杏苏散。

2. 脾胃气滞,胸闷呕吐及妊娠恶阻 本品能行气宽中,和胃止呕,兼有理气安胎之功,不论寒热均可应用。偏寒者,常与广藿香、半夏等配伍,如藿香正气散;偏热者,常与黄连、竹茹等同用。用于妊娠恶阻,胸闷呕吐,胎动不安时,常与砂仁、陈皮等同用;用于情志抑郁,痰凝气滞之梅核气时,常与半夏、厚朴同用,如半夏厚朴汤。

3. 鱼蟹中毒,吐泻腹痛 可单用本品煎汤服,或配伍生姜、陈皮等药,以和中解毒。

【用法用量】 煎服,5～10 g。因气味芳香不宜久煎。治鱼蟹中毒可用至30～60 g。

生姜 Shengjiang

《名医别录》

【来源】 本品为姜科植物姜 *Zingiber officinale* Rosc. 的新鲜根茎。秋、冬二季采收,切片。

【处方名】 生姜、鲜生姜。

【性味归经】 辛,微温。归肺、脾、胃经。

【功效】 解表散寒,温中止呕,化痰止咳,解鱼蟹毒。

【应用】

1. 风寒感冒轻证 本品发汗力弱,对于外感风寒轻者,单味煎汤加红糖或配伍葱白煎服;症状较重者多作辅助药,与麻黄、桂枝等辛温解表药配合使用。

2. 胃寒呕吐 本品止呕力佳,故有"呕家圣药"之称,常与半夏同用治疗胃寒呕吐,如小半夏汤。经配伍可治疗多种呕吐,如胃热呕吐,多配伍黄连、竹茹等清胃止呕;妊娠恶阻呕吐,可与紫苏梗、黄芩等同用以和胃降逆止呕。

3. 寒痰咳嗽 本品能温肺散寒,化痰止咳,常与紫苏叶、苦杏仁、半夏等散寒止咳药同用。

此外,生姜还具有健胃消食和解毒的作用,用于脾胃虚弱、食欲不振之轻症;生半夏、生南星及鱼蟹中毒者,可用生姜取汁冲服或煎汤内服。

【用法用量】 煎服,3～10 g;或捣汁服。

【使用注意事项】 本品伤阴助火,故阴虚内热者忌服。

荆芥 Jingjie

《神农本草经》

【来源】 本品为唇形科植物荆芥 *Schizonepeta tenuifolia* Briq. 的干燥地上部分。夏秋季采割,晒干,切段,生用或炒炭用。

【处方名】 荆芥、荆芥穗、荆芥炭、芥穗炭。

【性味归经】 辛,微温。归肺、肝经。

【功效】 解表散风,透疹,消疮。

【应用】

1. 外感表证 本品性较平和,表寒、表热均可应用。①风寒表证,与防风、羌活等同用以发散表寒,如荆防败毒散;②风热表证,可与金银花、连翘等同用以疏散风热,如银翘散。

2. 麻疹不透、风疹瘙痒 本品祛风止痒,宣散疹毒。①表邪外束,小儿麻疹不透,常与蝉蜕、薄荷等同用,如透疹汤;②风疹瘙痒,多与防风、苦参等同用,如消风散。

3. 疮疡初起兼有表证 偏风寒者,多与羌活、川芎等同用,如败毒散;偏风热者,常与金银花、连翘等配伍应用,如银翘败毒散。

此外,本品炒炭能止血,可用于吐血、衄血、便血、痔血、崩漏等多种出血病证。

【用法用量】 煎服,5～10 g。不宜久煎。

防风 Fangfeng

《神农本草经》

【来源】 本品为伞形科植物防风 *Saposhnikovia divaricata*(Turcz.)Schischk. 的干燥根。春、秋二季采挖,晒干,切片。生用或炒炭用。

【处方名】 防风、炒防风、关防风。

【性味归经】 辛、甘,微温。归膀胱、肝、脾经。

【功效】 祛风解表,胜湿止痛,止痉。

【应用】

1. 外感表证 本品微温而不燥,甘缓而不峻,功善疗风,为风药中之润剂,风寒、风热表证均可使用。①风寒表证之恶寒身痛者,常与荆芥等同用,如荆防败毒散;②外感风湿之头重如裹者,常与羌活等同用,如羌活胜湿汤;③风热表证之发热咽痛者,常与薄荷等同用;④治风疹瘙痒,可与苦参、荆芥等配伍,如消风散。

2. 风湿痹痛 本品既散肌表风邪,又除经络留湿,止痛力佳。①风寒湿痹,配伍羌活、独活、防己等以祛风除湿、通络止痛,如蠲痹汤;②热痹,多与秦艽、忍冬藤、地龙等同用以祛风清热,通痹止痛。

3. 破伤风 本品为治风之通药,既可祛外风,又可息内风。用于风毒内侵,引动内风,角弓反张的破伤风证时,常与天南星、白附子、天麻等同用,如玉真散。

【用法用量】 煎服,5~10 g。

【使用注意事项】 阴虚火旺、血虚发痉者慎用。

羌活 Qianghuo

《神农本草经》

【来源】 本品为伞形科植物羌活 *Notopterygium incisum* Ting ex H. T. Chang 或宽叶羌活 *Notopterygium franchetii* H. de Boiss. 的干燥根茎和根。春、秋二季采挖,晒干,切片,生用。

【处方名】 羌活、川羌活、西羌活。

【性味归经】 辛、苦,温。归膀胱、肾经。

【功效】 解表散寒,祛风除湿,止痛。

【应用】

1. 外感风寒或风寒夹湿,头身疼痛 本品有较强的发散风寒和止痛作用,用于风寒感冒或风寒夹湿之头痛项强、肢体酸痛、恶寒发热时,常配伍防风、细辛等,如九味羌活汤。

2. 风寒湿痹,肩臂疼痛 本品能祛风寒湿邪,通利关节而止痛,且作用部位偏上,故善治腰以上风寒湿痹,尤宜用于肩背肢节疼痛者。常与防风、姜黄等配伍,如蠲痹汤。

【用法用量】 煎服,3~10 g。

【使用注意事项】 本品气味浓烈,用量过多,则易致呕吐,故脾胃虚弱者慎用。血虚痹痛、阴虚头痛者慎用。

细辛 Xixin

《神农本草经》

【来源】 本品为马兜铃科植物北细辛 *Asarum heterotropoides* Fr. Schmidt var. *mandshuricum*(Maxim.)Kitag.、汉城细辛 *Asarum sieboldii* Miq. var. *seoulense* Nakai 或华细辛 *Asarum sieboldii* Miq. 的干燥根和根茎。前两种习称"辽细辛"。夏、秋二季采收,阴干,切段,生用。

【处方名】 细辛、辽细辛。

【性味归经】 辛,温。归心、肺、肾经。

【功效】 解表散寒,祛风止痛,通窍,温肺化饮。

【应用】

1. 风寒感冒及阳虚外感 本品外散风寒,内扶阳气,与羌活、防风等辛温解表药同用,可治疗一般的风寒感冒,如九味羌活汤;与附子、麻黄等同用,又可治疗阳虚外感,如麻黄附子细辛汤。

2. 头痛、鼻渊、牙痛、痹痛 本品辛香走窜,善祛风寒、通鼻窍、止疼痛。①外感风寒,偏正头痛,多与白芷、川芎等同用,如川芎茶调散。②外感风寒,鼻塞鼻渊,头痛流涕,常与辛夷、苍耳子、白芷等同用。③风寒牙痛,可单用细辛或与白芷煎汤含漱;胃火牙痛,宜与石膏、黄连等清泻胃火的药同用;龋齿牙痛,可与杀虫止痛之蜂房煎汤含漱。④风湿痹痛,多与独活、桑寄生等祛风湿药同用,如独活寄生汤。

3. 寒饮咳喘 本品可外散表寒,又能温肺化饮,故可用于治疗外感风寒,水饮内停,症见咳嗽气喘、痰多清稀,常与麻黄、桂枝、干姜同用,如小青龙汤。

本品外用研末吹鼻,有通关开窍醒神之功,可治中风卒倒,不省人事。

【用法用量】 煎服,1～3 g。入丸、散剂,0.5～1 g。外用适量。

【使用注意事项】 ①注意用量,古有"细辛不过钱"之说;②气虚多汗、阴虚阳亢头痛、肺燥干咳者忌用;③不宜与藜芦同用。

白芷 Baizhi

《神农本草经》

【来源】 本品为伞形科植物白芷 *Angelica dahurica*(Fisch. ex Hoffm.)Benth. et Hook. f. 或杭白芷 *Angelica dahurica*(Fisch. ex Hoffm.)Benth. et Hook. f. var. *formosana*(Boiss.)Shan et Yuan 的干燥根。夏、秋间叶黄时采挖,晒干,切片,生用。

【处方名】 白芷、香白芷、杭白芷、川白芷。

【性味归经】 辛,温。归胃、大肠、肺经。

【功效】 解表散寒,祛风止痛,宣通鼻窍,燥湿止带,消肿排脓。

【应用】

1. 风寒感冒 本品发表散风,芳香通窍,常与防风、羌活等药同用,治疗外感风寒头痛、鼻塞,如九味羌活汤。

2. 阳明头痛、牙痛、鼻渊 本品辛散而燥,以祛阳明经风寒湿邪而止头额疼痛见长,且芳香上达,善通鼻窍,故为治阳明头痛、牙痛、鼻渊之要药。①偏头痛,前额、眉棱骨痛,常与川芎、防风等同用,如川芎茶调散。②牙痛,属风寒者,多配伍细辛;属风热者,常与石膏、黄连等同用。③鼻渊头痛,多与苍耳子、辛夷等同用,如苍耳子散。

3. 带下证 本品善燥湿以止带,用于寒湿、湿热带下过多。①寒湿带下,可与白术、茯苓等健脾利湿药同用;②湿热带下,需配伍黄柏、车前子等以清热利湿止带。

4. 疮痈肿毒 本品为外科常用药。多与金银花、当归等同用,治疗痈疽初起,红肿热痛,如仙方活命饮;还可与瓜蒌、贝母等配伍治疗乳痈肿痛。

此外,本品外用可治皮肤风湿瘙痒,如荨麻疹、湿疹等。

【用法用量】 煎服,3～10 g。外用适量,研末掺敷,或水煎洗渍。

【使用注意事项】 本品性燥,阴虚火旺及痈肿溃后者慎服。

藁本 Gaoben

《神农本草经》

【来源】 本品为伞形科植物藁本 *Ligusticum sinense* Oliv. 或辽藁本 *Ligusticum jeholense* Nakai et Kitag. 的干燥根茎和根。秋季茎叶枯萎或次春出苗时采挖,晒干,切片,生用。

【处方名】 藁本。

【性味归经】 辛,温。归膀胱经。

【功效】 祛风,散寒,除湿,止痛。

【应用】

1. 风寒头痛 本品辛温香燥,善达颠顶,故尤宜用于外感风寒,颠顶头痛;亦可用于偏头痛,以及鼻炎、鼻窦炎引起的头痛,常与细辛、白芷、苍耳子等同用。

2. 风寒湿痹证 多与羌活、防风等祛风散寒除湿之品同用,如除风湿羌活汤。

【用法用量】 煎服,3～10 g。

【使用注意事项】 本品辛香温燥,阴虚、血虚头痛者慎服。

香薷 Xiangru

《名医别录》

【来源】 本品为唇形科植物石香薷 *Mosla chinensis* Maxim. 或江香薷 *Mosla chinensis* 'Jiangxiangru' 的干燥地上部分。夏季采收,阴干,切段,生用。

【处方名】 香薷、陈香薷。

【性味归经】 辛,微温。归肺、胃经。

【功效】 发汗解表,化湿和中。

【应用】

1. 夏季风寒感冒而兼暑湿(阴暑证) 本品外能发汗解表,内能和中化湿,有"夏月麻黄之称"。用于夏季乘凉饮冷,外感风寒,内伤暑湿所致恶寒发热、头痛无汗、腹痛吐泻,可与白扁豆、厚朴同用,如香薷散。

2. 水肿、小便不利 本品有发越阳气,宣肺而利水消肿之功,可单用或与健脾利水的白术同用,如薷术丸。

【用法用量】 煎服,3～10 g。解表不宜久煎,利水消肿宜浓煎。

【使用注意事项】 本品发汗力较强,表虚有汗及暑热证者忌用。

苍耳子 Cang'erzi

《神农本草经》

【来源】 本品为菊科植物苍耳 *Xanthium sibiricum* Patr. 的干燥成熟带总苞的果实。秋季采收,晒干,除去梗、叶等杂质。炒去硬刺用。

【处方名】 苍耳子、炒苍耳子。

【性味归经】 辛、苦,温;有毒。归肺经。

【功效】 散风寒,通鼻窍,祛风湿。

【应用】

1. 鼻渊头痛 本品解表之力较弱,长于通窍止痛,故多用于鼻渊头痛,也用于风寒及头风疼痛。治疗鼻渊证,不闻香臭、时流浊涕者,常与辛夷、白芷等同用,如苍耳子散。

2. 风湿痹证 可单用或与秦艽、绵萆薢等泡酒服,如史国公药酒。

此外,本品尚有祛风杀虫止痒作用,用于风疹瘙痒、疥癣,多配伍地肤子、白鲜皮等煎汤外洗。

【用法用量】 煎服,3～10 g。外用适量。

【使用注意事项】 ①本品有毒,不宜大量使用;②血虚头痛者不宜服用。

辛夷 Xinyi

《神农本草经》

【来源】 本品为木兰科植物望春花 *Magnolia biondii* Pamp.、玉兰 *Magnolia denudata* Desr. 或

33

武当玉兰 *Magnolia sprengeri* Pamp. 的干燥花蕾。冬末春初采收,阴干用。

【处方名】 辛夷、辛夷花、木笔花、毛辛夷。

【性味归经】 辛,温。归肺、胃经。

【功效】 散风寒,通鼻窍。

【应用】

1. 风寒感冒 本品解表力弱,长于宣通鼻窍,多与防风、白芷等发散风寒药同用,治疗风寒感冒之鼻塞、流涕、头痛。

2. 鼻渊 本品为治鼻腔疾病的常用药,为治鼻渊之要药。偏风寒者,多与白芷、细辛、苍耳子等同用;偏风热者,多与薄荷、菊花、连翘等同用。

【用法用量】 煎服,3~10 g;宜用布包煎。外用适量,制成油剂、乳剂和散剂局部滴用或吹敷。

【使用注意事项】 阴虚火旺者忌用。

第二节 发散风热药

薄荷 Bohe

《新修本草》

【来源】 本品为唇形科植物薄荷 *Mentha haplocalyx* Briq. 的干燥地上部分。每年可采收 2~3 次,晒干或阴干,生用。

【处方名】 薄荷、苏薄荷、薄荷叶、薄荷梗。

【性味归经】 辛,凉。归肺、肝经。

【功效】 疏散风热,清利头目,利咽,透疹,疏肝行气。

【应用】

1. 风热感冒、温病初起 本品辛凉清散,为疏散风热常用之品。多与金银花、连翘等配伍,治疗风热感冒或温病初起阶段,如银翘散。

2. 头痛目赤、咽喉肿痛 本品善疏散上焦风热,清头目、利咽喉。①风热上攻,头痛目赤,常与桑叶、菊花、蔓荆子等散风热、清头目之品同用;②风热壅盛,咽喉肿痛,多配伍牛蒡子、桔梗等以散风热、利咽喉。

3. 麻疹不透、风疹瘙痒 本品芳香透达,有宣毒透疹之效。①麻疹初起,风热外束,疹出不透,常与蝉蜕、牛蒡子等同用,如透疹汤;②风疹瘙痒,可与苦参、白鲜皮同用,以祛风透疹止痒。

4. 肝郁气滞、胸闷胁痛 本品兼入肝经,能舒畅肝气,与柴胡、白芍、当归等配伍治疗肝郁气滞证,如逍遥散。

【用法用量】 煎服,3~6 g,宜后下。其叶长于发汗,梗偏于疏肝。

【使用注意事项】 本品芳香辛散,有发汗耗气之弊,故体虚多汗者,不宜使用。

牛蒡子 Niubangzi

《名医别录》

【来源】 本品为菊科植物牛蒡 *Arctium lappa* L. 的干燥成熟果实。主产于东北、浙江等地。秋季果实成熟时采收果序,晒干,打下果实,除去杂质,再晒干。生用或炒用,用时捣碎。

【处方名】 牛蒡子、炒牛蒡子。

【性味归经】 辛、苦,寒。归肺、胃经。

【功效】 疏散风热,宣肺透疹,解毒利咽。

【应用】

1. 外感风热,咽喉肿痛 本品升散之中具有清降之性,善疏风热,利咽喉,最适合风热感冒而见咽喉红肿疼痛者。若风热感冒或温病初起,发热头痛,咽痛音哑,常与薄荷、连翘等同用,如银翘散;若风热壅盛,咽喉肿痛较甚,则配伍大黄、薄荷等,如牛蒡汤。

2. 麻疹不透,疮疖瘙痒 本品质轻,能散风热而透疹外出,用于麻疹不透或透而复隐时,常与薄荷、淡竹叶等同用,如竹叶柳蒡汤;用于风湿浸淫所致的疮疖瘙痒时,常与荆芥、蝉蜕等配伍,如消风散。

3. 痈肿疮毒,痄腮喉痹 本品升散之中具有清降之性,既能清解热毒,又能通利大便,用于痈肿疮毒,兼有便秘者时,常与大黄、栀子等同用;用于乳痈肿痛,尚未成脓者时,常配伍瓜蒌、连翘等,如瓜蒌牛蒡汤;用于瘟毒发颐,痄腮喉痹等热毒之证时,常配伍玄参、黄芩、黄连等,如普济消毒饮。

【用法用量】 煎服,6～12 g。

【使用注意事项】 本品性寒,能滑肠通便,故气虚便溏者慎用。

蝉蜕 Chantui

《名医别录》

【来源】 本品为蝉科昆虫黑蚱 *Cryptotympana pustulata* Fabricius 的若虫羽化时脱落的皮壳。主产于山东、河北、河南、江苏等地。夏、秋二季收集,除去泥沙,晒干。生用。

【处方名】 蝉蜕、蝉退、蝉衣、净蝉衣。

【性味归经】 甘,寒。归肺、肝经。

【功效】 疏散风热,利咽,透疹,明目退翳,解痉。

【应用】

1. 风热感冒,咽痛音哑 本品甘寒质轻入肺,长于疏散肺经风热而利咽疗哑,故风热感冒或温病初起,声音嘶哑或咽喉肿痛者,尤为适宜。用于风热感冒或温病初起,发热头痛时,常与薄荷、连翘等发散风热药同用;用于风热火毒上攻,咽喉肿痛,声音嘶哑时,常与胖大海同用,如海蝉散。

2. 麻疹不透或风疹瘙痒 本品宣散透发,疏散风热,透疹止痒。用于风热外束,麻疹初期,疹出不畅时,常与薄荷、牛蒡子等药同用,如透疹汤;用于风疹湿疹,皮肤瘙痒时,常与荆芥、防风、苦参等配伍,如消风散。

3. 目赤翳障 本品入肝经,善于疏散肝经风热而明目退翳。治疗风热上攻,目赤肿痛、翳膜遮睛时,常配伍菊花、决明子等,如蝉花散。

4. 惊痫夜啼,破伤风 本品能凉肝息风止痉,用于小儿惊痫夜啼时,可用本品研末,与薄荷、钩藤煎汤送服,如止啼散;用于破伤风时,常配伍天麻、僵蚕等,如五虎追风散。

【用法用量】 煎服,3～6 g;或单味研末冲服。一般病证用量宜小,止痉则用量需大。

桑叶 Sangye

《神农本草经》

【来源】 本品为桑科植物桑 *Morus alba* L. 的干燥叶。全国大部分地区均产。初霜后采收,晒干。生用或蜜炙用。

【处方名】 桑叶、蜜桑叶。

【性味归经】 苦、甘,寒。归肺、肝经。

【功效】 疏散风热,清肺润燥,清肝明目。

【应用】

1. 外感风热或温病初起 本品甘寒质轻,疏散风热之力较为缓和,常用于外感风热或温病初起之发热、头痛、咳嗽,常配伍菊花、桔梗等,如桑菊饮。

2.肺热燥咳 本品寒凉质润,能清肺热、润肺燥,常用于肺热或燥热伤肺,咳嗽痰少、色黄而黏稠,或干咳少痰、咽痒等,轻者配伍苦杏仁、沙参等,如桑杏汤,重者配伍石膏、麦冬等,如清燥救肺汤。

3.肝阳上亢、眩晕、目赤昏花 本品入肝经,能平抑肝阳,清肝明目。用于肝阳上亢,头痛眩晕时,常配伍菊花、石决明等;用于风热上攻或肝火上炎之目赤涩痛、多泪时,常配伍菊花、夏枯草等清肝明目之品;若治肝肾不足,眼目昏花,常与滋补精血之黑芝麻配伍,即桑麻丸。

【用法用量】 煎服,5～10 g。

菊花 Juhua

《神农本草经》

【来源】 本品为菊科植物菊 *Chrysanthemum morifolium* Ramat. 的干燥头状花序。主产于浙江、安徽、山东等地。产于安徽亳州、涡阳及河南商丘者,习称"亳菊";产于安徽滁县者,习称"滁菊";产于安徽歙县、浙江德清者,习称"贡菊";产于浙江嘉兴、桐乡、吴兴者多系"茶菊";产于浙江海宁者多系"黄菊","茶菊"与"黄菊"又统称为"杭菊"。大多数菊花以产区命名,以亳菊和滁菊品质最优。9—11月花盛开时分批采收,阴干或焙干,或熏、蒸后晒干,生用。

【处方名】 菊花、黄菊花、杭菊花、白菊花、甘菊花、滁菊花。

【性味归经】 甘、苦,微寒。归肺、肝经。

【功效】 疏散风热,平肝明目,清热解毒。

【应用】

1.外感风热或温病初起 本品疏散风热,其性味、功效与桑叶相似,治疗风热感冒或温邪犯肺,症见发热、头痛、咳嗽等,常与桑叶相须为用,并与薄荷、连翘等配伍。

2.肝阳上亢,头痛眩晕 本品能清肝热,平肝阳,治肝阳上亢之头痛眩晕时,常与石决明、牛膝等同用;若肝经热盛,热极生风,则配伍钩藤、白芍等,如羚角钩藤汤。

3.目赤昏花 本品有良好的清肝明目作用,无论虚实,目疾均可应用。治疗风热或肝火所致的目赤肿痛、多泪等,常与桑叶、夏枯草等同用;若肝肾阴虚,眼目昏花,可配伍枸杞子、山茱萸等,如杞菊地黄丸。

4.热毒疮肿 本品清热解毒,善治疔疮,常配伍金银花、甘草等,如甘菊汤。

【用法用量】 煎服,5～10 g。疏散风热、清热解毒多用黄菊花(杭菊),平抑肝阳,清肝明目多用白菊花(滁菊、亳菊、贡菊)。

葛根 Gegen

《神农本草经》

【来源】 本品为豆科植物野葛 *Pueraria lobata* (Willd.) Ohwi 的干燥根。我国南北各地均产。秋冬季采挖,野葛多趁鲜切成厚片或小块,干燥,生用。

【处方名】 葛根、煨葛根。

【性味归经】 甘、辛,凉。归脾、胃、肺经。

【功效】 解肌退热,生津止渴,透疹,升阳止泻,通经活络,解酒毒。

【应用】

1.外感表证项背强痛 葛根味甘、辛,性凉,有发汗解表、解肌退热之功。用于风寒表证,邪郁化热,发热重、恶寒轻、头痛无汗等时,常配伍柴胡、黄芩等,如柴葛解肌汤。本品又能通经活络,缓解外邪郁阻,经气不利,筋脉失养所致的项背强痛,故风寒感冒表实无汗、项背强痛者,常与麻黄、桂枝等配伍,如葛根汤;若汗出恶风、项背强痛,则与桂枝、白芍等配伍,如桂枝加葛根汤。

2.麻疹不透 本品辛凉宣散,能使清阳得升,邪热得以宣散,促使疹毒外透,治麻疹初起,疹出不畅,常与升麻、甘草等配伍,如升麻葛根汤。

3. 热病口渴,阴虚消渴 本品甘凉,能升发清阳而生津止渴。用于热病口渴时,常配伍芦根、天花粉等;用于消渴时,常配伍乌梅、麦冬等,如玉泉丸。

4. 湿热泻痢,脾虚腹泻 本品能升发脾胃清阳而止泻止痢,为治泄泻圣药。用于湿热泻痢时,常配伍黄芩、黄连,如葛根芩连汤;用于脾虚腹泻时,配伍党参、白术等,如七味白术散。

此外,葛根花能解酒毒。

【用法用量】 煎服,10~15 g。

柴胡 Chaihu

《神农本草经》

【来源】 本品为伞形科植物柴胡 *Bupleurum chinense* DC. 或狭叶柴胡 *Bupleurum scorzonerifolium* Willd. 的干燥根。按性状不同,分别习称"北柴胡"及"南柴胡"。前者主产于辽宁、甘肃、河北、河南等地,后者主产于湖北、江苏、四川等地。春秋二季采收,除去茎叶及泥沙,干燥。切段,生用或醋炙用。

【处方名】 柴胡、北柴胡、南柴胡、醋柴胡。

【性味归经】 辛、苦,微寒。归肝、胆、肺经。

【功效】 疏散退热,疏肝解郁,升举阳气。

【应用】

1. 表证发热,少阳证 本品辛散苦泄,有良好的疏散退热之功,无论风寒、风热,皆可应用。治风寒感冒,恶寒发热,与防风、生姜配伍,如正柴胡饮;治风热感冒,头痛发热,配伍菊花、薄荷;因其善解少阳半表半里之邪,又为治少阳往来寒热证之要药,常配伍黄芩、半夏等以和解少阳,如小柴胡汤。

2. 肝气郁滞,月经不调,痛经 本品入肝经,善条达肝气,具有良好的疏肝解郁作用,为治肝气郁滞的要药。用于肝失疏泄,气机郁阻所致的胁肋或少腹疼痛,月经失调时,常配伍香附、川芎等,如柴胡疏肝散;用于肝郁血虚,脾失健运,月经不调,痛经等时,常与当归、白芍等配伍,如逍遥散。

3. 气虚下陷 本品能升举脾胃阳气,善治气虚下陷所致的食少便溏、久泻脱肛、子宫脱垂、胃下垂等证,常配伍人参、黄芪等,如补中益气汤。

【用法用量】 煎服,3~10 g。

升麻 Shengma

《神农本草经》

【来源】 本品为毛茛科植物大三叶升麻 *Cimicifuga heracleifolia* Kom.、兴安升麻 *Cimicifuga dahurica*(Turcz.) Maxim. 或升麻 *Cimicifuga foetida* L. 的干燥根茎。大三叶升麻主产于东北各地,兴安升麻主产于黑龙江、河北、山西等地,升麻主产于四川、陕西、青海等地,依次称为"关升麻""北升麻""西升麻"。古时以四川产者为佳,称"川升麻",为道地药材。秋季采挖,除去泥沙,晒至须根干时,燎去或除去须根,晒干。切片,生用或蜜炙用。

【处方名】 升麻、蜜升麻。

【性味归经】 辛、微甘,微寒。归肺、脾、胃、大肠经。

【功效】 发表透疹,清热解毒,升举阳气。

【应用】

1. 外感风热,麻疹不透 本品发表退热,用于风热表证温病初起之发热、头痛。因其解表力弱,善解毒透疹,故表证一般少用,多用于麻疹透发不畅,常配伍葛根、白芍等,如升麻葛根汤。

2 齿痛口疮,咽喉肿痛,温病发斑 本品为清热解毒之良药,可用于多种热毒证,尤善清解阳明热毒。用于风热疫毒上攻,头面红肿,咽喉肿痛时,常与黄芩、黄连等配伍,如普济消毒饮;用于温病发斑时,常与石膏、大青叶等同用;用于胃火上攻,头痛、齿龈肿痛、口舌生疮等时,常配伍石膏、黄连等,如清胃散;用于热毒疮疡时,常与蒲公英、金银花等配伍,以增强清热解毒之效。

3.气虚下陷,久泻脱肛,崩漏下血 本品入脾、胃经,善引脾胃清阳之气上升,升举力强,为升阳举陷要药。用于气虚下陷,久泻脱肛,胃及子宫下垂时,配伍人参、黄芪等,如补中益气汤;用于气虚崩漏下血时,配伍人参、白术等,如举元煎。

【用法用量】 煎服,3～10 g。

【使用注意事项】 本品具有升浮之性,对于麻疹已透,阴虚火旺,肝阳上亢,上盛下虚者,均当忌用。

蔓荆子 Manjingzi

《神农本草经》

【来源】 本品为马鞭草科植物单叶蔓荆 *Vitex trifolia* L. var. *simplicifolia* Cham. 或蔓荆 *Vitex trifolia* L. 的干燥成熟果实。主产于山东、江西、浙江、福建等地。秋季果实成熟时采收,除去杂质,晒干。生用或炒用。

【处方名】 蔓荆子、炒蔓荆子。

【性味归经】 辛、苦,微寒。归膀胱、肝、胃经。

【功效】 疏散风热,清利头目。

【应用】

1.风热感冒,头风头痛 本品辛、苦,微寒,其解表之力较弱,偏于清利头目,疏散头面风热。用于外感风热,头痛头晕时,常与菊花、薄荷等同用;用于头风头痛时,常与川芎、防风等同用。

2.目赤肿痛,目昏多泪 本品能疏散风热,清利头目,故可用于风热上攻。若目赤肿痛,目昏多泪,则常与菊花、蝉蜕等同用;若清阳不升,目生翳障,耳鸣耳聋,则与黄芪、党参等补气升阳药同用,如益气聪明汤。

此外,本品又能祛风止痛,可用于风湿痹痛,肢体挛急,常配伍羌活、防风等,如羌活胜湿汤。

【用法用量】 煎服,5～10 g。

淡豆豉 Dandouchi

《名医别录》

【来源】 本品为豆科植物大豆 *Glycine max*(L.)Merr. 的干燥成熟种子(黑豆)的发酵加工品。全国各地均产。晒干,生用。

【性味归经】 苦、辛,凉。归肺、胃经。

【功效】 解表,除烦,宣发郁热。

【应用】

1.外感表证 本品能宣散表邪,单用力薄,多与其他解表药同用。治风寒表证,常与葱白配伍,如葱豉汤;治风热表证或温病初起时,常与薄荷、牛蒡子、金银花、连翘等同用,如银翘散。

2.热病烦闷 本品既透散外邪,又宣散郁热而除烦,故可用于外感热病所致胸中烦闷,不眠等证,常与栀子同用,如栀子豉汤。

【用法用量】 煎服,6～12 g。

→ 章后小结

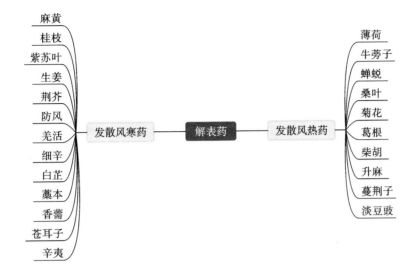

→ 目标检测

简述解表药的含义、分类、性能特点、作用以及适应证。

目标检测
答案

第六章

清热药

本章 PPT

学习目标

知识目标

1.掌握清热药的概念、功效、分类、性能特点、适应证,掌握常见清热药的药性、功效与应用。

2.熟悉清热药的使用注意事项。

3.了解清热药的用法用量。

素质目标

通过学习清热药的性能特点、功效及应用的有关知识,培养合理应用清热药的能力,并为后续课程的学习奠定基础。

以清泄里热为主,治疗里热证的药物称为清热药。

清热药药性寒凉,多味苦,适用于里热证。具有清热泻火、凉血解毒、清热燥湿、清虚热等功效,多用于治疗温热病、疮痈肿毒、湿热泻痢、阴虚发热、虫蛇咬伤等病证,现代研究发现,部分药物具有抗肿瘤的作用。依据药物的主要性能和适应证,清热药可分为下列五类。

1.清热泻火药 多为甘寒或苦寒药物,以清肺胃气分实热为主。适用于高热、汗出、烦渴、谵语、小便短赤、苔黄、脉洪大等实热证。

2.清热燥湿药 多为苦寒之品,药性偏燥,除清热燥湿外,还具有泻火解毒的作用。适用于湿热及热毒证等,如肝胆湿热之胁肋胀痛、黄疸、口苦、阴囊湿疹、舌苔黄腻等,脾胃湿热之胃脘胀闷、纳呆、呕恶等,大肠湿热之泄泻、痢疾等,膀胱湿热之尿急、尿频、尿痛等。

3.清热解毒药 多为苦寒之品,具有清热解毒作用。主治各种热毒证,如咽喉肿痛、肺痈、肠痈、丹毒、痄腮等,其他如毒蛇咬伤、癌症等。

4.清热凉血药 多为甘寒、咸寒或苦寒之品,具有清营凉血作用。主治温病热入营血症见身热夜甚,甚则神昏谵语,斑疹隐隐或见多种出血现象,舌质红绛,及内伤血热症见心烦、少寐,手足蜕皮,毛发脱落,月经先期、量少,舌红苔少,脉细数等。

5.清虚热药 多甘寒或咸寒,具有清退虚热作用。主治阴虚内热所致的骨蒸潮热,手足心热,口燥咽干,心烦不寐,盗汗,舌红少苔,脉细数等,以及温热后期,邪热未尽,伤阴劫液,夜热早凉,神疲倦怠等。

使用清热药注意事项:①清热药性皆寒凉而味多苦。易伤中阳,影响脾胃运化,凡脾胃虚寒,食少便溏者当忌用,或配以和中之品。苦燥之剂又易伤津液,对阴虚患者,要注意辅以养阴药。②养阴清热药如生地黄、玄参、知母等,其性阴柔而能助湿,湿热证者忌用。③注意禁忌病证。脾胃虚寒、胃纳不佳、肠滑易泻者要慎用,阴盛格阳、真寒假热者要忌用。④使用清热药应中病即止,不可过用以免克伐太过,损伤阳气。

第一节 清热泻火药

石膏 Shigao

《神农本草经》

【来源】 本品为硫酸盐类矿物石膏族石膏,主含含水硫酸钙($CaSO_4 \cdot 2H_2O$)。

【处方名】 石膏、生石膏、煅石膏。

【性味归经】 甘、辛,大寒。归肺、胃经。

【功效】 清热泻火,除烦止渴。

【应用】

1.温热病气分实热证 石膏味甘辛,性大寒而不燥,清热泻火之力甚强,且清泄里热亦兼透散,最宜用于热在肺胃气分,以大热、大渴、大汗、脉洪大为临床表现的阳明经证。常与知母相须为用,如白虎汤。

2.肺热喘咳 石膏无止咳平喘作用,但其清泄肺热之力甚佳,故可用于热郁于肺不得宣降而致的发热、咳喘。常与麻黄、苦杏仁配伍,以增强止咳平喘之力,如麻杏石甘汤。

3.胃火诸证 石膏功善清胃热,降胃火。可治胃热呕吐,常与半夏、竹茹等配伍。也可治胃火上炎所致的牙痛、头痛、口疮等,可与地黄、知母、牛膝等配伍,如玉女煎。

4.溃疡不敛、湿疹、水火烫伤、外伤出血 研细末外用,具有清热敛疮及祛腐生肌等功效。

【用法用量】 煎服,15～60 g。内服用生品,入汤剂宜打碎先煎。外用适量,研末外敷。

【使用注意事项】 ①脾胃虚寒、阴虚内热者慎服;②本品大寒,易损伤阳气。

> **知识拓展**
>
> **石膏的化学成分**
>
> 主要成分:石膏是一种矿物,为单斜晶体,呈板状或纤维状,也有细粒块状的,呈淡灰、微红、浅黄或浅蓝色。主要成分是含水硫酸钙($CaSO_4 \cdot 2H_2O$)。其中 CaO 32.5%、SO_3 46.6%、H_2O 20.9%,此外,常含有黏土、砂粒、有机物、硫化物等。
>
> 石膏中尚含有钛、铜、铁、铝、硅、锰、银、镁、钠以及铅、锌、钴、铬、镍等微量元素。
>
> 煅石膏为无水硫酸钙($CaSO_4$)。

知母 Zhimu

《神农本草经》

【来源】 本品为百合科植物知母 *Anemarrhena asphodeloides* Bge. 的干燥根茎。

【处方名】 知母、净知母、毛知母、肥知母、盐知母。

【性味归经】 苦、甘,寒。归肺、胃、肾经。

【功效】 清热泻火,滋阴润燥。

【应用】

1.温热病之高热烦渴 知母能清热泻火,并有滋阴作用,主治肺胃热盛及气分实热烦渴证,常与石膏相须为用,如白虎汤。

2.骨蒸潮热 知母苦寒坚阴,甘以补阴,故亦常用其滋阴降火作用以治阴虚火旺,肝肾阴亏所致的骨蒸潮热,心烦盗汗等证,常与黄柏相须为用,并配伍养阴药以加强疗效,如知柏地黄丸。

【用法用量】 煎服,6～12 g。清泻实火生用,清下焦虚热盐炒。

【使用注意事项】 脾虚便溏者慎服。

天花粉 Tianhuafen

《神农本草经》

【来源】 本品为葫芦科植物栝楼 *Trichosanthes kirilowii* Maxim. 或双边栝楼 *Trichosanthes rosthornii* Harms 的干燥根。

【处方名】 天花粉、花粉。

【性味归经】 甘、微苦,微寒。归肺、胃经。

【功效】 清热泻火,生津止渴,消肿排脓。

【应用】

1. 热病烦渴,内热消渴 天花粉苦寒清热,甘可生津,可用于热邪伤津,口干舌燥,烦渴等。常与麦冬、知母、五味子等配伍,如沙参麦冬汤。

2. 肺热燥咳 天花粉清热生津,能润肺燥,治疗肺热燥咳,痰稠不爽,可配伍贝母、桑白皮等。

3. 痈肿疮疡 天花粉清热消肿排脓,治疗痈肿疮疡,常与金银花、浙贝母、皂角刺等解毒消肿排脓药同用,如仙方活命饮。

【用法用量】 煎服,10～15 g。清泻实火生用,清下焦虚热盐炒。

【使用注意事项】 脾虚便溏者慎服。

栀子 Zhizi

《神农本草经》

【来源】 本品为茜草科植物栀子 *Gardenia jasminoides* Ellis 的干燥成熟果实。

【处方名】 栀子、炒栀子、焦栀子、栀子炭。

【性味归经】 苦,寒。归心、肺、三焦经。

【功效】 泻火除烦,清热利尿,凉血解毒;外用消肿止痛。

【应用】

1. 热病心烦、不眠 栀子能清三焦之火热而除烦,栀子配伍柴胡、白芍、牡丹皮等治肝郁烦热;栀子配伍淡豆豉,宣泄郁热,解郁除烦,治热蕴胸膈,心烦不眠。

2. 黄疸 栀子善清热利湿,使邪火下行,是治疗湿热黄疸及热淋小便短赤的常用药。常与茵陈、大黄、黄柏等配伍治黄疸,如茵陈蒿汤。与清热利尿药合用治热淋,如八正散。

3. 血热吐血证,火毒疮疡 栀子清热凉血以止血,可用于治血热妄行的出血,常与小蓟、白茅根、黄芩等同用。

【用法用量】 煎服,6～10 g。外用生品适量,研末调敷。

【使用注意事项】 脾虚便溏者慎服。

夏枯草 Xiakucao

《神农本草经》

【来源】 本品为唇形科植物夏枯草 *Prunella vulgaris* L. 的干燥果穗。

【处方名】 夏枯草。

【性味归经】 辛、苦,寒。归肝、胆经。

【功效】 清肝泻火,明目,散结消肿。

【应用】

1. 肝火上炎之目赤肿痛、头痛、眩晕 夏枯草味辛能散,苦寒泄热,善宣泄肝胆之郁火,治疗目赤肿痛、头痛、眩晕。可与石决明、决明子、菊花等同用。

2.瘰疬、瘿瘤、乳痈肿痛 借其清痰火,散郁结,畅气机之作用,治痰火蕴结,肝胆气郁所致的瘰疬及痈肿等证。

【用法用量】 煎服,9～15 g。或熬膏服用。

【使用注意事项】 脾虚便溏者慎服。

其他清热泻火药见表6-1。

表 6-1 其他清热泻火药

药 名	性味归经	功 效	主 治	用 量
芦根	甘,寒。归肺、胃经	清热泻火,生津止渴,除烦,止呕,利尿	热病烦渴,肺热咳嗽,肺痈脓血,胃热呕吐,热淋涩痛	15～30 g
决明子	甘、苦、咸,微寒。归肝、大肠经	清肝明目,润肠通便	目赤涩痛,羞明多泪,头痛眩晕,目暗不明,大便秘结	9～15 g
密蒙花	甘,微寒。归肝经	清热泻火,养肝明目,退翳	目赤肿痛,多泪羞明,目生翳膜,肝虚目暗,视物昏花	3～9 g
谷精草	辛、甘,平。归肝、肺经	疏散风热,明目退翳	风热目赤,肿痛羞明,生翳膜,风热头痛	5～10 g
青葙子	苦,微寒。归肝经	清肝泻火,明目退翳	肝热目赤,目生翳膜,视物昏花,肝火眩晕	9～15 g
淡竹叶	甘、淡,寒。归心、胃、小肠经	清热泻火,除烦止渴,利尿通淋	热病烦渴,小便短赤涩痛,口舌生疮	6～10 g

第二节 清热燥湿药

黄芩 Huangqin

《神农本草经》

【来源】 本品为唇形科植物黄芩 *Scutellaria baicalensis* Georgi 的干燥根。

【处方名】 黄芩、枯黄芩、片黄芩、子黄芩、炒黄芩、酒黄芩、黄芩炭。

【性味归经】 苦,寒。归肺、胆、脾、大肠、小肠经。

【功效】 清热燥湿,泻火解毒,止血,安胎。

【应用】

1.湿热病证 本品善于治疗上焦湿热。①湿温病,发热汗出,胸闷苔腻,常配伍滑石、通草、豆蔻等药,如黄芩滑石汤;②肝胆湿热黄疸,常与茵陈、大黄等同用,以增强清肝利胆之功;③肠胃实热泻痢,常配伍黄连、白芍等,如黄芩汤及葛根芩连汤。

2.肺热咳嗽 黄芩善清肺经热邪,可配伍瓜蒌、桑白皮、苦杏仁等,如清气化痰丸。

3.痈肿疮毒 黄芩泻火解毒,可用于外疡内痈,与清热解毒药连翘、蒲公英等合用。

4.各种出血证 黄芩清热止血,单用有效,亦可与清热凉血止血药白茅根、侧柏叶、槐花等配伍。

5.胎动不安 黄芩清热,用于热扰胎元之胎动不安,与白术、当归等同用,如当归散。

【用法用量】 煎服,3～10 g;或入丸、散。外用适量。清热解毒多用生黄芩,安胎炒制用,清肺热多用酒黄芩,清肠热常用生黄芩或子芩,止血多炒炭用。

【使用注意事项】 ①本品苦寒易伤阳,脾胃虚寒者忌用;②本品苦燥伤阴,阴虚者慎服。

黄连 Huanglian

《神农本草经》

【来源】 本品为毛茛科植物黄连 *Coptis chinensis* Franch. 或三角叶黄连 *Coptis deltoidea* C. Y. Cheng et Hsiao 或云连 *Coptis teeta* Wall. 的干燥根茎。

【处方名】 黄连、川连、味连、雅连、云连、鸡爪连、酒黄连、姜黄连、萸黄连。

【性味归经】 苦,寒。归心、脾、胃、肝、胆、大肠经。

【功效】 清热燥湿,泻火解毒。

【应用】

1. 湿热病证 黄连大苦大寒而质燥,清热燥湿,善于治疗中焦湿热病证。①脾胃湿热痞满、吐泻,可与半夏、干姜等配伍,如半夏泻心汤;②大肠湿热泻痢,可与黄柏、秦皮、白头翁等合用,如白头翁汤。

2. 多种火热毒证 黄连是泻火解毒的要药。①胃火牙痛,常与地黄、升麻、白芷配伍,如清胃散;②心火炽盛,心烦不眠,常配伍朱砂、生地黄等,如朱砂安神丸;③热毒炽盛痈肿疮毒,配伍黄芩、大黄、连翘等,如黄连解毒汤;④高热神昏,常配伍栀子、黄芩等,如黄连解毒汤;⑤热盛迫血妄行之吐血、便血,配伍黄芩、大黄凉血止血,如泻心汤。

【用法用量】 煎服,2~5 g;或入丸、散。外用适量。生黄连长于泻火解毒燥湿,清心火等;酒炒后引药上行,并可缓和苦寒之性;姜汁及吴茱萸炒,可缓和其苦寒伤胃之性,并增强降逆止呕的作用。

【使用注意事项】 本品苦寒清燥之性强,易伤阳损阴,凡寒证、阳虚、阴虚及脾胃虚寒者均当慎用。亦不可久服。

黄柏 Huangbo

《神农本草经》

【来源】 本品为芸香科植物黄皮树 *Phellodendron chinense* Schneid. 除去栓皮的干燥树皮。可称"川黄柏"。

【处方名】 黄柏、川黄柏、关黄柏、盐黄柏。

【性味归经】 苦,寒。归肾、膀胱经。

【功效】 清热燥湿,泻火除蒸,解毒疗疮。

【应用】

1. 下焦湿热诸证 黄柏苦寒而燥,性主沉降,清热燥湿,尤长于治下焦湿热证。①下焦湿热泻痢,常配伍黄连、秦皮、白头翁等,如白头翁汤;②湿热带下,可配伍车前子等,如易黄汤;③肝胆湿热黄疸,可配伍栀子、茵陈,如栀子柏皮汤。

2. 疮疡肿毒 可配伍黄连、连翘等清热解毒药,如黄连解毒汤。

3. 阴虚发热、骨蒸盗汗、遗精 多与知母、地黄、龟甲胶等滋阴补肾药同用,如大补阴丸。

【用法用量】 煎服,3~12 g。外用适量。生用泻实火、清热毒,盐水炒泻肾火、清虚热,炒炭止血。

【使用注意事项】 脾胃虚寒者慎服。

龙胆 Longdan

《神农本草经》

【来源】 本品为龙胆科植物条叶龙胆 *Gentiana manshurica* Kitag.、龙胆 *Gentiana scabra* Bge.、三花龙胆 *Gentiana triflora* Pall. 或坚龙胆 *Gentiana rigescens* Franch. 的干燥根及根茎。

【处方名】 龙胆、龙胆草、坚龙胆、关龙胆。

【性味归经】 苦,寒。归肝、胆经。

【功效】 清热燥湿,泻肝胆火。

【应用】

1.多种下焦湿热证 本品苦寒质燥,能清热泻火燥湿,善清下焦湿热。①肝胆湿热黄疸,配伍茵陈、栀子;②湿热下注,阴肿阴痒、带下,可配伍苦参、黄柏、车前子等。

2.肝火上炎胁痛、目赤 本品清泻肝火之力甚强,常配伍柴胡、黄芩、木通等,如龙胆泻肝汤。

3.肝经热盛,动风惊厥 本品亦可泻肝定惊,常配伍钩藤、牛黄、黄连等,以清肝息风,如凉惊丸。

【用法用量】 煎服,3～6 g;或入丸、散。外用适量。

【使用注意事项】 脾胃虚寒、阴虚津伤者慎用。

苦参 Kushen

《神农本草经》

【来源】 本品为豆科植物苦参 *Sophora flavescens* Ait. 的干燥根。

【处方名】 苦参。

【性味归经】 苦,寒。归心、肝、胃、大肠、膀胱经。

【功效】 清热燥湿,杀虫,利尿。

【应用】

1.多种下焦湿热证 本品善清下焦湿热。①下焦湿热黄疸,常配伍栀子、黄柏、龙胆等;②大肠湿热痢疾,配伍木香,如香参丸;③湿热下注,带下及阴痒,可与黄柏、蛇床子、车前子等同用;④湿热蕴结,小便涩痛,可配伍车前子、蒲公英、石韦等。

2.皮肤瘙痒 本品能祛风杀虫,且善止痒,既可内服,亦可外用,常配伍蝉蜕、荆芥等,如消风散。皮肤生疮,渗出物多,甚至出现脓疮,可与黄柏、蛇床子等配伍,内服或外洗。

【用法用量】 煎服,4.5～9 g,或入丸、散。外用适量。

【使用注意事项】 ①本品不宜与藜芦同用;②虚寒患者慎服;③不宜久服,以免伤阴化燥,损伤肾气。

第三节　清热解毒药

金银花 Jinyinhua

《名医别录》

【来源】 本品为忍冬科植物忍冬 *Lonicera japonica* Thunb. 的干燥花蕾或带初开的花。

【处方名】 金银花、银花、二花、双花。

【性味归经】 甘,寒。归肺、心、胃经。

【功效】 清热解毒,疏散风热。

【应用】

1.外感风热或温病初起 本品性寒兼有疏散之性,清热解毒兼透散表邪,可治外感风热或温病初起。常与荆芥、薄荷、连翘配伍,如银翘散。

2.痈肿疮毒 本品清热解毒,可治外痈或内痈,常与蒲公英、黄芩、野菊花等同用,如五味消毒饮。

3.热毒血痢 本品清热解毒,兼可凉血止痢。可配伍黄连、黄芩、白头翁等。

【用法用量】 煎服,6～15 g;或入丸、散。解表轻用,解毒宜重用。生品长于清热解毒,疏散风热;炒炭凉血止痢;露剂长于清热解暑,清利头目。

【使用注意事项】 脾胃虚寒者忌用。

连翘 Lianqiao

《神农本草经》

【来源】　本品为木犀科植物连翘 *Forsythia suspensa*（Thunb.）Vahl 的干燥果实。

【处方名】　连翘、青翘、老翘、连翘心、带心连翘、去心连翘。

【性味归经】　苦，微寒。归肺、心、小肠经。

【功效】　清热解毒，消肿散结，疏散风热。

【应用】

1. 风热感冒或温病初起　本品虽为果实而质轻扬，清热解毒兼可升浮宣散，使表里气血两清，常与金银花、牛蒡子、菊花、薄荷等配伍，治疗外感风热或温病初起，如银翘散。连翘心还能清心热，治热入心包之高热神昏，可与莲子心等配伍，如清宫汤。

2. 热毒疮疡痈肿　连翘清热解毒，散结，为"疮家圣药"，常用于治疗外疡、内痈，与金银花、野菊花、蒲公英等同用；治瘰疬、痰核，可配伍夏枯草；治喉痹，可配伍山豆根、桔梗、甘草等。

3. 热淋涩痛　本品亦可清热利尿，可治热淋，常配伍木通、车前子等清热利尿药。

【用法用量】　煎服，6～15 g；或入丸、散。

【使用注意事项】　脾胃虚寒者慎用。

蒲公英 Pugongying

《新修本草》

【来源】　本品为菊科植物蒲公英 *Taraxacum mongolicum* Hand.-Mazz.、碱地蒲公英 *Taraxacum borealisinense* Kitam. 或同属数种植物的干燥全草。

【处方名】　蒲公英、黄花地丁、公英。

【性味归经】　苦、甘，寒。归肝、胃经。

【功效】　清热解毒，消肿散结，利尿通淋。

【应用】

1. 痈肿疮毒，乳痈，内痈　本品苦以泄降，甘以解毒，寒能清热，为清热解毒、消痈散结之佳品。主治内外热毒疮痈诸证，兼能通经下乳，是治疗乳痈的良药。用于痈肿疔毒时，常与野菊花、紫花地丁、金银花等药同用，如五味消毒饮。治乳痈可单用鲜品内服或捣敷，亦可以配伍忍冬藤。

2. 湿热黄疸及小便淋沥涩痛　本品清热利湿，配伍茵陈等治湿热黄疸，配伍金钱草、白茅根等治疗小便淋沥涩痛。

【用法用量】　煎服，10～15 g，鲜品用量加倍。外用适量，鲜品捣敷。

【使用注意事项】　若用量过大，可致缓泻。

大青叶 Daqingye

《名医别录》

【来源】　本品为十字花科植物菘蓝 *Isatis indigotica* Fort. 的干燥叶。

【处方名】　大青叶、大青。

【性味归经】　苦，寒。归心、胃经。

【功效】　清热解毒，凉血消斑。

【应用】

1. 外感风热，温病初起　本品苦寒清热而不燥，治疗外感风热或温病初起热邪较重，常配伍金银花、荆芥、牛蒡子等。

2. 温热病气血两燔之高热神昏、发斑　本品清热凉血消斑，可配伍石膏、玄参、地黄等。

3.热毒入血分发斑或热迫血溢出血 可配伍栀子、水牛角等。

【用法用量】 煎服,9～15 g;或入丸、散。外用适量。

【使用注意事项】 脾胃虚寒者忌用。

板蓝根 Banlangen

《新修本草》

【来源】 本品为十字花科植物菘蓝 *Isatis indigodica* Fort. 的干燥根。

【处方名】 板蓝根、蓝靛根、靛根。

【性味归经】 苦,寒。归心、胃经。

【功效】 清热解毒,凉血利咽。

【应用】

1.外感风热或温病初起,发热咽痛 本品以清热解毒利咽见长,可与金银花、连翘、荆芥等同用。

2.温病气血两燔之壮热、发斑,或痈肿疮毒、大头瘟等 本品清热解毒凉血,治疗气血两燔之病证时,可与黄连、黄芩、连翘、玄参等同用,如普济消毒饮。

【用法用量】 煎服,9～15 g。

【使用注意事项】 脾胃虚寒者忌用。

牛黄 Niuhuang

《神农本草经》

【来源】 本品为牛科动物牛 *Bos Taurus domesticus* Gmelin 的干燥胆结石。

【处方名】 牛黄、西黄、犀黄、丑宝、胆黄、管黄。

【性味归经】 甘,凉。归心、肝经。

【功效】 清心,豁痰,开窍,凉肝,息风,解毒。

【应用】

1.热毒郁结诸证 ①咽喉肿痛、溃疡、口舌生疮,常与冰片、珍珠等配伍,如牛黄解毒丸;②痈肿疔毒、乳岩、瘰疬等,可与麝香、乳香、没药等配伍,如犀黄丸。

2.邪热内陷心包,神昏谵语,抽搐 借其清热解毒、息风止痉之功。可配伍麝香、冰片等,如安宫牛黄丸。

3.痰热阻闭心窍,神昏、惊厥 牛黄豁痰开窍,可配伍天竺黄、钩藤等,如牛黄散。

【用法用量】 入丸、散,0.15～0.35 g。外用适量,研末敷患处。

【使用注意事项】 孕妇及非实热证者慎用。

其他清热解毒药见表6-2。

表6-2 其他清热解毒药

药 名	性味归经	功 效	主 治	用 量
鱼腥草	辛、微寒。归肺经	清热解毒,消痈排脓,利尿通淋	肺痈吐脓,痰热喘咳,热淋,痈肿疮毒	15～25 g,不宜久煎
穿心莲	苦,寒。归心、肺、大肠、膀胱经	清热解毒,凉血,消肿	感冒发热,咽喉肿痛,口舌生疮,顿咳劳嗽,泄泻痢疾,热淋涩痛,痈肿疮疡,蛇虫咬伤	6～9 g,外用适量
射干	苦,寒。归肺经	清热解毒,消痰,利咽	热毒痰火郁结,咽喉肿痛,痰涎壅盛,咳嗽气喘	3～10 g
白头翁	苦,寒。归胃、大肠经	清热解毒,凉血止痢	热毒血痢,阴痒带下	9～15 g

续表

药 名	性味归经	功 效	主 治	用 量
青黛	咸,寒。归肝经	清热解毒,凉血消斑,泻火定惊	温毒发斑,血热吐衄,胸痛咳血,口疮,痄腮,喉痹,小儿惊痫	1~3 g
重楼	苦,微寒;有小毒。归肝经	清热解毒,消肿止痛,凉肝定惊	疔疮痈肿,咽喉肿痛,蛇虫咬伤,跌扑伤痛,惊风抽搐	3~9 g
白鲜皮	苦,寒。归脾、胃、膀胱经	清热燥湿,祛风解毒	湿热疮毒,黄水淋漓,湿疹,风疹,疥癣疮癞,风湿热痹,黄疸尿赤	5~10 g
土茯苓	甘、淡,平。归肝、胃经	解毒,除湿,通利关节	梅毒及汞中毒所致的肢体拘挛,筋骨疼痛;湿热淋浊,带下,痈肿,瘰疬,疥癣	16~60 g
山豆根	苦,寒;有毒。归肺、胃经	清热解毒,消肿利咽	火毒蕴结,乳蛾喉痹,咽喉肿痛,齿龈肿痛,口舌生疮	3~6 g
马齿苋	酸,寒。归肝、大肠经	清热解毒,凉血止血,止痢	热毒血痢,痈肿疔疮,湿疹,丹毒,蛇虫咬伤,便血,痔血,崩漏下血	9~15 g,外用适量
大血藤	苦,平。归大肠、肝经	清热解毒,活血,祛风止痛	肠痈腹痛,热毒疮疡,经闭,痛经,跌扑肿痛,风湿痹痛	9~15 g
紫花地丁	苦、辛,寒。归心、肝经	清热解毒,凉血消肿	疔疮肿毒,痈疽发背,丹毒,毒蛇咬伤	15~30 g
秦皮	苦、涩,寒。归肝、胆、大肠经	清热燥湿,收涩止痢,止带,明目	湿热泻痢,赤白带下,目赤肿痛,目生翳膜	6~12 g
金荞麦	微辛、涩,凉。归肺经	清热解毒,排脓祛瘀	肺痈吐脓,肺热喘咳,乳蛾	15~45 g
败酱草	辛、苦,微寒。归胃、大肠、肝经	清热解毒,消痈排脓,祛瘀止痛	热毒痈肿,胸腹疼痛	6~15 g
半边莲	辛,平。归心、小肠、肺经	清热解毒,利尿消肿	痈肿疔疮,蛇虫咬伤,臌胀水肿,湿热黄疸,湿疹湿疮	9~15 g
白花蛇舌草	微苦、甘,寒。归胃、大肠、小肠经	清热解毒,利湿通淋	痈肿疮毒,咽喉肿痛,毒蛇咬伤,热淋涩痛,湿热黄疸	15~60 g
野菊花	苦、辛,微寒。归肝、心经	清热解毒,泻火平肝	疔疮痈肿,目赤肿痛,头痛眩晕	9~15 g
地锦草	辛,平。归肝、大肠经	清热解毒,凉血止血,利湿退黄	痢疾,泄泻,咯血,尿血,便血,崩漏,疮疖痈肿,湿热黄疸	9~20 g
鸦胆子	苦,寒;有小毒。归大肠、肝经	清热解毒,截疟,止痢;外用腐蚀赘疣	痢疾,疟疾;外治赘疣,鸡眼	0.5~2 g
马勃	辛,平。归肺经	清肺利咽,止血	风热郁肺咽痛,音哑,咳嗽;外治鼻衄,创伤出血	2~6 g
木蝴蝶	苦、甘,凉。归肺、肝、胃经	清肺利咽,疏肝和胃	肺热咳嗽,喉痹,音哑,肝胃气痛	1.5~3 g

第四节 清热凉血药

地黄 Dihuang

《神农本草经》

【来源】 本品为玄参科植物地黄 *Rehmannia glutinosa* Libosch. 的新鲜或干燥块根。

【处方名】 地黄、生地黄、生地、干地黄。

【性味归经】 甘,寒。归心、肝、肾经。

【功效】 清热凉血,养阴生津。

【应用】

1. 热入营血,身热夜甚诸证 本品性寒质润,凉血养阴,治疗热入营血证时可与玄参、麦冬等配伍,如清营汤。

2. 热迫血溢证 本品凉血以止血,可与犀角(代之以水牛角)、牡丹皮、赤芍等同用,如犀角地黄汤。

3. 内热津亏消渴 配伍知母、葛根、天花粉等。

4. 阴虚潮热 可与知母、青蒿、鳖甲等滋阴清热药同用,如青蒿鳖甲汤。

【用法用量】 煎服,10～15 g;或入丸剂。

【使用注意事项】 脾虚有湿及腹满便溏者忌用。

玄参 Xuanshen

《神农本草经》

【来源】 本品为玄参科植物玄参 *Scrophularia ningpoensis* Hemsl. 的干燥根。

【处方名】 玄参、元参、乌参、黑玄参。

【性味归经】 甘、苦、咸,微寒。归肺、胃、肾经。

【功效】 清热凉血,滋阴降火,解毒散结。

【应用】

1. 温热病热入营血、身热夜甚诸证 常与地黄、连翘等配伍,如清营汤。

2. 血热发斑 可与升麻等同用,如化斑汤。

3. 咽喉肿痛、痈肿疮毒、瘰疬 本品解毒散结,治疗咽喉肿痛,可配伍薄荷、连翘等,如普济消毒饮。治疗痰火互结之瘰疬痰核,可配伍浙贝母、牡蛎等,如消瘰丸。治疗痈肿疮毒,可配伍金银花、连翘等,如四妙勇安汤。

【用法用量】 煎服,9～15 g;或入丸、散。

【使用注意事项】 ①本品不宜与藜芦同用;②脾虚便溏、素体虚寒者慎用。

牡丹皮 Mudanpi

《神农本草经》

【来源】 本品为毛茛科植物牡丹 *Paeonia suffruticosa* Andr. 的干燥根皮。

【处方名】 牡丹皮、丹皮、粉丹皮、凤丹皮、刮丹皮。

【性味归经】 苦、辛,微寒。归心、肝、肾经。

【功效】 清热凉血,活血化瘀。

【应用】

1. 温热病入血发斑、血热吐衄 本品善清血中伏热,凉血止血。常与赤芍、地黄等同用,如犀角地黄汤。

2. 妇女月经先期,经前发热 常与白芍、黄芩、柴胡等配伍,如宣郁通经汤。

3. 阴虚夜热早凉,无汗骨蒸 常与知母、地黄、鳖甲等配伍,如青蒿鳖甲汤。

4. 闭经,痛经,癥积 本品味辛,凉血而散瘀,尤适合瘀而有热者,与桃仁、赤芍、桂枝等配伍,如桂枝茯苓丸。

5. 痈肿疮毒 治疗疮毒,可配伍金银花、连翘、蒲公英等;治疗肠痈初起,常与大黄、桃仁、冬瓜仁等同用,如大黄牡丹汤。

6. 跌打损伤,瘀滞肿痛 可与活血化瘀药三七、乳香、没药等同用。

【用法用量】 煎服,6～12 g;或入丸、散。生用长于清热凉血,酒炒长于活血散瘀,炒炭多用于止血。

【使用注意事项】 血虚有寒者、孕妇及月经过多者不宜用。

赤芍 Chishao

《神农本草经》

【来源】 本品为毛茛科植物芍药 *Paeonia lactiflora* Pall. 或川赤芍 *Paeonia veitchii* Lynch 的干燥根。

【处方名】 赤芍、赤芍药、川芍药、芍药。

【性味归经】 苦,微寒。归肝经。

【功效】 清热凉血,散瘀止痛。

【应用】

1. 血热发斑、吐衄 本品清肝凉血,治温热病发斑可配伍紫草、蝉蜕等;治疗血热妄行吐衄,常配伍牡丹皮、地黄等,如犀角地黄汤。

2. 闭经、痛经 本品祛瘀止痛,因血瘀而闭经、痛经者,可配伍当归、川芎、红花等。

3. 跌打损伤 本品行滞消肿,可配伍乳香、桃仁、红花、三七等。

4. 痈肿疮疡、肝热目赤 外痈或内痈初起者,可配伍金银花、连翘,如仙方活命饮;治疗肝热目赤时,常与菊花、木贼、夏枯草等同用。

【用法用量】 煎服,6～12 g;或入丸、散。

【使用注意事项】 本品不宜与藜芦同用。

其他清热凉血药见表 6-3。

表 6-3 其他清热凉血药

药　名	性味归经	功　效	主　治	用　量
紫草	甘、咸,寒。归心、肝经	清热凉血,活血解毒,透疹消斑	血热毒盛,斑疹紫黑,麻疹不透,疮疡,湿疹,水火烫伤	5～10 g,外用适量
水牛角	苦,寒。归心、肝经	清热凉血,解毒,定惊	温病高热,神昏谵语,发斑发疹,吐血衄血,惊风,癫狂	15～30 g

第五节 清虚热药

青蒿 Qinghao

《神农本草经》

【来源】 本品为菊科植物黄花蒿 *Artemisia annua* L. 的干燥地上部分。

【处方名】 青蒿、香青蒿、青蒿梗、黄花蒿、草蒿。

【性味归经】 苦、辛，寒。归肝、胆经。

【功效】 清虚热，除骨蒸，解暑热，截疟，退黄。

【应用】

1. 阴虚发热 本品长于清透阴分伏热，治疗阴虚之夜热早凉，骨蒸劳热，五心烦热。常与鳖甲、知母、秦艽等同用，如清骨散。

2. 疟疾，解暑 本品是治疗疟疾的良药，又兼有清暑热作用，常用于疟疾兼感暑邪者。用于截疟时可单用青蒿鲜品，加水捣汁服用。若兼有暑湿恶心、呕吐、胸闷，寒轻热重者，可配伍黄芩、半夏等，如蒿芩清胆汤。

【用法用量】 6～12 g，后下。

【使用注意事项】 脾胃虚寒泄泻者慎用。

地骨皮 Digupi

《神农本草经》

【来源】 本品为茄科植物枸杞 *Lycium chinense* Mill. 或宁夏枸杞 *Lycium barbarum* L. 的干燥根皮。

【处方名】 地骨皮、地骨。

【性味归经】 甘，寒。归肺、肝、肾经。

【功效】 凉血除蒸，清肺降火。

【应用】

1. 阴虚骨蒸，潮热盗汗 本品甘寒清润，凉血退蒸，泻肾火，去伏热，而善清虚热。常与知母、鳖甲、秦艽等药配伍，如地骨皮散。也可用于治疗小儿疳积发热。

2. 血热妄行之吐血、衄血 可与白茅根、侧柏叶、茜草等清热凉血止血药配伍。

3. 消渴 本品泄热邪而治烦渴，常与地黄、天花粉、麦冬等养阴生津药同用。

4. 肺热咳喘 本品清肺热以治疗咳喘，常与桑白皮、甘草配伍，如泻白散。

【用法用量】 煎服，9～15 g。外用适量。

【使用注意事项】 ①虚寒患者慎服；②本品可引邪入里，咳喘有表邪者慎服。

其他清虚热药见表 6-4。

表 6-4 其他清虚热药

药 名	性 味 归 经	功 效	主 治	用 量
白薇	苦、咸，寒。归胃、肝、肾经	清热凉血，利尿通淋，解毒疗疮	温邪伤营发热，阴虚发热，骨蒸劳热，产后血虚发热，热淋、血淋，痈疽肿毒	5～10 g
胡黄连	苦，寒。归肝、胃、大肠经	退虚热，除疳热，清湿热	骨蒸潮热，小儿疳热，湿热泻痢，黄疸尿赤，痔疮肿痛	3～10 g

续表

药　名	性味归经	功　　效	主　　治	用　量
银柴胡	甘,微寒。归肝、胃经	清虚热,除疳热	阴虚发热,骨蒸痨热,小儿疳热	3～10 g

→ **章后小结**

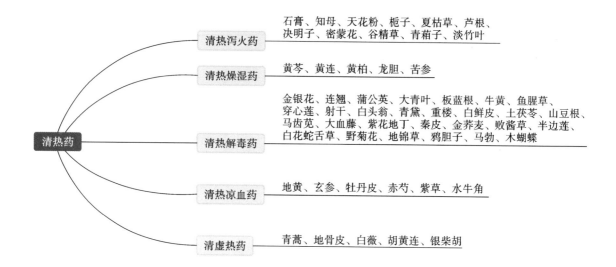

清热药
- 清热泻火药：石膏、知母、天花粉、栀子、夏枯草、芦根、决明子、密蒙花、谷精草、青葙子、淡竹叶
- 清热燥湿药：黄芩、黄连、黄柏、龙胆、苦参
- 清热解毒药：金银花、连翘、蒲公英、大青叶、板蓝根、牛黄、鱼腥草、穿心莲、射干、白头翁、青黛、重楼、白鲜皮、土茯苓、山豆根、马齿苋、大血藤、紫花地丁、秦皮、金荞麦、败酱草、半边莲、白花蛇舌草、野菊花、地锦草、鸦胆子、马勃、木蝴蝶
- 清热凉血药：地黄、玄参、牡丹皮、赤芍、紫草、水牛角
- 清虚热药：青蒿、地骨皮、白薇、胡黄连、银柴胡

→ **目标检测**

目标检测
答案

A 型题(在每小题给出的 A、B、C、D 四个选项中,只有一项是最符合题目要求的)

1. 治疗气分热证,症见壮热、烦渴、脉洪大等最佳的药物是(　　)。
A. 芦根　　　　　B. 天花粉　　　　　C. 栀子　　　　　D. 石膏

2. 能清实热,又可退虚热的药物是(　　)。
A. 石膏　　　　　B. 知母　　　　　C. 黄芩　　　　　D. 苦参

3. 肺热咳嗽者,当选用(　　)。
A. 栀子　　　　　B. 大黄　　　　　C. 黄芩　　　　　D. 黄连

4. 湿热所致的泻痢、呕吐当选用(　　)。
A. 黄芩　　　　　B. 黄连　　　　　C. 黄柏　　　　　D. 大黄

5. 既能清热凉血,又能养阴生津的药物是(　　)。
A. 天花粉　　　　B. 芦根　　　　　C. 地黄　　　　　D. 赤芍

6. 被前人称为"疮家圣药"的药物是(　　)。
A. 紫草　　　　　B. 连翘　　　　　C. 白头翁　　　　D. 蒲公英

7. 善于治疗乳痈的药物是(　　)。
A. 金银花　　　　B. 连翘　　　　　C. 紫花地丁　　　D. 蒲公英

8. 既能截疟,又可退虚热的药物是(　　)。
A. 白薇　　　　　B. 青蒿　　　　　C. 牡丹皮　　　　D. 知母

9. 既善退虚热,又可泻肺火的药物是(　　)。
A. 黄芩　　　　　B. 桑叶　　　　　C. 地骨皮　　　　D. 石膏

10. 能退壮热,又能凉血止血的药物是(　　)。
A. 黄芩　　　　　B. 黄连　　　　　C. 黄柏　　　　　D. 大黄

泻下药

本章 PPT

凡能引起腹泻或滑利大肠,促进排便的药物,称为泻下药。

泻下药主要能通利大便,排出胃肠积滞、水饮及有害物质(毒、瘀、虫等);有的还能清热泻火,使实热积滞之邪通过泻下而清除;或逐水退肿,使水湿停饮随大小便排出,达到祛除水湿停饮、消退水肿的目的。泻下药适用于大便秘结、胃肠积滞、湿热内结、水肿停饮等里实证。

根据作用及适应证的不同,本类药物可分为攻下药、润下药和峻下逐水药三类。其中,攻下药和峻下逐水药泻下作用峻猛,以峻下逐水药为甚,润下药能润滑肠道,作用缓和。

使用泻下药应注意:里实兼有表邪者,应当先解表后攻里,必要时本类药物可与解表药同用,表里双解,以免表邪陷里;里实而正虚者,应与补益药同用,攻补兼施,攻下而不伤正。攻下药、峻下逐水药作用峻猛,易伤正气,久病体弱、年老体虚、脾胃虚弱者当慎用;妇女胎前产后及经期当忌用。

本类药物易伤胃气,应奏效即止,慎勿过剂。应用作用峻猛而有毒性泻下药时,要严格按法度炮制,严控用量,防止发生中毒,确保用药安全。

第一节 攻 下 药

本类药物多苦、寒,其性沉降,主入胃、大肠经。具有较强的泻下作用,既能通便,又能清热泻火,主要适用于实热积滞、燥屎坚结、大便秘结之证。常辅以行气药、清热药以加强泻下清热及消除胀满作用;部分药物配伍温里药,可用于治疗寒积便秘。

攻下药具有清热泻火作用,可用于热病高热神昏、谵语发狂,火热上炎所致的头痛、目赤、咽痛、牙龈肿痛及吐血、衄血等证。上述病证,无论有无便秘,均可应用本类药物苦寒泄降之力,清除实热,导热下行,起到"釜底抽薪"的效果。

根据"六腑以通为用""通则不痛"的理论,以攻下药为主,适当配伍清热解毒药、活血化瘀药等,用于治疗胆道蛔虫症、胆囊炎、胆石症、肠梗阻等多种急腹症。

大黄 Dahuang

《神农本草经》

【来源】　本品为蓼科植物掌叶大黄 *Rheum palmatum* L.、唐古特大黄 *Rheum tanguticum* Maxim. ex Balf. 或药用大黄 *Rheum officinale* Baill. 的干燥根和根茎。

【处方名】　大黄、酒大黄、熟大黄、黑大黄。

【性味归经】　苦,寒。归脾、胃、大肠、肝、心包经。

【功效】　泻下攻积,清热泻火,凉血解毒,逐瘀通经,利湿退黄。

【应用】

1. 胃肠积滞,大便秘结　大黄苦寒沉降,有较强的泻下作用,为治疗积滞便秘之要药,热结便秘者尤为适宜。温热病热结便秘、高热不退,甚至神昏谵语者,可用本品通腑泄热,常与芒硝、枳实、厚朴同用,增强泻下作用,如大承气汤;里实热结而兼气血虚者,可与当归、党参等补益气血药同用,如黄龙汤;热结兼阴虚津亏者,可与麦冬、玄参、地黄等养阴生津药同用,如增液承气汤;脾阳不足、冷积便秘者,可与附子、干姜等温里药同用,如温脾汤;热痢初起,胃肠实热积滞不化,腹痛里急后重者,常与黄连、木香等同用。

2. 血热妄行之吐血、衄血及火邪上炎所致的目赤、咽喉肿痛、牙龈肿痛等证　本品苦寒沉降,可使上炎之火下泻,同时有清热泻火、凉血止血的功效。临床上常与黄连、黄芩等泻火药同用,如泻心汤。

3. 热毒疮疡及烧烫伤　本品内服能清热解毒,并借其通便作用,使热毒下泄。治背疽初起、便秘脉实者,常与白芷同用,如双解贵金丸;治肠痈腹痛者,常与牡丹皮、桃仁、芒硝等同用,如大黄牡丹皮汤。本品外用能清热消肿,治热毒痈肿疔疮,可研末,用蜜水调敷;与枯矾研末涂口腔,可治口疮;治烧烫伤时可单用大黄粉,或配伍地榆粉,用麻油调敷。

4. 瘀血证　大黄能活血祛瘀,为治疗瘀血证的常用药物。治妇女产后瘀阻腹痛、恶露不下,常与桃仁、土鳖虫等同用,如下瘀血汤;治妇女瘀血经闭,常与红花、当归等同用;治跌打损伤、瘀血肿痛,常与红花、桃仁等同用,如复元活血汤。

此外,本品苦寒沉降,配伍清泄湿热药,亦适用于黄疸、淋病等湿热证。治黄疸时,常与茵陈、栀子同用,如茵陈蒿汤;治淋证时,常与木通、栀子、车前子等同用,如八正散。

【用法用量】　3~15 g;用于泻下证时不宜久煎。外用适量,研末敷于患处。

【使用注意事项】　本品苦寒,易伤胃气,脾胃虚弱者慎用;其性沉降,善活血祛瘀,孕妇及妇女月经期、哺乳期慎用。

知识拓展

大黄的现代研究

　　大黄主含蒽醌衍生物,大部分为结合态,如大黄酸-8-葡萄糖苷、芦荟大黄素葡萄糖苷、大黄酚葡萄糖苷、大黄素甲醚葡萄糖苷等,一部分为游离状态,如大黄酸、芦荟大黄素、大黄酚、大黄素、大黄素甲醚;又含有大黄鞣质、脂肪酸、草酸钙等。

　　大黄泻下有效成分主要是番泻苷,主要作用于大肠,能增强肠蠕动,促进排便;大黄有抗感染作用,对多种革兰阳性菌和革兰阴性菌有抑制作用,如葡萄球菌、链球菌、白喉杆菌、伤寒菌、痢疾杆菌等;对流感病毒亦有抑制作用;还有止血、降压等作用。

芒硝 Mangxiao

《名医别录》

【来源】　本品为硫酸盐类矿物芒硝族芒硝,经加工精制而成的结晶体。主含含水硫酸钠($Na_2SO_4 \cdot 10H_2O$)。

【处方名】 芒硝、朴硝、皮硝、硝石、牙硝。

【性味归经】 咸、苦,寒。归胃、大肠经。

【功效】 泻下通便,润燥软坚,清火消肿。

【应用】

1. 实热积滞,大便燥结 芒硝咸苦寒,其性降泄,有较强的泻下通便、润燥软坚、荡涤胃肠作用。常与大黄相须为用,以增强泻下热结的作用,如大承气汤、调胃承气汤。

2. 咽痛、口疮、目赤及痈疮肿痛 芒硝外用有清热消肿作用。治咽痛、口舌生疮时,可与硼砂、冰片、朱砂同用,如冰硼散,或以芒硝置西瓜中制成西瓜霜外用,治疗咽喉病;治目赤肿痛时,可用芒硝置豆腐上化水或用玄明粉配制成眼药水,外用滴眼,洗疮口;治乳痈初起时,可用芒硝化水或用纱布包裹外敷,以消肿块;治肠痈初起时,可与大黄、大蒜同用,捣烂外敷;治痔疮肿痛时,可单用芒硝煎汤外洗。

【用法用量】 6～12 g,一般不入煎剂,待汤剂煎得后,溶入汤液中服用。外用适量。

【使用注意事项】 孕妇慎用。不宜与硫黄、三棱同用。

番泻叶 Fanxieye

《饮片新参》

【来源】 本品为豆科植物狭叶番泻 *Cassia angustifolia* Vahl 或尖叶番泻 *Cassia acutifolia* Delile 的干燥小叶。

【处方名】 泻叶、番泻叶。

【性味归经】 甘、苦,寒。归大肠经。

【功效】 泻热行滞,通便,利水。

【应用】

1. 便秘 本品苦寒降泻,既能泻下导滞,又能清导实热,适用于热结便秘。大多单味泡服,小剂量可起缓下作用,大剂量则峻下;热结积滞,便秘腹痛者,可与枳实、厚朴等同用,以增强泻下导滞作用。

2. 水肿胀满 本品能泻下行水消胀,可用于腹水肿胀之证。单味泡服,或与牵牛子、大腹皮同用,以增强泻下行水之效。

【用法用量】 2～6 g,后下,或开水泡服。

【使用注意事项】 妇女哺乳期、月经期及孕妇慎用。剂量过大时,有致恶心、呕吐、腹痛等副作用。

芦荟 Luhui

《药性论》

【来源】 本品为百合科植物库拉索芦荟 *Aloe barbadensis* Miller、好望角芦荟 *Aloe ferox* Miller 或其他同属近缘植物叶的汁液浓缩干燥物。

【处方名】 芦荟、老芦荟、新芦荟。

【性味归经】 苦,寒。归肝、胃、大肠经。

【功效】 泻下通便,清肝泻火,杀虫疗疳。

【应用】

1. 热结便秘 本品苦寒降泄,既能泻下通便,又能清肝火,除烦热。用于治热结便秘,兼有肝火偏盛、烦躁失眠者,常与朱砂同用,以收泻下通便、泻火安神之效,如更衣丸。

2. 肝经实火证 本品有较好的清肝火作用,适用于肝经实热而大便燥结、头痛面赤、眩晕耳鸣、烦躁易怒,甚则抽搐者,常与龙胆、栀子、青黛等药同用,如当归龙荟丸。

3. 小儿疳积 本品既能泻下、清肝,又能杀虫疗疳,亦治虫积腹痛、面黄身瘦、腹大青筋暴露、烦躁便秘等症,常与使君子、党参等消积杀虫、健脾药同用,如肥儿丸。

此外,用于治疗癣疮、皮肤瘙痒之证时,常与白鲜皮、苦参、青蒿等同煎外洗。治龋齿时,以本品研末敷于局部。

【用法用量】 2～5 g,宜入丸、散。外用适量,研末敷患处。

【使用注意事项】 孕妇慎服。

第二节 润 下 药

火麻仁 Huomaren

《神农本草经》

【来源】 本品为桑科植物大麻 *Cannabis sativa* L. 的干燥成熟果实。

【处方名】 火麻仁、麻子仁、麻仁、生麻仁、炒麻仁。

【性味归经】 甘,平。归脾、胃、大肠经。

【功效】 润肠通便。

【应用】 用于肠燥便秘。本品甘平,质润多脂,能润肠通便,且兼有滋养补虚作用。适用于老人、产妇及体虚津枯肠燥便秘者。通常多与其他润肠通便药同用,与大黄、厚朴等配伍,可以加强通便之效,如麻子仁丸。

【用法用量】 煎服,10～15 g,打碎入煎。外用,熬油、煮汁或研末涂。

【使用注意事项】 本品甘平无毒,超大量食入者可引起中毒,表现为恶心、呕吐、腹泻、昏迷、抽搐、四肢麻木、精神错乱、瞳孔散大等。

郁李仁 Yuliren

《神农本草经》

【来源】 本品为蔷薇科植物欧李 *Prunus humilis* Bge.、郁李 *Prunus japonica* Thunb. 或长柄扁桃 *Prunus pedunculata* Maxim. 的干燥成熟种子。

【处方名】 郁李仁、小李仁、生郁李仁、炒郁李仁、蜜郁李仁等。

【性味归经】 辛、苦、甘,平。归脾、大肠、小肠经。

【功效】 润肠通便,下气利水。

【应用】

1. 肠燥便秘 本品味多辛、苦,质润多脂,润肠通便作用类似火麻仁而较火麻仁强,且润中兼可行大肠之气滞,多用于大肠气滞、肠燥便秘之证。常与柏子仁、苦杏仁、桃仁、松子仁等同用,如五仁丸。

2. 水肿腹满,脚气水肿 本品辛苦甘渗,能利水消肿,可与桑白皮、赤小豆等利水消肿药同用。

【用法用量】 煎服,6～10 g。入丸、散,生用需打碎。

【使用注意事项】 孕妇慎服,大便不实者忌服。

第三节 峻下逐水药

甘遂 Gansui

《神农本草经》

【来源】 本品为大戟科植物甘遂 *Euphorbia kansui* T. N. Liou ex T. P. Wang 的干燥块根。

【处方名】 甘遂、漂甘遂、生甘遂、制甘遂、醋甘遂、煨甘遂等。

【性味归经】 苦,寒;有毒。归肺、肾、大肠经。

【功效】 泻水逐饮,消肿散结。

【应用】

1.水肿胀满,胸腹积水,痰饮积聚等证 甘遂苦寒性降,善行经隧之水湿,泻水逐饮力峻,药后可连续泻下,使潴留水饮排出体外。凡水肿胀满,胸腹积水,痰饮积聚,而正气未衰者,均可用之。可单用研末服,或与牵牛子同用,如《圣济总录》二气汤;或与京大戟、芫花共研为末,枣汤送服,如十枣汤。

2.风痰癫痫 甘遂尚有逐痰涎作用,可用于风痰癫痫之证。以甘遂为末,入猪心煨后,与朱砂末为丸服,如遂心丹。

3.疮痈肿毒 甘遂外用能消肿散结。治疮痈肿毒时,可用甘遂末水调外敷。

【用法用量】 0.5～1.5 g,炮制后多入丸、散用。外用适量,生用。内服醋炙用,以减轻毒性。

【使用注意事项】 虚弱者及孕妇禁用,不宜与甘草同用。

京大戟 Jingdaji

《神农本草经》

【来源】 本品为大戟科植物大戟 *Euphorbia pekinensis* Rupr. 的干燥根。

【处方名】 大戟、京大戟、红大戟、醋大戟、煨大戟。

【性味归经】 苦,寒;有毒。归肺、脾、肾经。

【功效】 泻水逐饮,消肿散结。

【应用】

1.大腹水肿、臌胀、胸胁停饮等证 京大戟泻水逐饮作用类似于甘遂,性亦峻猛。治水肿、臌胀、正气未衰者,用京大戟与大枣同煮,食枣;或与甘遂、芫花等逐水药同用,逐水力更峻;治痰湿水饮停于胸膈而致肋隐痛、痰唾黏稠者,可与甘遂、白芥子同用,以收祛痰逐水之功。

2.痈肿疮毒、瘰疬、痰核等证 京大戟能消肿散结,内服外用均可。治热毒痈肿疮毒时,可鲜用捣烂外敷;治颈项间痈疽时,与当归、白术、生半夏为丸服;治痰火凝聚的瘰疬痰核时,可用京大戟与鸡蛋同煮,食鸡蛋。

【用法用量】 1.5～3 g。入丸、散服,每次1 g;内服醋炙用。外用适量,生用。

【使用注意事项】 虚弱者及孕妇禁用,不宜与甘草同用。

牵牛子 Qianniuzi

《名医别录》

【来源】 本品为旋花科植物裂叶牵牛 *Pharbitis nil*(L.)Choisy 或圆叶牵牛 *Pharbitis purpurea*(L.)Voigt 的干燥成熟种子。

【处方名】 牵牛子、二丑、黑丑、白丑、炒二丑、炒黑白丑。

【性味归经】 苦,寒;有毒。归肺、肾、大肠经。

【功效】 泻水通便,消痰涤饮,杀虫攻积。

【应用】

1.水饮停蓄、水肿腹胀 牵牛子苦寒,其性降泄,能通利二便以排泄水湿,其逐水作用较甘遂、京大戟稍缓,但仍属有毒峻下之品,以治疗正气未衰水湿实证为宜。治水肿腹胀、二便不利者,可单用研末服之,或与小茴香共为末,姜汁送服;病情较重者,可与甘遂、京大戟等同用,如舟车丸。

2.痰饮喘咳 牵牛子又能泻肺气,逐痰饮。治肺气壅滞,痰饮喘咳,面目水肿者,常与葶苈子、苦杏仁、橘皮等同用,如牵牛子散。

3. 虫积腹痛 牵牛子能杀虫攻积,并可借其泻下通便作用排出虫体。可治疗蛔虫、绦虫等多种寄生虫病,可与槟榔、使君子同用,研末送服,以增强杀虫攻积之功。

【用法用量】 煎服,3～6 g。入丸、散服,每次 1.5～3 g。牵牛子炒后药性减缓。

【使用注意事项】 孕妇禁用,不宜与巴豆、巴豆霜同用。

芫花 Yuanhua

《神农本草经》

【来源】 本品为瑞香科植物芫花 *Daphne genkwa* SieB. et Zucc. 的干燥花蕾。

【处方名】 芫花、醋芫花。

【性味归经】 苦、辛,温;有毒。归肺、脾、肾经。

【功效】 泻水逐饮;外用杀虫疗疮。

【应用】

1. 胸胁停饮、大腹水肿、臌胀等证 芫花泻水逐饮作用与甘遂、京大戟相似而力稍逊,且以泻胸胁水饮见长,并能祛痰止咳,适用于胸胁停饮所致的喘咳、胸胁引痛。治心下痞硬及水肿、臌胀等证,常与甘遂、京大戟同用,如十枣汤、舟车丸等。

2. 头疮、白秃、顽癣 芫花外用有杀虫疗疮之功。用于头疮、白秃、顽癣等外科病时,可单用研末,或与雄黄共研为细末,猪脂调膏外涂。

【用法用量】 入汤剂,1.5～3 g。醋芫花研末吞服,一次 0.6～0.9 g,一日 1 次。外用适量。

【使用注意事项】 虚弱者及孕妇禁用,不宜与甘草同用。

巴豆 Badou

《神农本草经》

【来源】 本品为大戟科植物巴豆 *Croton tiglium* L. 的干燥成熟果实。制霜使用。

【处方名】 巴豆、巴豆霜。

【性味归经】 辛,热;有大毒。归胃、大肠经。

【功效】 外用蚀疮。

【应用】

恶疮疥癣,疣痣 本品外用有蚀腐肉、疗疮毒的作用。治痈肿成脓未溃者,常与乳香、没药、木鳖子、蓖麻子同用,外敷患处,以腐蚀皮肤,促进皮肤破溃排脓;治恶疮时,单用本品炸油,以油调雄黄、轻粉末,外涂疮面即可。

【用法用量】 外用适量,研末涂患处,或捣烂以纱布包擦患处。

【使用注意事项】 孕妇禁用,不宜与牵牛子同用。

知识拓展

巴豆霜

　　巴豆霜为巴豆的炮制加工品,是取净巴豆仁,照制霜法制霜,或取仁碾细后,测定脂肪油含量,加适量的淀粉,使脂肪油含量符合规定,混匀,即得。本品为粒度均匀、疏松的淡黄色粉末,显油性。

　　本品有峻下冷积,逐水退肿,豁痰利咽之功;外用有蚀疮之功。用于寒积便秘,乳食停滞,腹水臌胀,二便不通,喉风,喉痹;外治痈肿脓成不溃,疥癣恶疮,疣痣。多入丸、散用,每次 0.1～0.3 g。外用适量。

千金子 Qianjinzi

《开宝本草》

【来源】 本品为大戟科植物续随子 *Euphorbia lathyris* L. 的干燥成熟种子。

【处方名】 千金子、续随子、千金子霜、续随子霜。

【性味归经】 辛,温;有毒。归肝、肾、大肠经。

【功效】 泻下逐水,破血消癥;外用疗癣蚀疣。

【应用】

1. 水肿,臌胀 本品能泻下逐水,功似甘遂、京大戟,其性峻猛。宜用于二便不利之水肿实证。单用有效,如治水气肿胀,或配大黄末,酒水为丸服,或与防己、槟榔、葶苈子、桑白皮等行气利水药同用,以增强逐水消肿之功,如续随子丸。

2. 癥瘕,经闭 本品有破瘀血、消癥瘕、通经脉的作用。治癥瘕痞块者,以本品配轻粉、青黛为末,糯米饭黏合为丸;治瘀滞经闭者,可与当归、红花、川芎等活血调经药同用。

3. 顽癣,赘疣,毒蛇咬伤 本品有攻毒杀虫作用,外用疗癣蚀疣,可用于治疗顽癣、恶疮肿毒、赘疣及毒蛇咬伤等。

【用法用量】 1~2 g,去壳,去油用,多入丸、散。外用适量,捣烂敷患处。

【使用注意事项】 孕妇禁用,以免中毒。

章后小结

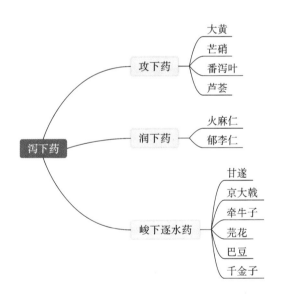

目标检测
答案

目标检测

A 型题(在每小题给出的 A、B、C、D、E 五个选项中,只有一项是最符合题目要求的)

1.大黄炭( )。

A.泻下力强 B.泻下力缓 C.偏活血

D.清上焦热 E.善止血

2.具有泻下软坚、清热功效的药物是( )。

A.大黄 B.芦荟 C.芒硝 D.番泻叶 E.郁李仁

3.治疗肠燥便秘、水肿腹满者,应选用的药物是( )。

A.火麻仁　　　　　B.苦杏仁　　　　　C.桃仁　　　　　D.郁李仁　　　　　E.松子仁

4.牵牛子不宜与何药配伍？（　　）

A.芒硝　　　　　B.巴豆　　　　　C.硫黄　　　　　D.丁香　　　　　E.郁金

5.治大便秘结、多种瘀血证,可选用（　　）

A.大黄　　　　　B.芒硝　　　　　C.郁李仁　　　　　D.巴豆　　　　　E.火麻仁

6.松子仁除润肠通便之功外,还具有的功效是（　　）。

A.利水消肿　　　　　　　B.生津止渴　　　　　　　C.润肺止咳

D.养血安神　　　　　　　E.益气健脾

7.既能泻下,又能软坚的药物是（　　）。

A.大黄　　　　　B.玄参　　　　　C.芒硝　　　　　D.火麻仁　　　　　E.知母

8.火麻仁、郁李仁的共同功效是（　　）。

A.滋养补虚　　　　　　　B.润肠通便　　　　　　　C.行气通便

D.养阴通便　　　　　　　E.利水消肿

9.用开水泡服即能泻下导滞的药是（　　）。

A.火麻仁　　　　　B.大青叶　　　　　C.番泻叶　　　　　D.款冬花　　　　　E.苦杏仁

10.泻下药的主要功效不包括（　　）。

A.清热泻火　　　　　B.通便　　　　　C.攻下积滞　　　　　D.活血化瘀　　　　　E.逐水退肿

11.兼有滋养补虚作用的泻下药是（　　）。

A.巴豆　　　　　B.郁李仁　　　　　C.甘遂　　　　　D.火麻仁　　　　　E.芒硝

12.具有泻下逐水、去积杀虫功效的药物是（　　）。

A.甘遂　　　　　B.芫花　　　　　C.巴豆　　　　　D.牵牛子　　　　　E.番泻叶

13.具有润肠通便作用的药物是（　　）。

A.大黄　　　　　B.芒硝　　　　　C.石膏　　　　　D.荆芥　　　　　E.火麻仁

14.治大腹水肿、胸胁积液,宜选用（　　）。

A.芒硝　　　　　B.巴豆　　　　　C.芫花　　　　　D.火麻仁　　　　　E.芦荟

15.能泻水逐饮、消肿散结的药物是（　　）。

A.大黄　　　　　B.芒硝　　　　　C.甘遂　　　　　D.巴豆　　　　　E.牵牛子

16.以芒硝置于西瓜中制成霜用,其适应证是（　　）。

A.习惯性便秘　　　　　　　B.咽喉肿痛　　　　　　　C.乳痈初起

D.痔疮肿痛　　　　　　　E.肠燥便秘

17.治疗热结便秘的最佳药物是（　　）。

A.芒硝　　　　　B.火麻仁　　　　　C.黄连　　　　　D.地黄　　　　　E.大黄

18.下列除哪项外均为大黄的功效？（　　）

A.泻下攻积　　　　　B.凉血解毒　　　　　C.清热泻火　　　　　D.利尿通淋　　　　　E逐瘀通经

19.要使大黄发挥较强的泻下作用,应（　　）。

A.生大黄先煎　　　　　　　B.生大黄后下　　　　　　　C.大黄炒炭用

D.熟大黄先煎　　　　　　　E.用酒大黄

20.能润肠通便,富含油脂,多用于治疗老人肠燥便秘的药物是（　　）。

A.火麻仁、郁李仁　　　　　　　B.火麻仁、甘遂　　　　　　　C.苦杏仁、当归

D.番泻叶、牵牛子　　　　　　　E.芒硝、柏子仁

本章 PPT

第八章

祛风湿药

凡以祛除风寒湿邪,治疗风湿痹证为主的药物,称为祛风湿药。

本类药物味多辛、苦,性或温或凉,辛能散能行,既可驱散风湿之邪,又能通达经络之闭阻;苦味燥湿,使风湿之邪无所留着。能祛除留着于肌肉、经络、筋骨的风湿之邪,有的还兼有散寒、舒筋、通络、止痛、活血或补肝肾、强筋骨等作用。主要用于风湿痹证之肢体疼痛,关节不利、肿大,筋脉拘挛等症。部分药物还适用于腰膝酸软、下肢痿弱等。

使用祛风湿药时,应根据痹证的类型、邪犯的部位、病程的新久等,选择药物并作适当的配伍。如风邪偏盛的行痹,应选用善祛风的祛风湿药,佐以活血养营之品;湿邪偏盛的着痹,应选用温燥的祛风湿药,佐以健脾渗湿之品;寒邪偏盛的痛痹,当选用温性较强的祛风湿药,佐以通阳温经之品;外邪入里而从热化或郁久化热的热痹,当选用寒凉的祛风湿药,酌情配伍凉血清热解毒药;感邪初期,病邪在表,当配伍散风胜湿的解表药;病邪入里,须与活血通络药同用;若挟有痰浊、瘀血,须与祛痰、散瘀药同用;久病体虚,肝肾不足,抗病能力减弱者,应选用强筋骨的祛风湿药,配伍补肝肾、益气血的药物,扶正以祛邪。

痹证多属慢性疾病,为了服用方便,可制成酒剂或丸散剂。酒还能增强祛风湿药的功效;也可制成外敷剂型,直接用于患处。

辛温性燥的祛风湿药,易伤阴耗血,阴血亏虚者应慎用。

独活 Duhuo

《神农本草经》

【来源】 本品为伞形科植物重齿毛当归 *Angelica pubescens* Maxim. f. *biserrate* Shan et Yuan 的干燥根。

【处方名】 独活、大活、川独活。

【性味归经】 辛、苦,微温。归肾、膀胱经。

【功效】 祛风除湿,通痹止痛。

【应用】

1. 风寒湿痹,腰膝疼痛 本品辛散苦燥,气香温通,功善祛风湿,止痹痛,为治风湿痹痛主药,凡风寒湿邪所致之痹证,无论新久,均可应用。因其主入肾经,性善下行,"宣肾经之寒湿",故尤以下半身风寒湿痹为宜。①治风寒湿痹,肌肉、腰背、手足疼痛时,可与当归、白术、牛膝等同用;②若痹证日久正虚,腰膝酸软,关节屈伸不利,可与桑寄生、杜仲、人参等配伍,如独活寄生汤。

2. 风寒夹湿头痛 本品辛散苦燥温通,能发散风寒湿邪而解表,治外感风寒夹湿所致的头痛头重,一身尽痛,多配伍羌活、藁本、防风等,如羌活胜湿汤。

3. 少阴伏风头痛 本品善入肾经而搜伏风,可治风扰肾经,伏而不出之少阴头痛,可与细辛、川芎等配伍,如独活细辛汤。

【用法用量】 煎服,3~10 g。

【使用注意事项】 气血亏虚者慎用。

知识拓展

独活与羌活的异同

羌活与独活均能祛风湿,止痛,解表,用于治疗风寒湿痹,风寒挟湿表证,头痛。但羌活性较燥烈,发散力强,常用于风寒湿痹,痛在上半身者,治头痛因于风寒者;独活性较缓和,发散力较羌活弱,多用于风寒湿痹在下半身者,治头痛属少阴者。若风寒湿痹,一身尽痛,两者常配伍应用。

威灵仙 Weilingxian

《新修本草》

【来源】 本品为毛茛科植物威灵仙 *Clematis chinensis* Osbeck、棉团铁线莲 *Clematis hexapetala* Pall. 或东北铁线莲 *Clematis manshurica* Rupr. 的干燥根及根茎。

【处方名】 威灵仙、酒威灵仙、灵仙。

【性味归经】 辛、咸,温。归膀胱经。

【功效】 祛风湿,通经络。

【应用】

1. 风湿痹痛 本品辛散温通,性猛善走,既能祛风湿,又能通经络而止痛,为治风湿痹痛要药。凡风湿痹痛,肢体麻木,筋脉拘挛,屈伸不利,无论上下皆可应用,尤适合风邪偏盛,拘挛掣痛,游走不定者。可单用为末服,如威灵仙散。治风寒腰背疼痛时,可与当归、肉桂同用,如神应丸。

2. 骨鲠咽喉 本品味咸,能软坚而消骨鲠,可单用或与砂糖、醋煎后慢慢咽下。或与砂仁、砂糖煎服。

【用法用量】 煎服,6~10 g。消骨鲠可用至30~50 g。

【使用注意事项】 本品辛香走窜,多服易伤正气,体弱及气血虚者慎服。忌饮茶及食面汤。

知识拓展

独活与威灵仙的异同

独活与威灵仙均具有祛风湿、止痛的功效,均能治疗风寒湿痹。但是独活祛风湿和散寒作用较强,不管是风邪偏盛、寒邪偏盛还是湿邪偏盛,都可以使用,还具有解表功效,可治疗风寒夹湿表证,且善入肾经而搜伏风,治少阴头痛。威灵仙祛风寒湿邪作用较弱,兼有消骨鲠作用,治骨鲠咽喉。

徐长卿 Xuchangqing

《神农本草经》

【来源】 本品为萝藦科植物徐长卿 *Cynanchum paniculatum*(Bge.)Kitag. 的干燥根和根茎。

【处方名】 徐长卿。

【性味归经】 辛,温。归肝、胃经。

【功效】 祛风,化湿,止痛,止痒。

【应用】

1. 风湿痹痛 本品味辛性温,具有祛风除湿、通络止痛之功,故常用于风湿痹证、腰膝酸痛等证。①治疗风寒湿痹,关节疼痛,筋脉拘挛者,可与防己、威灵仙、木瓜等配伍;②治疗肝肾亏虚,寒湿痹阻,腰膝酸软疼痛者,可与杜仲、续断、独活等同用。

2. 胃痛胀满,牙痛,腰痛,跌扑伤痛,痛经 本品具有较强的止痛作用,故常用于各种痛证。①治疗寒凝气滞,脘腹疼痛者,可与高良姜、延胡索配伍;②治疗龋齿牙痛者,可与细辛、花椒同用;③治疗气滞血瘀,月经不调,经行腹痛者,可与川芎、当归、香附等配伍;④若治疗跌打伤痛,瘀血内阻者,可与当归、乳香、没药等同用。

3. 风疹,湿疹 本品具有祛风、除湿、止痒之功。治疗风疹湿疹,瘙痒不止者,可单用内服与外洗,亦可与苦参、黄柏、白鲜皮等配伍。

【用法用量】 煎服,3～12 g,后下。

【使用注意事项】 孕妇慎用。

木瓜 Mugua

《名医别录》

【来源】 本品为蔷薇科植物贴梗海棠 *Chaenomeles speciosa*(Sweet)Nakai 的干燥近成熟果实。

【处方名】 木瓜、宣木瓜。

【性味归经】 酸,温。归肝、脾经。

【功效】 舒筋活络,和胃化湿。

【应用】

1. 风湿痹证 本品味酸入肝,益筋和血,善舒筋活络,且能去湿除痹,为治湿痹、筋脉拘挛要药,亦常用于腰膝关节酸重疼痛。①治筋急项强,不可转侧,与乳香、没药、地黄同用,如木瓜煎;②治脚膝疼重,不能远行久立者,与羌活、独活、附子配伍,如木瓜丹。

2. 脚气水肿 本品温通,去湿舒筋,为脚气水肿常用药,多配伍吴茱萸、槟榔、紫苏叶等,治感受风湿、脚气肿痛不可忍者,如鸡鸣散。

3. 吐泻转筋 本品温香入脾,能化湿和胃,湿去则中焦得运,泄泻可止;味酸入肝,舒筋活络而缓挛急。治湿浊中焦之腹痛吐泻转筋,偏寒者,常配伍吴茱萸、小茴香、紫苏叶等,如木瓜汤;偏热者,多配伍蚕沙、薏苡仁、黄连等,如蚕矢汤。

此外,本品尚有消食作用,用于消化不良,并能生津止渴,可治津伤口渴。

【用法用量】 煎服,6～9 g。

【使用注意事项】 胃酸过多者不宜使用。

川乌 Chuanwu

《神农本草经》

【来源】 本品为毛茛科植物乌头 *Aconitum carmichaelii* Debx. 的干燥母根。

【处方名】 川乌、生川乌、制川乌。

【性味归经】 辛、苦,热;有大毒。归心、肝、肾、脾经。

【功效】 祛风除湿,温经止痛。

【应用】

1. 风寒湿痹,关节疼痛 本品辛热升散苦燥,有明显的止痛作用,为治疗风寒湿痹之佳品,尤适合寒邪偏盛者。①治寒湿侵袭,历节疼痛,不可屈伸者,常与麻黄、白芍、甘草等配伍,如乌头汤;②治寒湿瘀血留滞经络,肢体筋脉挛痛,关节屈伸不利,日久不愈者,可与草乌、地龙、乳香等同用,如小活络丹。

2. 心腹冷痛,寒疝作痛 本品散寒止痛之功显著。①治心痛彻背,背痛彻心者,常配伍赤石脂、干姜、花椒等,如乌头赤石脂丸;②治寒疝,绕脐腹痛,手足厥冷者,多与蜂蜜同煎,如大乌头煎。

3. 跌扑伤痛,麻醉止痛 本品具有较强的麻醉止痛作用。①治跌打损伤,骨折瘀肿疼痛者,多与自然铜、乳香、地龙等同用;②配伍天南星、蟾酥等外用,以达局部麻醉之效,如外敷麻药方。

【用法用量】 一般炮制后用。制川乌煎服,1.5～3 g,先煎、久煎。

【使用注意事项】 生品内服宜慎;孕妇禁用;不宜与半夏、瓜蒌、瓜蒌子、瓜蒌皮、天花粉、川贝母、浙贝母、平贝母、伊贝母、湖北贝母、白蔹、白及同用。

蕲蛇 Qishe

《新修本草》

【来源】 本品为蝰科动物五步蛇 *Agkistrodon acutus* (Güenther)的干燥体。

【处方名】 蕲蛇、酒蕲蛇、白花蛇。

【性味归经】 甘、咸,温;有毒。归肝经。

【功效】 祛风,通络,止痉。

【应用】

1. 风湿顽痹,中风半身不遂 本品具走窜之性,性温通络,能内走脏腑,外达肌表而透骨搜风,以祛内外之风邪,为截风要药,又能通经络,凡风湿痹证无不宜之,尤善治病深日久之风湿顽痹,经络不通,麻木拘挛,以及中风口眼㖞斜,半身不遂者,常与防风、羌活、当归等配伍,如白花蛇酒。

2. 小儿惊风,破伤风 本品入肝,既能祛外风,又能息内风,风去则惊搐自定,为治抽搐痉挛常用药。治小儿急慢惊风、破伤风之抽搐痉挛,多与乌梢蛇、蜈蚣同用,如定命散。

3. 麻风,疥癣 本品能外走肌表而祛风止痒,兼以毒攻毒,故风毒之邪壅于肌肤亦常用之。①治麻风,每与大黄、蝉蜕、皂角刺等配伍,如追风散;②治疥癣,可与荆芥、薄荷、天麻同用,如驱风膏。

此外,本品有毒,能以毒攻毒,可治瘰疬、梅毒、恶疮。

【用法用量】 煎服,3～9 g。研末吞服,一次 1～1.5 g,一日 2～3 次。或酒浸、熬膏,入丸、散服。

【使用注意事项】 阴虚内热者忌服。

乌梢蛇 Wushaoshe

《药性论》

【来源】 本品为游蛇科动物乌梢蛇 *Zaocys dhumnades* (Cantor)的干燥体。

【处方名】 乌梢蛇、酒乌梢蛇。

【性味归经】 甘,平。归肝经。

【功效】 祛风,通络,止痉。

【应用】

1. 风湿顽痹,中风半身不遂 本品性善走窜,能搜风邪,透关节,通经络,常用于风湿痹证及中风半身不遂,尤适合风湿顽痹,日久不愈者。①治风痹,手足缓弱,麻木拘挛,不能伸举,常配伍全蝎、天南星、防风等,如乌蛇丸;或制酒饮,以治顽痹瘫痪,挛急疼痛,如乌蛇酒。②治中风,口眼㖞斜,半身不遂,宜配伍通络、活血之品。

2. 小儿惊风,破伤风 本品能入肝祛风以定惊搐。①治小儿急慢惊风,可与麝香、皂荚等同用,如乌蛇散;②治破伤风之抽搐痉挛,多与蕲蛇、蜈蚣配伍,如定命散。

3. 麻风,疥癣 本品善祛风止痒。①治麻风时,配伍白附子、大风子、白芷等,如乌蛇丸;②治干湿癣证时,配伍枳壳、荷叶,如三味乌蛇散。

【用法用量】 煎服,6～12 g;研末,每次 2～3 g;或入丸剂,酒浸服。外用适量。

【使用注意事项】 血虚生风者慎服。

海风藤 Haifengteng

《本草再新》

【来源】 本品为胡椒科植物风藤 *Piper kadsura*(Choisy)Ohwi 的干燥藤茎。

【处方名】 海风藤。

【性味归经】 辛、苦,微温。归肝经。

【功效】 祛风湿,通经络,止痹痛。

【应用】

风寒湿痹,筋脉拘挛,跌打损伤 本品为治疗风寒湿痹、筋脉拘挛的常用药,常与羌活、独活、桂心、当归等配伍,如蠲痹汤。亦可入膏药外用,治疗跌打损伤,瘀肿疼痛,可与三七、土鳖虫、红花等配伍。

【用法用量】 煎服,6～12 g。外用,适量。

青风藤 Qingfengteng

《本草图经》

【来源】 本品为防己科植物青藤 *Sinomenium acutum*(Thunb.)Rehd. et Wils. 和毛青藤 *Sinomenium acutum*(Thunb.)Rehd. et Wils. var. *cinereum* Rehd. et Wils. 的干燥藤茎。

【处方名】 青风藤。

【性味归经】 苦、辛,平。归肝、脾经。

【功效】 祛风湿,通经络,利小便。

【应用】

1. 风湿痹证 本品辛散苦燥,有较强的祛风湿、通经络作用。治风湿痹痛,关节肿胀,或风湿麻木,单用即效;亦常与防己配伍,加酒煮饮,或与大血藤、防风、桂枝等同用;肩臂痛者可配伍姜黄、羌活等;腰膝痛者可配伍独活、牛膝等。

2. 水肿,脚气 本品通经络又能利小便,治上证均可单用。用于水肿,亦可与白术等同用。

【用法用量】 煎服,6～12 g。

【使用注意事项】 脾胃虚寒者慎用。

防己 Fangji

《神农本草经》

【来源】 本品为防己科植物粉防己 *Stephania tetrandra* S.Moore 的干燥根。

【处方名】 防己、汉防己、粉防己。

【性味归经】 苦,寒。归膀胱、肺经。

【功效】 祛风止痛,利水消肿。

【应用】

1. 风湿痹证 本品苦寒降泄,既能祛风除湿止痛,又能清热。对风湿痹证湿热偏盛,肢体酸重,关节红肿疼痛,及湿热身痛者,尤为要药,常与滑石、薏苡仁、蚕沙、栀子等配伍,如宣痹汤。若与麻黄、肉桂、茯苓等同用,亦可用于风寒湿痹,四肢挛急者,如防己饮。

2. 水肿,小便不利,脚气 本品苦寒降利,能清热利水,善走下而泄下焦膀胱湿热,尤适合下肢水肿,小便不利者。①治疗风水脉浮,身重汗出恶风者,常与黄芪、白术、甘草等配伍,如防己黄芪汤;②治一身悉肿,小便短少者,可与茯苓、黄芪、桂枝等同用,如防己茯苓汤;③治湿热腹胀水肿,与椒目、葶苈子、大黄合用,如己椒苈黄丸;④治足胫肿痛、重着、麻木,可与吴茱萸、槟榔、木瓜等同用;⑤治脚气肿痛,则与木瓜、牛膝、桂枝、枳壳煎服。

3. 湿疹疮毒 本品苦以燥湿,寒以清热,治湿疹疮毒时,可与苦参、金银花等配伍。

此外,本品有降血压作用,可用于高血压。

【用法用量】 煎服,5～10 g。

【使用注意事项】 本品苦寒易伤胃气,胃纳不佳及阴虚体弱者慎服。

秦艽 Qinjiao

《新修本草》

【来源】 本品为龙胆科植物秦艽 *Gentiana macrophylla* Pall.、麻花秦艽 *Gentiana straminea* Maxim.、粗茎秦艽 *Gentiana crassicaulis* Duthie ex Burk. 或小秦艽 *Gentiana dahurica* Fisch. 的干燥根。

【处方名】 秦艽、酒秦艽。

【性味归经】 辛、苦,平。归胃、肝、胆经。

【功效】 祛风湿,清湿热,止痹痛,退虚热。

【应用】

1. 风湿痹证 本品辛散苦泄,质偏润而不燥,为风药中之润剂。风湿痹痛,筋脉拘挛,骨节酸痛,无问寒热新久均可配伍应用。①其性偏寒,兼有清热作用,故对热痹尤为适宜,多配伍防己、牡丹皮、络石藤、忍冬藤等;②治风寒湿痹,可配伍天麻、羌活、当归、川芎等,如秦艽天麻汤。

2. 中风不遂 本品既能祛风邪,舒筋络,又善“活血荣筋”,可用于中风半身不遂,口眼㖞斜,四肢拘急,舌强不语等,单用大量水煎服即能奏效。①治中风口眼㖞斜,言语不利,恶风恶寒者,可与升麻、葛根、防风、白芍等配伍,如秦艽升麻汤;②治血虚中风者,可与当归、熟地黄、白芍、川芎等同用,如秦艽汤。

3. 骨蒸潮热,疳积发热 本品能退虚热,除骨蒸,亦为治虚热要药。①治骨蒸日晡潮热,常与青蒿、地骨皮、知母等同用,如秦艽鳖甲散;②治肺痿骨蒸劳嗽,可与人参、鳖甲、柴胡等配伍,如秦艽扶羸汤;③治小儿疳积发热,多与薄荷、炙甘草配伍,如秦艽散。

4. 湿热黄疸 本品苦以降泄,能清肝胆湿热而退黄。单用为末服,亦可与茵陈、栀子、大黄等配伍,如山茵陈丸。

此外,本品尚能治痔疮、肿毒等。

【用法用量】 煎服,3～10 g。

知识拓展

防己与秦艽的异同

秦艽与防己均具有祛风湿、止痹痛功效,治疗风湿痹证,寒热均可。但是秦艽善于退虚热、除黄疸,还可通经络,治中风不遂,骨蒸潮热,疳积发热。防己善于清下焦湿热、利水消肿,用于治疗水肿,小便不利,脚气。

桑枝 Sangzhi

《本草图经》

【来源】 本品为桑科植物桑 *Morus alba* L.的干燥嫩枝。

【处方名】 桑枝、炒桑枝、酒桑枝。

【性味归经】 微苦,平。归肝经。

【功效】 祛风湿,利关节。

【应用】

1.风湿痹病,肩臂、关节酸痛麻木 本品祛风湿,通利关节,尤适合风湿热痹,上肢痹痛者。治风热痹痛,单用煎服。但因本品单用力弱,多随寒热新久之不同,配伍其他药物。①偏寒者,配伍桂枝、威灵仙、徐长卿等;②偏热者,配伍络石藤、忍冬藤、防己等;③偏气血虚者,配伍黄芪、鸡血藤、当归等。

2.水肿、脚气 本品利水消肿,治水肿时,常配伍茯苓皮、大腹皮等药物;治脚气时,多与木瓜、蚕沙等同用。

【用法用量】 煎服,9～15 g。

雷公藤 Leigongteng

《本草纲目拾遗》

【来源】 本品为卫矛科植物雷公藤 *Tripterygium wilfordii* Hook. f.的根或根的木质部。

【处方名】 雷公藤。

【性味归经】 苦、辛,寒;有大毒。归肝、肾经。

【功效】 祛风湿,活血通络,消肿止痛,解毒杀虫。

【应用】

1.风湿顽痹 本品能缓解肢体关节疼痛及拘挛等症状,药力强,为治疗风湿顽痹的要药,尤适合关节红肿热痛、肿胀难消、晨僵、功能受限,甚至关节变形者。可单用内服或外敷,能改善功能活动,减轻疼痛。亦常与威灵仙、独活、防风等同用,并宜配伍黄芪、党参、当归、鸡血藤等补气养血药,以防久服而克伐正气。

2.麻风、顽癣、湿疹、疥疮、皮炎、皮疹 本品除湿止痒,杀虫攻毒,常用于多种皮肤疾病。①治麻风病,可单用煎服或配伍金银花、黄柏、当归等;②治顽癣等可单用,或随证配伍防风、荆芥、白蒺藜等祛风止痒药,内服或外用。

3.疔疮肿毒 本品杀虫解毒,消肿止痛,治热毒痈肿疔疮,常与蟾酥配伍应用。

【用法用量】 煎服,10～25 g(带根皮者减量),文火煎 1～2 h;研粉,每日 1.5～4.5 g。外用适量。

【使用注意事项】 内脏有器质性病变及白细胞减少者慎服,孕妇忌用。

桑寄生 Sangjisheng

《神农本草经》

【来源】 本品为桑寄生科植物桑寄生 *Taxillus chinensis*(DC.)Danser 的干燥带叶茎枝。

【处方名】 桑寄生、寄生。

【性味归经】 苦、甘,平。归肝、肾经。

【功效】 祛风湿,补肝肾,强筋骨,安胎元。

【应用】

1. 风湿痹证　本品苦能燥,甘能补,祛风湿又长于补肝肾、强筋骨,对痹证日久,伤及肝肾,腰膝酸软,筋骨无力者尤佳,常与独活、杜仲、牛膝等同用,如独活寄生汤。

2. 崩漏经多,妊娠漏血,胎动不安　本品能补肝肾,养血而固冲任,安胎。治肝肾亏虚,月经过多,崩漏,妊娠下血,胎动不安者,每与阿胶、续断、当归、香附等配伍,如桑寄生散;或配伍阿胶、续断、菟丝子,如寿胎丸。

此外,本品尚能降血压,可用于高血压。

【用法用量】　煎服,9～15 g。

五加皮 Wujiapi

《神农本草经》

【来源】　本品为五加科植物细柱五加 *Acanthopanax gracilistylus* W. W. Smith 的干燥根皮。

【处方名】　五加皮、南五加皮。

【性味归经】　辛、苦,温。归肝、肾经。

【功效】　祛风除湿,补益肝肾,强筋壮骨,利水消肿。

【应用】

1. 风湿痹证　本品辛能散风,苦能燥湿,温能祛寒,且兼补益之功,为强壮性祛风湿药,尤适合老人及久病体虚者。治风湿痹证,腰膝疼痛,筋脉拘挛时,可单用或配伍当归、牛膝等,如五加皮酒;亦可与木瓜、松节同用,如五加皮散。

2. 筋骨痿软,小儿行迟,体虚乏力　本品有温补之效,能补肝肾,强筋骨。①用于肝肾不足,筋骨痿软者,常与杜仲、牛膝等配伍,如五加皮散;②治小儿行迟,则与龟甲、牛膝、木瓜等同用,如五加皮散。

3. 水肿,脚气　本品能温肾而除湿利水。①治水肿,小便不利时,每与茯苓皮、大腹皮、生姜皮、地骨皮配伍,如五皮饮。②治风寒湿壅滞之脚气肿痛时,可与远志同用,如五加皮丸。

【用法用量】　煎服,5～10 g。或酒浸,或入丸、散剂。

知识拓展

五加皮与桑寄生的异同

五加皮、桑寄生均味苦,归经于肝与肾,均具有祛风除湿、补肾益肝之功效,均可用于治疗肝肾亏损之风湿痹痛,筋骨痿弱及腰痛证。五加皮兼有益气补肾之功效,既能补正,亦能祛邪,补正不留邪,祛邪不伤正,故应用范围甚广,常用于腰痛,痹证,虚劳,亦可用于脚气、水肿、小儿行迟等。桑寄生具有祛风湿、补肝肾之功,为补肾养血安胎要药,常用于腰痛,胎动不安,亦可用于妇人血虚、月经不调、胎漏等证。

狗脊 Gouji

《神农本草经》

【来源】　本品为蚌壳蕨科植物金毛狗脊 *Cibotium barometz*(L.)J. Sm. 的干燥根茎。

【处方名】　狗脊、蒸狗脊、烫狗脊。

【性味归经】　苦、甘,温。归肝、肾经。

【功效】　祛风湿,补肝肾,强腰膝。

【应用】

1. 风湿痹证 本品善祛背脊之风而强腰膝。对肝肾不足,兼有风寒湿邪之腰痛脊强,不能俯仰者最为适宜。常与杜仲、续断、海风藤等配伍,如狗脊饮;与绵萆薢、菟丝子同用,以治腰痛,如狗脊丸。

2. 腰膝酸软、下肢无力 本品既有补肝肾、强腰膝之功,又能治肝肾虚损,腰膝酸软,下肢无力者,可配伍杜仲、牛膝、熟地黄、鹿角胶等。

3. 遗尿、白带过多 本品温补固摄。①治肾虚不固之尿频、遗尿,可与益智、茯苓、杜仲等配伍;②治冲任虚寒,带下过多、清稀,宜与鹿茸、白蔹、艾叶同用,如白蔹丸。

【用法用量】 煎服,6～12 g。

【使用注意事项】 肾虚有热,小便不利或短涩黄赤者慎服。

其他祛风湿药见表 8-1。

表 8-1　其他祛风湿药

药　名	性味归经	功　效	主　治	用法用量
伸筋草	微苦、辛、温。归肝、脾、肾经	祛风除湿,舒筋活络	关节酸痛,屈伸不利	煎服,3～12 g
路路通	苦,平。归肝、肾经	祛风活络,利水,通经	关节痹痛,麻木拘挛,水肿胀满,乳少,经闭	煎服,5～10 g
络石藤	苦,微寒。归心、肝、肾经	祛风通络,凉血消肿	风湿热痹,筋脉拘挛,腰膝酸痛,喉痹,痈肿,跌扑损伤	煎服,6～12 g
香加皮	辛、苦,温;有毒。归肝、肾、心经	利水消肿,祛风湿,强筋骨	下肢浮肿,心悸气短,风寒湿痹,腰膝酸软	煎服,3～6 g。不宜过量服用
豨莶草	辛、苦,寒。归肝、肾经	祛风湿,利关节,解毒	风湿痹痛,筋骨无力,腰膝酸软,四肢麻痹,半身不遂,风疹湿疮	煎服,9～12 g
臭梧桐	辛、苦,凉。归肝经	祛风湿,通经络,平肝阳	风湿痹痛,肢体麻木,半身不遂,肝阳上亢	煎服,5～15 g。外用适量。用于治疗高血压时不宜久煎
丝瓜络	甘,平。归肺、胃、肝经	祛风,通络,活血,下乳	痹痛拘挛,胸胁胀痛,乳汁不通,乳痈肿痛	煎服,5～12 g
千年健	苦、辛,温。归肝、肾经	祛风湿,壮筋骨	风寒湿痹,腰膝冷痛,拘挛麻木,筋骨痿软	煎服,5～10 g
鹿衔草	甘、苦,温。归肝、肾经	祛风湿,强筋骨,止血,止咳	风湿痹痛,肾虚腰痛,腰膝无力,月经过多,久咳劳嗽	煎服,9～15 g

→ 章后小结

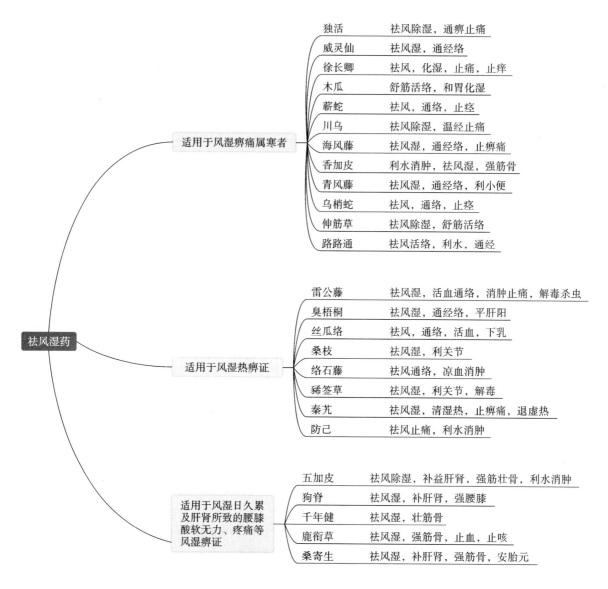

祛风湿药

适用于风湿痹痛属寒者
- 独活　　祛风除湿，通痹止痛
- 威灵仙　祛风湿，通经络
- 徐长卿　祛风，化湿，止痛，止痒
- 木瓜　　舒筋活络，和胃化湿
- 蕲蛇　　祛风，通络，止痉
- 川乌　　祛风除湿，温经止痛
- 海风藤　祛风湿，通经络，止痹痛
- 香加皮　利水消肿，祛风湿，强筋骨
- 青风藤　祛风湿，通经络，利小便
- 乌梢蛇　祛风，通络，止痉
- 伸筋草　祛风除湿，舒筋活络
- 路路通　祛风活络，利水，通经

适用于风湿热痹证
- 雷公藤　祛风湿，活血通络，消肿止痛，解毒杀虫
- 臭梧桐　祛风湿，通经络，平肝阳
- 丝瓜络　祛风，通络，活血，下乳
- 桑枝　　祛风湿，利关节
- 络石藤　祛风通络，凉血消肿
- 豨莶草　祛风湿，利关节，解毒
- 秦艽　　祛风湿，清湿热，止痹痛，退虚热
- 防己　　祛风止痛，利水消肿

适用于风湿日久累及肝肾所致的腰膝酸软无力、疼痛等风湿痹证
- 五加皮　祛风除湿，补益肝肾，强筋壮骨，利水消肿
- 狗脊　　祛风湿，补肝肾，强腰膝
- 千年健　祛风湿，壮筋骨
- 鹿衔草　祛风湿，强筋骨，止血，止咳
- 桑寄生　祛风湿，补肝肾，强筋骨，安胎元

→ 目标检测

目标检测
答案

（一）A 型题（在每小题给出的 A、B、C、D、E 五个选项中，只有一项是最符合题目要求的）

1.尤善治风湿顽痹的药物是（　　）。

A.独活　　　　　B.乌梢蛇　　　　　C.木瓜　　　　　D.川乌　　　　　E.威灵仙

2.既能祛风湿，又能消骨鲠的药物是（　　）。

A.防己　　　　　B.蚕沙　　　　　C.威灵仙　　　　　D.桑寄生　　　　　E.秦艽

3.尤善治风湿痹证属下部寒湿者的药物是（　　）。

A.威灵仙　　　　B.乌梢蛇　　　　C.伸筋草　　　　　D.海风藤　　　　　E.独活

4.功善祛风湿、温经止痛，以治风寒湿痹寒邪偏盛者为宜的药物是（　　）。

A.狗脊　　　　　B.豨莶草　　　　C.威灵仙　　　　　D.川乌　　　　　E.松节

5.治疗湿痹、筋脉拘挛、吐泻转筋病证，最宜选用的药物是（　　）。

A.木瓜　　　　　B.防己　　　　　C.豨莶草　　　　　D.秦艽　　　　　E.伸筋草

6.既能祛风湿,又能退虚热的药物是( )。

A.地骨皮　　　　B.青蒿　　　　　C.胡黄连　　　　　D.秦艽　　　　　E.黄柏

7.被称为"风药中之润剂"的药物是( )。

A.威灵仙　　　　B.防己　　　　　C.蕲蛇　　　　　D.川乌　　　　　E.秦艽

(二)B型题(A、B、C、D、E是其下两道小题的备选项,每小题只能从中选择一个最符合题目要求的选项,每个选项可以被选择一次或两次)

A.祛风湿,止痛,解表

B.祛风湿,止痛,利水消肿

C.祛风湿,利关节,解毒

D.祛风湿,通络止痛,消骨鲠

E.祛风湿,活血通络,清肺化痰

1.独活的功效是( )。

2.羌活的功效是( )。

A.风寒湿痹,风寒表证

B.风湿痹证,骨鲠咽喉

C.风湿顽痹,麻风疥癣

D.风湿痹证,吐泻转筋

E.风湿痹证,骨蒸潮热

3.秦艽所治疗的病证有( )。

4.木瓜所治疗的病证有( )。

芳香化湿药

本章 PPT

凡以化湿运脾为主要作用,治疗湿阻中焦证的药物,称为化湿药。其中药性偏于温燥,作用较强的,又称燥湿药。因本类药物多气味芳香,故又称为芳香化湿药。

芳香化湿药多辛香温燥,有疏畅气机而健运脾胃,祛除湿邪之功。主要用于湿阻中焦证,症见脘腹胀满、恶心呕吐、食少体倦、大便稀溏、泄泻、舌苔白腻或湿热口甘多涎、舌苔厚腻等。因脾主运化水湿,脾胃互为表里,故芳香化湿药多入脾、胃经。此外,本类药物通过化湿又能解暑,暑温、阴寒闭暑、湿温等证亦可选用。部分药兼有行气的作用,用于脾胃气滞、脘腹痞满。

湿为阴邪,黏腻重着,易于阻遏气机致脘腹胀满,故芳香化湿药常与理气药配伍,既可增强化湿作用,又可消胀除满。芳香化湿药若用于寒湿中阻之症,常配合温里药同用;若为湿热之症,须与清热燥湿药同用。此外,如脾胃失运,可配伍健脾和胃药;如湿邪较重,还可与利水渗湿药配伍。

芳香化湿药能化湿、燥湿,易于耗阴伤津,故阴虚津少,舌绛光剥者宜慎用。芳香化湿药多含挥发油成分而气味芳香,煎煮过久可降低或丧失疗效,故不宜久煎,有的则应后下。

苍术 Cangzhu

《神农本草经》

【来源】 本品为菊科植物茅苍术 *Atractylodes lancea*(Thunb.)DC. 或北苍术 *Atractylodes chinensis*(DC.)Koidz. 的干燥根茎。

【处方名】 苍术、茅术、梅术、炒苍术、制苍术、焦苍术、麸炒苍术。

【性味归经】 辛、苦,温。归脾、胃、肝经。

【功效】 燥湿健脾,祛风散寒,明目。

【应用】

1. 湿阻中焦证 本品除湿作用较强,兼能补气健脾,常用于湿阻中焦脾胃,而见脘腹胀满、食欲不振、泄泻、倦怠乏力、舌苔白腻厚浊等症,常与厚朴、陈皮等配伍应用。

2. 风湿痹证　本品既能温燥除湿，又能辛散祛风，散除经络肢体的风湿之邪，对寒湿偏重的痹痛尤为适宜，可与羌活、独活等同用。

3. 夜盲　苍术生用有明目之功，常用于治疗夜盲症及眼目昏涩。为治夜盲要药，可与猪肝或羊肝、石决明等配伍。

【用法用量】　煎服，3～9 g。炒后燥性减缓。

【使用注意事项】　本品苦温燥烈，故阴虚内热，气虚多汗者忌服。

厚朴 Houpo

《神农本草经》

【来源】　本品为木兰科植物厚朴 *Magnolia officinalis* Rehd. et Wils. 或凹叶厚朴 *Magnolia officinalis* Rehd. et Wils. var. *biloba* Rehd. et Wils. 的干燥干皮、根皮及枝皮。

【处方名】　厚朴、川朴、温朴、紫油朴、姜厚朴、制厚朴。

【性味归经】　苦、辛，温。归脾、胃、肺、大肠经。

【功效】　燥湿消痰，下气除满。

【应用】

1. 湿阻中焦证　厚朴既能温燥寒湿，又能行气宽中，为消胀除满之要药，常与苍术、陈皮等配伍，用于湿困脾胃、脘腹胀满等症。本品行气作用较佳，对食积气滞所致的胸腹胀痛，可与木香、枳壳同用；腹胀便秘者，可与大黄、枳实同用。

2. 痰饮喘咳证　厚朴又能温化痰湿，下气降逆，故可用于痰湿内蕴、胸闷喘咳之证，常与紫苏子、半夏，或麻黄、苦杏仁等同用。治痰气互结所致的梅核气时，可与紫苏叶、半夏等同用。

【用法用量】　煎服，3～10 g；或入丸、散。

【使用注意事项】　本品苦降下气，辛温燥烈，故体虚者及孕妇慎服。

广藿香 Guanghuoxiang

《名医别录》

【来源】　本品为唇形科植物广藿香 *Pogostemon cablin* (Blanco) Benth. 的干燥地上部分。

【处方名】　广藿香、藿香、枝香。

【性味归经】　辛，微温。归脾、胃、肺经。

【功效】　芳香化浊，和中止呕，发表解暑。

【应用】

1. 湿阻中焦，脘腹痞闷　本品气味芳香，为芳香化湿浊要药。用于治疗湿阻中焦所致的脘腹痞闷，少食作呕，神疲体倦等症，常与苍术、厚朴等同用，如不换金正气散。

2. 呕吐　本品既能芳香化湿，又能和中止呕，故以治湿阻中焦所致呕吐最为捷要。常与半夏、丁香等同用，如藿香半夏汤。偏湿热者，配伍黄连、竹茹等；偏寒湿者，配伍生姜、豆蔻等；妊娠呕吐者，配伍砂仁、紫苏梗等；脾胃虚弱者，配伍党参、白术等。

3. 暑湿表证，湿温初起，发热倦怠，胸闷不舒，寒湿闭暑，腹痛吐泻　本品既能芳香化湿浊，又可发表解暑。治疗暑湿表证，或湿温初起，湿热并重，发热倦怠，胸闷不舒时，多与黄芩、滑石、茵陈等同用，如甘露消毒丹。治暑月外感风寒，内伤生冷而致恶寒发热，头痛脘闷，腹痛吐泻的寒湿闭暑证时，常配伍紫苏、厚朴、半夏等，如藿香正气散。

【用法用量】　煎服，3～10 g；鲜品加倍，不宜久煎；或入丸、散。

【使用注意事项】　本品芳香温散，有伤阴助火之虞，故阴虚火旺者忌服。

广藿香保健妙用

　　广藿香的食用部位一般为嫩茎叶,其嫩茎叶为野味之佳品,可凉拌、炒食、炸食,也可做粥。广藿香亦可作为烹饪佐料或材料。夏季广藿香多时,可采集后用开水焯,然后晒干贮存,待到冬季泡发再吃,美味丝毫不减。将广藿香叶洗净,煎汁待用。锅内加适量水,放粳米煮成粥,加入广藿香汁再煮至沸,然后搅匀即成。此粥适用于治疗脾胃气逆、心腹痛、食欲不佳、消化不良等病证,对暑热引起的呕吐有效。

佩兰 Peilan

《神农本草经》

【来源】　本品为菊科植物佩兰 *Eupatorium fortunei* Turcz. 的干燥地上部分。

【处方名】　佩兰、省头草、佩兰叶、佩兰梗、陈佩兰、香佩兰。

【性味归经】　辛,平。归脾、胃、肺经。

【功效】　芳香化湿,醒脾开胃,发表解暑。

【应用】

1. 湿浊中阻,脘痞呕恶　本品气味芳香,其化湿和中之功与广藿香相似,治湿阻中焦证,常相须为用,并配伍苍术、厚朴、豆蔻等,以增强芳香化湿之功。

2. 口中甜腻,口臭,多涎　本品性平,芳香化湿浊,醒脾开胃,去陈腐,用于治疗脾经湿热,口中甜腻、多涎、口臭等的脾瘅症,可单用煎汤服,如兰草汤,或配伍黄芩、白芍、甘草等药。

3. 暑湿表证,湿温初起,发热倦怠,胸闷不舒　本品既能化湿,又能解暑,治暑湿表证,常与广藿香、荷叶、青蒿等同用;若湿温初起,可与滑石、薏苡仁、广藿香等同用。

【用法用量】　煎服,3～10 g;鲜品加倍;外用适量,装香囊佩戴。

【使用注意事项】　本品芳香辛散,故阴虚血燥、气虚者慎服。

砂仁 Sharen

《药性论》

【来源】　本品为姜科植物阳春砂 *Amomum villosum* Lour.、绿壳砂 *Amomum villosum* Lour. var. *xanthioides* T. L. Wu et Senjen 或海南砂 *Amomum longiligulare* T. L. Wu 的干燥成熟果实。

【处方名】　砂仁、砂米、砂壳、缩砂、阳春砂、春砂仁、广砂仁、西砂仁、盐砂仁。

【性味归经】　辛,温。归脾、胃、肾经。

【功效】　化湿开胃,温脾止泻,理气安胎。

【应用】

1. 湿浊中阻,脘痞不饥　本品辛散温通,气味芳香,其化湿醒脾开胃,行气温中之效均佳,本品为醒脾调胃之要药。故凡湿阻或气滞所致之脘腹胀痛等脾胃不和诸证常用,尤其是寒湿气滞者最为适宜,常与厚朴、陈皮、枳实等同用。若与木香、枳实同用,可用于治疗脾胃气滞,如香砂枳术丸;若配伍健脾益气之党参、白术、茯苓等,可用于治疗脾胃气虚、痰阻气滞之证,如香砂六君子汤。

2. 脾胃虚寒,呕吐泄泻　本品善于温中暖胃以达止呕止泻之功,但其重在温脾。治疗脾胃虚寒,呕吐泄泻,可单用研末吞服,或与干姜、附子等药同用。

3. 妊娠恶阻,胎动不安　本品能行气和中而止呕安胎。若妊娠呕逆不能食,可单用,如缩砂散,或与紫苏梗、白术等同用;若与人参、白术、熟地黄等配伍以益气养血安胎,可用于气血不足,胎动不安者,如泰山磐石散。

【用法用量】 煎服,3~6 g。用时打碎生用,宜后下。利尿补肾应盐炙。

【使用注意事项】 本品辛香温燥,故阴虚有热者慎服。

豆蔻 Doukou

《名医别录》

【来源】 本品为姜科植物白豆蔻 *Amomum kravanh* Pierre ex Gagnep. 或瓜哇白豆蔻 *Amomum compactum* Soland ex Maton 的干燥成熟果实。

【处方名】 豆蔻、白豆蔻、原豆蔻、紫豆蔻、白蔻仁、豆蔻仁。

【性味归经】 辛,温。归肺、脾、胃经。

【功效】 化湿行气,温中止呕,开胃消食。

【应用】

1. 湿浊中阻,不思饮食,胸腹胀痛,食积不消 本品既可化湿行气,又能开胃消食。治疗湿阻中焦,脘腹痞满,不思饮食时,常与广藿香、佩兰、陈皮等同用;若与黄芪、白术、人参等同用,可用于脾虚湿阻气滞之胸腹虚胀,食少无力者,如白豆蔻丸。治疗脾胃气滞,食积不消,胸腹胀痛时,可与陈皮、枳实、木香等药配伍。

2. 湿温初起,胸闷不饥 本品辛散入肺而宣化湿邪,故常用于湿温初起,胸闷不饥。若湿邪偏重,每与薏苡仁、苦杏仁等同用,如三仁汤;若热重于湿,则常与黄芩、滑石等配伍,如黄芩滑石汤。

3. 寒湿呕逆 本品能行气宽中,温胃止呕,尤以胃寒湿阻气滞之呕吐最为适宜。可单用为末服,或配伍广藿香、半夏等药,如白豆蔻汤(《沈氏尊生方》)。若与砂仁、甘草等药研细末服,可用于小儿胃寒,吐乳不食。

【用法用量】 煎服,3~6 g。入汤剂宜后下。

【使用注意事项】 本品发汗力强,阴虚血燥者慎用。

草豆蔻 Caodoukou

《雷公炮炙论》

【来源】 本品为姜科植物草豆蔻 *Alpinia katsumadai* Hayata 的干燥近成熟种子。

【处方名】 草豆蔻、草蔻、草叩、草豆叩、草蔻仁。

【性味归经】 辛,温。归脾、胃经。

【功效】 燥湿行气,温中止呕。

【应用】

1. 寒湿内阻,脘腹胀满冷痛,不思饮食 本品芳香温燥,长于燥湿化浊,温中散寒,行气消胀,故脾胃寒湿偏盛,气机不畅者宜用之。常与干姜、厚朴、陈皮等温中行气之品同用,如厚朴温中汤。

2. 噫气呕逆 本品可温中散寒,降逆止呕。治疗寒湿内盛,胃气上逆之呕吐呃逆时,多与肉桂、高良姜、陈皮等药同用,如草豆蔻散。

此外,取本品温燥之性,温脾燥湿,以除中焦之寒湿而止泻痢,用于寒湿内盛,清浊不分而腹痛泻痢者,可与苍术、厚朴、木香等同用。

【用法用量】 煎服,3~6 g。打碎后下,不宜久煎。

【使用注意事项】 本品辛香温燥,阴虚血少者忌服。

草果 Caoguo

《饮膳正要》

【来源】 本品为姜科植物草果 *Amomum tsao-ko* Crevost et Lemaire 的干燥成熟果实。

【处方名】 草果、草果仁、炒草果仁、煨草果、姜草果仁。

【性味归经】 辛,温。归脾、胃经。

【功效】 燥湿温中,截疟除痰。

【应用】

1.寒湿内阻,脘腹胀痛,痞满呕吐 本品辛温燥烈,气浓味厚,其燥湿、温中之力皆强于草豆蔻,故多用于寒湿偏盛之脘腹痞满胀痛,呕吐泄泻,舌苔浊腻,常与吴茱萸、干姜、砂仁等药同用。

2.疟疾寒热,瘟疫发热 本品芳香辟浊,温脾燥湿,除痰截疟。治疗疟疾寒热往来时,可与常山、知母、槟榔等同用,如草果饮。治疗瘟疫发热时,可与青蒿、黄芩、绵马贯众等配伍。

【用法用量】 煎服,3~6 g。去壳取仁,捣碎用。

【使用注意事项】 本品温燥伤津,阴虚血少者忌服。

章后小结

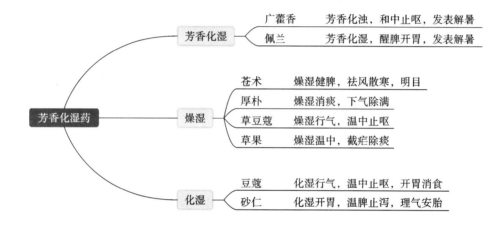

目标检测

目标检测
答案

A 型题(在每小题给出的 A、B、C、D、E 五个选项中,只有一项是最符合题目要求的)

1.既可燥湿健脾,又能祛风散寒的药物是( )。

A.广藿香 　　　B.佩兰 　　　C.苍术 　　　D.厚朴 　　　E.砂仁

2.芳香化湿药入汤剂时应( )。

A.先煎 　　　B.后下 　　　C.另煎 　　　D.包煎 　　　E.久煎

3.既可化湿止呕,又能解暑的药物是( )。

A.广藿香 　　　B.佩兰 　　　C.砂仁 　　　D.豆蔻 　　　E.草豆蔻

4.苍术的性味是( )。

A.辛、苦,温 　　　B.辛、甘,温 　　　C.苦、甘,温 　　　D.辛、甘,寒 　　　E.辛、苦,寒

5.( )善于下气除胀满,为消除胀满的要药。

A.苍术 　　　B.厚朴 　　　C.砂仁 　　　D.豆蔻 　　　E.广藿香

6.厚朴最适合治疗( )。

A.寒疝腹痛 　　　B.两胁胀痛 　　　C.少腹刺痛 　　　D.脘腹冷痛 　　　E.脘腹胀满

7.广藿香尤其适合治疗下列哪种呕吐?( )

A.胃虚呕吐 　　　B.胃寒呕吐 　　　C.胃热呕吐 　　　D.湿浊呕吐 　　　E.肝胃不和呕吐

8.具有安胎作用的芳香化湿药是( )。

A.苍术 　　　B.紫苏子 　　　C.砂仁 　　　D.豆蔻 　　　E.厚朴

9.既可燥湿温中,又能除痰截疟的药物是( )。

A. 草豆蔻　　　　B. 草果　　　　C. 豆蔻　　　　D. 砂仁　　　　E. 厚朴

10. 下列除哪项外均为砂仁的主治病证?（　　）

A. 湿阻中焦　　　B. 痰饮喘咳　　　C. 脾胃气滞　　　D. 虚寒吐泻　　　E. 胎动不安

11. 豆蔻具有止呕的作用,善于治疗（　　）。

A. 胃热呕吐　　　B. 胃寒呕吐　　　C. 胃虚呕吐　　　D. 妊娠呕吐　　　E. 寒饮呕吐

12. 治疗脾瘅的良药是（　　）。

A. 广藿香　　　　B. 苍术　　　　C. 厚朴　　　　D. 砂仁　　　　E. 佩兰

利水渗湿药

本章 PPT

以通利水道、渗泄水湿为主要功效,常用来治疗水湿内停病证的药物,称为利水渗湿药。

水之与湿,异名同类,弥漫散在者为湿,凝聚停蓄者为水,但两者并无本质的区别,也难截然划分,故以水湿并提。本类药物服用后,能使小便通利,尿量增多,故又称为利尿药。

利水渗湿药味多甘淡,主归膀胱、小肠经,作用趋向偏于下行。根据其性能特点和功效的不同,利水渗湿药可分为利水消肿药、利尿通淋药、利湿退黄药三类。

(1)利水消肿药:味甘淡,性平或微寒,淡能渗泄,有明显的渗利水湿,消除水肿的作用,使小便通畅,尿量增多。适用于水湿内停所致的水肿、小便不利等,亦治脾虚湿盛所致的泄泻、痰饮。

(2)利尿通淋药:性多寒凉,味苦或甘淡,苦味降泄,淡味渗湿,寒能清热,具有利尿通淋、清利湿热等作用,适用于以小便淋沥涩滞、灼热疼痛为主的热淋、石淋、血淋或膏淋等。

(3)利湿退黄药:多味苦性寒,以清利湿热、利胆退黄为主要功效,适用于湿热黄疸证。

使用利水渗湿药时,应注意:①本章药物易耗伤津液,对阴亏津少、肾虚遗精遗尿者,宜慎用或忌用;②有些药物有较强的通利作用,孕妇应慎用。

茯苓 Fuling

《神农本草经》

【来源】 本品为多孔菌科真菌茯苓 Poria cocos (Schw.) Wolf 的干燥菌核。7—9 月采挖,阴干,生用。

【处方名】 茯苓、白茯苓、云苓。

【性味归经】 甘、淡,平。归心、肺、脾、肾经。

【功效】 利水渗湿,健脾,宁心。

【应用】

1.小便不利,水肿及停饮等水湿证 本品甘能补脾,淡能渗泄,性平,作用和缓,无寒热之偏,可用于治疗寒热虚实各种水肿,茯苓利水而不伤正气,药性平和,为利水渗湿要药。治水湿内停之水肿、小便不利,常与猪苓、白术、泽泻等配伍,如五苓散。治脾肾阳虚水肿,常与附子、白术、生姜等配伍,如真武汤。

2.脾虚诸证 本品甘淡平,有健脾之功,但作用不强,同时也可作为食品,是治疗脾虚的重要辅助药。治脾胃虚弱、食少纳呆、倦怠乏力,常与人参、白术、甘草配伍,即四君子汤。治脾虚停饮、胸胁胀满、目眩心悸,常与桂枝、白术、甘草同用,即苓桂术甘汤。治脾虚湿盛之泄泻,常与山药、白术、薏苡仁等同用,如参苓白术散。

3.心悸、失眠等 本品益心脾而宁心安神。治心脾两虚,气血不足之心悸、失眠、健忘,常与人参、当归、酸枣仁等配伍,如归脾汤。治阴血不足,心失所养之心悸、失眠,配伍酸枣仁、麦冬、五味子等,如安神胶囊。

【用法用量】 煎服,10~15 g。

【使用注意事项】 虚寒精滑者忌用。

薏苡仁 Yiyiren

《神农本草经》

【来源】 本品为禾本科植物薏米 *Coix lacryma-jobi* L. var. *ma-yuen*(Roman.)Stapf 的干燥成熟种仁。秋季采收。晒干。生用或炒用。

【处方名】 薏苡仁、炒薏苡仁、薏米、薏仁米、苡仁。

【性味归经】 甘、淡,凉。归脾、胃、肺经。

【功效】 利水渗湿,健脾止泻,除痹,排脓,解毒散结。

【应用】

1.水肿、小便不利 本品甘补淡渗,功似茯苓而力稍弱,对脾虚湿滞者尤为适宜。治脾虚湿盛之水肿腹胀,小便不利,常与茯苓、白术、黄芪等配伍。

2.脾虚泄泻 本品有渗湿、健脾止泻作用。治疗脾虚湿盛所致食少泄泻,常与人参、茯苓、白术、山药等配伍,如参苓白术散。

3.肺痈、肠痈等证 本品能清肺肠之热,排脓消痈。治肺痈胸痛,咳吐脓痰,常与苇茎、冬瓜仁、桃仁配伍,如苇茎汤;治肠痈腹痛,可与附子、败酱草等配伍,如薏苡附子败酱散。

4.湿痹筋脉拘挛 本品既能除湿,又能通利关节,舒通筋脉,有缓和筋脉挛急之效,适用于风湿痹证。对湿痹的肢体重着疼痛,筋脉拘急之证,尤为常用。治疗湿痹而筋脉拘挛疼痛者,常与独活、防风、苍术等同用。

5.赘疣,癌肿 本品能解毒散结,临床可用于赘疣,癌肿。

【用法用量】 煎服,9~30 g。清利湿热宜生用,健脾止泻宜炒用。力缓,用量宜大。除入汤、丸、散剂外,亦可作粥食用,为食疗佳品。

【使用注意事项】 津液不足者慎用,孕妇慎用。

泽泻 Zexie

《神农本草经》

【来源】 本品为泽泻科植物东方泽泻 *Alisma orientale*(Sam.)Juzep. 或泽泻 *Alisma plantago-aquatica* Linn. 的干燥块茎。冬季采挖,干燥。生用,麸炒或盐水炒用。

【处方名】 泽泻、建泽泻、盐泽泻。

【性味归经】 甘、淡,寒。归肾、膀胱经。

【功效】 利水渗湿,泄热,化浊降脂。

【应用】

1.水肿、小便不利、泄泻等证 本品有明显的泻水作用,利水渗湿,甘淡,广泛用于多种水湿病证,利尿强度与猪苓相当,治水肿、小便不利,常与茯苓、猪苓同用。泽泻能利水渗湿而止泻,治湿盛泄泻,常与茯苓、猪苓、苍术、厚朴等配伍。另外,利水渗湿则能消除生痰之因,用于痰饮、水湿上犯之眩晕,常与白术等配伍。

2. 淋证、湿热带下、小便淋浊等证 本品既能清膀胱之热,又能泻肾经之虚火,下焦湿热者尤为适宜。常与龙胆、黄芩、木通、车前子等配伍。治肾阴不足,相火偏亢的遗精、潮热,常与熟地黄、山药、牡丹皮等配伍,如六味地黄丸。

3. 高脂血症 泽泻的现代应用有降血脂、抗脂肪肝、抗动脉硬化等。

【用法用量】 煎服,6～10 g。

车前子 Cheqianzi

《神农本草经》

【来源】 本品为车前科植物车前 *Plantago asiatica* L. 或平车前 *Plantago depressa* Willd. 的干燥成熟种子。夏、秋二季种子成熟时采收。生用或盐水炙用。

【处方名】 车前子、盐车前子。

【性味归经】 甘,寒。归肝、肺、肾、小肠经。

【功效】 清热利尿通淋,渗湿止泻,明目,祛痰。

【应用】

1. 小便不利,水肿,淋证 本品甘而滑利,寒凉清热,有利尿通淋之功,为治疗湿热淋证的常用药。治湿热下注所致小便短赤、淋沥涩痛、口燥咽干,常用中成药八正合剂,方中车前子与瞿麦、萹蓄、大黄、滑石、川木通、栀子、甘草、灯心草同用,共奏清热、利尿、通淋之功。治水湿停滞水肿、小便不利,常与茯苓、猪苓、泽泻等配伍。

2. 水湿泄泻 本品能利水湿,分清浊而止泻。利小便以实大便,以治湿盛于大肠引起的水泻为宜,为治水肿、水湿泄泻的常用药。可单用研末,米饮送服,或与白术、茯苓、泽泻等配伍。

3. 肝热目疾 本品治肝经风热所致目赤肿痛,常与菊花、夏枯草、决明子等配伍。治肝肾阴亏,两目昏花,常与菟丝子、熟地黄等滋补肝肾药配伍。

4. 痰热咳嗽 本品能清肺化痰止咳。治疗肺热咳嗽,痰多黄稠,常与瓜蒌、浙贝母、黄芩等配伍。

【用法用量】 煎服,9～15 g。包煎。

【使用注意事项】 车前子包煎时,布不宜包得过紧,以免车前子在煎煮膨胀后,影响有效成分的析出,降低疗效。

滑石 Huashi

《神农本草经》

【来源】 本品为硅酸盐类矿物滑石族滑石,主含含水硅酸镁$[Mg_3(Si_4O_{10})(OH)_2]$。本品无臭,无味,以整洁、色清白、质滑、无杂质者为佳。研粉或水飞用。

【处方名】 滑石、滑石粉。

【性味归经】 甘、淡,寒。归膀胱、肺、胃经。

【功效】 利尿通淋,清热解暑;外用祛湿敛疮。

【应用】

1. 热淋、石淋、尿热涩痛 本品味淡,性滑利窍,寒则清热,能清膀胱湿热而通利水道,是治湿热淋证常用药。治湿热淋证,常与木通、车前子、瞿麦等同用,如八正散;治石淋则常与海金沙、金钱草、鸡内金等配伍。

2. 暑湿、湿温 本品甘淡而寒,既能利水湿,又能解暑热,是夏季治疗暑湿热证常用药。治暑热烦渴、小便短赤,常与甘草配伍,即六一散。若湿温初起及暑温夹湿,常与薏苡仁、豆蔻、苦杏仁等配伍,如三仁汤。

3. 外用治湿疮、湿疹、痱子 滑石粉外用有清热收湿敛疮作用。治疗湿疹、湿疮,可单用或与黄柏、煅石膏、枯矾等研为末,撒布患处。治痱子,可与薄荷、甘草等配伍制成痱子粉外用。

【用法用量】 煎服,10~20 g,宜先煎;滑石粉宜用布包煎。外用适量。

【使用注意事项】 脾虚、热病伤津者及孕妇忌用。

木通 Mutong

《神农本草经》

【来源】 本品为木通科植物木通 *Akebia quinata*(ThunB.)Decne.、三叶木通 *Akebia trifoliate*(Thunb.)Koidz. 或白木通 *Akebia trifoliate*(Thunb.)Koidz. var. *australis*(Diels)Rehd. 的干燥藤茎。秋季采收。晒干,切片,生用。

【处方名】 木通。

【性味归经】 苦,寒。归心、小肠、膀胱经。

【功效】 利尿通淋,清心除烦,通经下乳。

【应用】

1. 湿热淋证 本品味苦性寒,上能清心降火,下能利水泄热,以使湿热邪气从小便排出,而达到利尿通淋、泄热之功效。治膀胱湿热,小便短赤,淋沥涩痛,常与车前子、滑石等配伍。又能利尿消肿,治水肿,小便不利,常与泽泻、茯苓、大腹皮等配伍。

2. 口舌生疮 本品因能清心经之火,治心火上炎所致口舌生疮,或心火下移小肠,心烦、尿赤等证,常与淡竹叶、地黄等配伍。

3. 血瘀经闭,乳少 本品有通利血脉、通经下乳的作用。治血瘀经闭,常与红花、桃仁、当归、丹参等配伍。治产后乳汁不通或乳少,常与王不留行、通草等配伍,或与猪蹄炖汤服。

此外,本品还能利血脉,通关节,常与秦艽、防己、薏苡仁等祛风湿清热药配伍,治疗湿热痹痛。

【用法用量】 煎服,3~6 g。

茵陈 Yinchen

《神农本草经》

【来源】 本品为菊科植物滨蒿 *Artemisia scoparia* Waldst. et Kit. 或茵陈蒿 *Artemisia capillaris* Thunb. 的干燥地上部分。春季幼苗高 6~10 cm 时采收或秋季花蕾长成时采割。春季采收的习称"绵茵陈",秋季采割的习称"花茵陈"。除去杂质及老茎,晒干。生用。

【处方名】 茵陈蒿、茵陈、绵茵陈。

【性味归经】 苦、辛,微寒。归脾、胃、肝、胆经。

【功效】 清利湿热,利胆退黄。

【应用】

1. 黄疸证 茵陈善清利脾胃肝胆湿热,使其从小便而下,故为治黄疸要药。治湿热黄疸,症见身目发黄,黄色鲜明,尿赤便秘者,常与栀子、大黄等配伍,即茵陈蒿汤;治疗急性、迁延性、慢性肝炎证属肝胆湿热者,常与黄芩、栀子等同用,共奏清热解毒、利湿退黄之功,如茵栀黄注射液。治寒湿黄疸,症见身目发黄,黄色晦暗,神疲畏寒,常与附子、干姜等配伍。

2. 湿疮瘙痒 本品有清热利湿之功。可与黄柏、苦参、蛇床子、地肤子等同用,煎汤内服,或外洗。

【用法用量】 煎服,6~15 g。外用适量,煎汤熏洗。

【使用注意事项】 血虚萎黄者慎用。

金钱草 Jinqiancao

《本草纲目拾遗》

【来源】 本品为报春花科植物过路黄 *Lysimachia christinae* Hance 的干燥全草。

【处方名】 金钱草、过路黄。

【性味归经】 甘、咸，微寒。归肝、胆、肾、膀胱经。

【功效】 利湿退黄，利尿通淋，解毒消肿。

【应用】

1. 湿热黄疸 本品有清热利湿退黄之功，为治黄疸之良药。治湿热黄疸，常与茵陈、栀子等同用。

2. 石淋，热淋 本品有较强的排石通淋之功，为排石要药，善治石淋或肝胆结石。治石淋，可单用大剂量煎汤代茶饮，或配海金沙、鸡内金等，如二金排石汤；治热淋，常与车前子、瞿麦等同用；清肝胆湿热，消胆结石，配伍茵陈、大黄、郁金等，如利胆排石片。

3. 恶疮肿毒，毒蛇咬伤 本品能解毒消肿止痛，内服外用均有良效。可单用鲜品捣烂取汁饮，并以药渣外敷患处；或与金银花、白花蛇舌草等同用。

【用法用量】 煎服，15～60 g；鲜品加倍。外用适量。

【使用注意事项】 本品微寒，故脾胃虚寒者慎服。外用鲜品熏洗，有引起接触性皮炎的报道。

绵萆薢 Mianbixie

《神农本草经》

【来源】 本品为薯蓣科植物绵萆薢 *Dioscorea spongiosa* J. Q. Xi、福州薯蓣 *Dioscorea futschauensis* Uline ex R. Kunth 的干燥根茎。秋、冬二季采挖。切片、晒干。生用。

【处方名】 萆薢、绵萆薢、川萆薢。

【性味归经】 苦，平。归肾、胃经。

【功效】 利湿去浊，祛风除痹。

【应用】

1. 膏淋、白浊 本品善利湿而分清去浊，为治膏淋要药。治下焦湿浊所致的膏淋，小便浑浊，白如米泔，常与石菖蒲、乌药、益智等配伍，如萆薢分清饮。

2. 风湿痹证 本品能祛风除湿，通络止痛。治风寒湿痹，常与附子、牛膝等配伍；治湿热痹痛，常与黄柏、防己等配伍。

【用法用量】 煎服，9～15 g。

【使用注意事项】 利湿，易伤阴，故肾阴亏虚遗精滑泄者慎用。

海金沙 Haijinsha

《嘉祐本草》

【来源】 本品为海金沙科植物海金沙 *Lygodium japonicum*（Thunb.）Sw. 的干燥成熟孢子。秋季孢子未脱落时采收，晒干。生用。

【处方名】 海金沙。

【性味归经】 甘、咸，寒。归膀胱、小肠经。

【功效】 清热利湿，通淋止痛。

【应用】

淋证 本品功专利尿通淋止痛，尤善止尿道疼痛，为治诸淋涩痛之要药。治热淋，常与滑石、木通等配伍；治石淋，常与金钱草、鸡内金等配伍；治血淋，常与石韦、小蓟等配伍；治膏淋，常与绵萆薢等配伍。

【用法用量】 煎服，6～15 g，包煎。

【使用注意事项】 肾阴亏虚者慎用。

石韦 Shiwei

《神农本草经》

【来源】 本品为水龙骨科植物庐山石韦 *Pyrrosia sheareri*(Bak.)Ching、石韦 *Pyrrosia lingua*(Thunb.)Farwell 或有柄石韦 *Pyrrosia petiolosa*(Christ)Ching 的干燥叶。全年均可采收。除去根茎和根,晒干或阴干。生用。

【处方名】 石韦。

【性味归经】 甘、苦,微寒。归肺、膀胱经。

【功效】 利尿通淋,清肺止咳,凉血止血。

【应用】

1. 热淋、血淋、石淋 本品能清利膀胱而通淋,兼可止血,尤宜于血淋。如治疗下焦湿热所致石淋的常用中成药排石颗粒中,石韦与连钱草、车前子、木通、滑石、瞿麦等同用,共奏清热利水、通淋排石之功。

2. 肺热咳喘 本品能清肺热,止咳平喘。用于肺热咳喘气急,常与鱼腥草、黄芩、芦根等配伍。

3. 血热出血 本品有凉血止血之效。治血热崩漏、吐血、衄血等,常与侧柏叶、蒲黄、牡丹皮、地黄等配伍。

【用法用量】 煎服,6～12 g。

瞿麦 Qumai

《神农本草经》

【来源】 本品为石竹科植物瞿麦 *Dianthus superbus* L. 或石竹 *Dianthus chinensis* L. 的干燥地上部分。

【处方名】 瞿麦、巨麦、瞿麦穗。

【性味归经】 苦,寒。归心、小肠、膀胱经。

【功效】 利尿通淋,活血通经。

【应用】

1. 淋证 本品苦寒降泄,能清心与小肠火,利小便而导热下行,为治淋证之常用药,单用即效,或与滑石、车前子、萹蓄同用,如八正散;治血淋,则与栀子、甘草等同用;治石淋,与石韦、滑石、冬葵子配伍,如石韦散。

2. 闭经,月经不调 本品能活血通经,用于血热瘀阻之经闭或月经不调,常与桃仁、红花、赤芍等同用。

【用法用量】 内服:煎汤,5～15 g;或入丸、散。外用:适量,煎汤洗或研末撒。

【使用注意事项】 本品苦寒通利,故孕妇忌服,妇女经期慎服。

猪苓 Zhuling

《神农本草经》

【来源】 本品为多孔菌科真菌猪苓 *Polyporus umbellatus*(Pers.)Fries 的干燥菌核。

【处方名】 猪苓、粉猪苓。

【性味归经】 甘、淡,平。归肾、膀胱经。

【功效】 利水渗湿。

【应用】

水湿停滞所致的水肿,小便不利,泄泻,淋浊 本品性味、功用与茯苓相似,其利水之力强于茯苓,但无补益、安神之功,两者常相须为用,凡水湿停滞者均可选用。治水湿内停之水肿、小便不利,常与茯苓、白术、泽泻等同用,如四苓散、五苓散;治水湿泄泻,则配伍苍术、厚朴、茯苓等,如胃苓汤;治阴虚有热、水热互结之小便不利,淋浊,则配伍泽泻、滑石、阿胶等,如猪苓汤;治热淋,常配伍木通、滑石、地黄等,如十味导赤汤。

【用法用量】 煎服,6~12 g。

【使用注意事项】 本品甘淡渗利,有伤阴之虞,故水肿兼阴虚者不宜单用。

通草 Tongcao

《本草拾遗》

【来源】 本品为五加科植物通脱木 *Tetrapanax papyrifer*(Hook.)K. Koch 的干燥茎髓。

【处方名】 通草、方通草、丝通草、穿方通。

【性味归经】 甘、淡,微寒。归肺、胃经。

【功效】 利水清热,通气下乳。

【应用】

1. 淋证,水肿 本品甘淡渗利,能清热利水渗湿,然清降力缓,常与其他清热利湿药同用。治热淋,可与车前子、滑石、瞿麦等同用;治石淋,可与金钱草、海金沙等同用;治血淋,可与石苇、白茅根等同用;用于水湿停蓄之水肿,可配伍猪苓、地龙等。

2. 产后乳汁不通 本品通乳作用与木通相似,为治乳汁不畅之常用品,常配伍猪蹄、王不留行等,如通乳汤。

【用法用量】 煎汤,3~5 g。

【使用注意事项】 本品甘淡渗利,故气阴两虚者、孕妇慎服。

地肤子 Difuzi

《神农本草经》

【来源】 本品为藜科植物地肤 *Kochia scoparia*(L.)Schrad. 的干燥成熟果实。

【处方名】 地肤子、地夫子、扫帚子、炒地夫子。

【性味归经】 甘、苦、辛,寒。归肾、膀胱经。

【功效】 清热利湿,祛风止痒。

【应用】

1. 淋证 本品清热利湿通淋作用平和,多用于治疗湿热淋证与带下。治湿热淋证,常配伍木通、瞿麦、冬葵子等,如地肤子汤;治湿热带下,与黄柏、苍术、车前子同用,以增清热除湿止带之功。

2. 湿疹,风疹,皮肤瘙痒,阴痒 本品有清热利湿、祛风止痒之功,为皮肤科常用药。治湿疹、风疹、皮肤瘙痒,常与黄柏、蝉蜕、白鲜皮等同用;治下焦湿热之阴痒,可配伍苦参、蛇床子、龙胆等煎汤外洗。

【用法用量】 内服:煎汤,9~15 g;或入丸、散。外用:适量,煎汤熏洗,或研末敷。

【使用注意事项】 本品苦寒清利,故内无湿热者慎用。

灯心草 Dengxincao

《开宝本草》

【来源】 本品为灯心草科植物灯心草 *Juncus effusus* L. 的干燥茎髓。主产于江苏、四川、云南、贵州等地。夏末或秋季采收,晒干。生用。

【处方名】 灯心草、灯芯草、灯心、灯草、朱灯心、灯心炭。

【性味归经】 甘、淡,微寒。归心、肺、小肠经。

【功效】 清心火,利小便。

【应用】

1.淋证 本品甘淡微寒,能清热利尿通淋,用于治疗热淋,因其药力单薄,宜用于病情较轻者,或与木通、车前子、滑石等同用,如八正散。

2.心烦失眠,小儿夜啼 本品入心经,能清心除烦,并可利尿导热下行。治心火扰神之心烦失眠,可单味煎服,也可与木通、淡竹叶、栀子等同用;治小儿夜啼,可与淡竹叶同用,开水泡服,也可配伍车前草煎汤服。

【用法用量】 煎服,1~3 g;或入丸、散。

章后小结

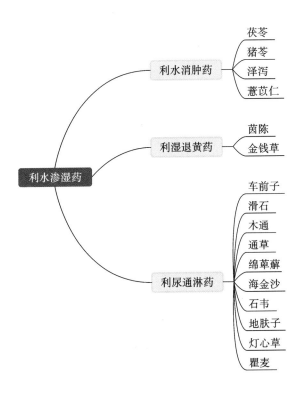

利水渗湿药
- 利水消肿药
  - 茯苓
  - 猪苓
  - 泽泻
  - 薏苡仁
- 利湿退黄药
  - 茵陈
  - 金钱草
- 利尿通淋药
  - 车前子
  - 滑石
  - 木通
  - 通草
  - 绵萆薢
  - 海金沙
  - 石韦
  - 地肤子
  - 灯心草
  - 瞿麦

目标检测

目标检测
答案

1.简述利水渗湿药的含义、适应证、分类、使用注意事项及各类药物的性能特点。

2.比较茯苓与猪苓功用的异同点。

第十一章

温里药

本章 PPT

学习目标

知识目标

1.掌握温里药的概念、功效、分类、性能特点、适应证,掌握附子、干姜、肉桂、吴茱萸、小茴香的药性、功效与应用。

2.熟悉附子、干姜、肉桂、吴茱萸、小茴香的使用注意事项。

3.了解丁香的功效、用法用量。

素质目标

具有良好人文素养、自然科学素养以及中药学技术人员的职业素养,能够掌握温里药理论知识及常见温里药应用,利用所学专业知识进行审方、调配、里寒证患者的用药指导以及中药开发等工作。

凡以温里祛寒,治疗里寒证为主的药物,称温里药,又名祛寒药。

本类药物均味辛而性温热,辛能散能行,温能通,善走脏腑而能温里祛寒,温经止痛,故可用于治疗里寒证,尤以里寒实证为主,即《黄帝内经》所谓"寒者热之"、《神农本草经》所谓"疗寒以热药"之意。个别药物尚能助阳、回阳,用于治疗虚寒证、亡阳证。

本类药物因其主要归经的不同而有多种功效。主入脾、胃经者,能温中散寒止痛,可用于治疗外寒入侵,直中脾胃或脾胃虚寒证,症见脘腹冷痛、呕吐泄泻、舌淡苔白等;主入肺经者,能温肺化饮,用于治疗肺寒痰饮证,症见痰鸣咳喘、痰白清稀、舌淡苔白滑等;主入肝经者,能暖肝散寒止痛,用于治疗寒侵肝经的少腹痛、寒疝腹痛或厥阴头痛等;主入肾经者,能温肾助阳,用于治疗肾阳不足证,症见阳痿宫冷、腰膝冷痛、夜尿频多、滑精遗尿等;主入心、肾两经者,能温阳通脉,用于治疗心肾阳虚证,症见心悸怔忡、畏寒肢冷、小便不利、肢体水肿等;或回阳救逆,用于治疗亡阳厥逆证,症见畏寒倦卧、汗出神疲、四肢厥逆、脉微欲绝等。

使用温里药应根据不同证候作适当配伍。若外寒已入里,表寒仍未解,当与辛温解表药同用;寒凝经脉、气滞血瘀者,配以行气活血药;寒湿内阻,宜配伍芳香化湿药或温燥祛湿药;脾肾阳虚者,宜配伍温补脾肾药;亡阳气脱者,宜与大补元气药同用。

本类药物多辛热燥烈,易耗阴动火,故天气炎热时或素体火旺者当减少用量;热伏于里,热深厥深,真热假寒证者禁用;凡实热证、阴虚火旺、津血亏虚者忌用;孕妇慎用。

附子 Fuzi

《神农本草经》

【来源】 本品为毛茛科植物乌头 *Aconitum carmichaelii* Debx. 的子根的加工品。

【处方名】 附子、附片、炮附片、淡附片。

【性味归经】 辛、甘,大热;有毒。归心、肾、脾经。

【功效】 回阳救逆,补火助阳,散寒止痛。

【应用】

1. 亡阳证 本品能上助心阳、中温脾阳、下补肾阳,为"回阳救逆第一要药"。①治吐利汗出,发热恶寒,四肢拘急,手足厥冷,或大汗、大吐、大泻所致亡阳证,常与干姜、甘草同用,如四逆汤。②本品能回阳救逆,人参能大补元气,二者同用,可治亡阳兼气脱者,如参附汤。③若寒邪入里,直中三阴而见四肢厥冷,恶寒倦卧,吐泻腹痛,脉沉迟无力或无脉,可与干姜、肉桂、人参同用,如回阳急救汤。

2. 阳虚证 本品辛甘温煦,有峻补元阳、益火消阴之效,凡肾、脾、心诸脏阳气衰弱者均可应用。①治肾阳不足,命门火衰所致阳痿滑精、宫寒不孕、腰膝冷痛、夜尿频多者,配伍肉桂、山茱萸、熟地黄等,如右归丸。②治脾肾阳虚、寒湿内盛所致脘腹冷痛、大便溏泻等,配伍党参、白术、干姜等,如附子理中汤。③治脾肾阳虚,水气内停所致小便不利、肢体水肿者,与茯苓、白术等同用,如真武汤。④若治心阳衰弱、心悸气短、胸痹心痛,可与人参、桂枝等同用。⑤治阳虚兼外感风寒者,常与麻黄、细辛同用,如麻黄附子细辛汤。

3. 寒痹证 本品气雄性悍,走而不守,能温经通络,逐经络中风寒湿邪,故有较强的散寒止痛作用。凡风寒湿痹周身骨节疼痛者均可用之,尤善治寒痹痛剧者,常与桂枝、白术、甘草同用,如甘草附子汤。

【用法用量】 煎服,3~15 g,本品有毒,宜先煎0.5~1 h,至口尝无麻辣感为度。

【使用注意事项】 孕妇慎用;不宜与半夏、瓜蒌、瓜蒌子、瓜蒌皮、天花粉、川贝母、浙贝母、平贝母、伊贝母、湖北贝母、白蔹、白及同用。生品外用,内服须炮制。若内服过量,或炮制、煎煮方法不当,可引起中毒。

知识拓展

附子的不良反应

附子中含多种乌头碱类化合物,具有较强的毒性,尤其表现为心脏的毒性。但经水解后形成的乌头碱,毒性则大大降低。乌头碱类化合物属二萜类生物碱,具有箭毒样作用,即阻断神经-肌肉接头传导,还具有乌头碱样作用,表现为心律失常、血压下降、体温降低、呼吸抑制、肌肉麻痹和中枢神经功能紊乱等。大剂量附子可导致多种动物全身性及呼吸肌麻痹症状,表现为呼吸停止先于循环紊乱。附子中毒原因主要是误食或用药不慎(如剂量过大,煎煮不当,配伍失宜等)或个体差异等,严重者可致死亡。因此必须严格炮制,按照规定的用法用量使用,才能保证用药安全。附子中毒救治的一般疗法:早期催吐,洗胃;有呼吸肌麻痹症状时,及时使用呼吸兴奋剂,给氧;心跳缓慢而弱时可皮下注射阿托品;出现室性心律失常时可用利多卡因。

干姜 Ganjiang

《神农本草经》

【来源】 本品为姜科植物姜 *Zingiber officinale* Rosc. 的干燥根茎。

【处方名】 干姜。

【性味归经】 辛,热。归脾、胃、肾、心、肺经。

【功效】 温中散寒,回阳通脉,温肺化饮。

【应用】

1. 腹痛,呕吐,泄泻 本品主入脾胃而长于温中散寒,无论外寒内侵之实寒或脾胃不足之虚寒均可使用。①治脾胃虚寒,脘腹冷痛等,多与党参、白术等同用,如理中丸。②治寒邪直中脏腑所致腹痛,单用本品研末服。③治胃寒呕吐,常配伍高良姜,如二姜丸。④治上热下寒,寒热格拒,食入即吐者,可与黄芩、黄连、人参等同用,如干姜黄芩黄连人参汤。⑤治中寒水泻,可单用为末服,亦可与党参、白术、甘草等同用。

2. 亡阳证 本品有温心助阳、回阳通脉之效。治心肾阳虚,阴寒内盛所致亡阳厥逆,脉微欲绝者,每与附子相须为用,既助其回阳救逆,又降低其毒性,如四逆汤。

3. 寒饮喘咳 本品辛热,入肺经,善于温肺散寒化饮。治寒饮喘咳,形寒背冷,痰多清稀之证,常与细辛、五味子、麻黄等同用,如小青龙汤。

【用法用量】 煎服,3~10 g。

【使用注意事项】 本品辛热燥烈,阴虚内热、血热妄行者忌用。

肉桂 Rougui

《神农本草经》

【来源】 本品为樟科植物肉桂 *Cinnamomum cassia* Presl 的干燥树皮。

【处方名】 肉桂、桂皮。

【性味归经】 辛、甘,大热。归肾、脾、心、肝经。

【功效】 补火助阳,引火归元,散寒止痛,温通经脉。

【应用】

1. 阳痿,宫冷 本品善补命门之火而助阳,为治疗命门火衰之要药。治肾阳不足,命门火衰的阳痿宫冷,腰膝冷痛,夜尿频多,滑精遗尿等,常配伍附子、熟地黄、山茱萸等,如肾气丸、右归饮。

2. 腹痛,寒疝 本品甘热助阳以补虚,辛热散寒以止痛,善去痼冷沉寒。①治寒邪内侵或脾胃虚寒的脘腹冷痛,可单用研末,酒煎服;或与干姜、高良姜、荜茇等同用。②治寒疝腹痛,多与吴茱萸、小茴香等同用。

3. 腰痛,胸痹,阴疽,闭经,痛经 本品辛散温通,能行气血、通经脉、散寒止痛。①治风寒湿痹,尤以治寒痹腰痛为主,常与独活、桑寄生、杜仲等同用,如独活寄生汤。②治胸阳不振,寒邪内侵的胸痹心痛,与附子、干姜、川椒等同用,如桂附丸。③治阳虚寒凝,血滞痰阻的阴疽、流注等,与鹿角胶、炮姜、麻黄等同用,如阳和汤。④治冲任虚寒,寒凝血滞的闭经、痛经等证,与当归、川芎、小茴香等同用,如少腹逐瘀汤。

4. 虚阳上浮诸症 本品大热,入肝、肾经,能使因下元虚衰所致上浮之虚阳回归故里,故曰"引火归元"。用于治疗元阳亏虚,虚阳上浮的面赤、虚喘、汗出、心悸、失眠、脉微弱者,常与山茱萸、五味子、人参、牡蛎等同用。

此外,久病体虚气血不足者,在补气益血方中加入少量肉桂,有鼓舞气血生长之效,如十全大补汤。

【用法用量】 煎服,1~5 g。入汤剂宜后下。研末冲服,每次 1~2 g。

【使用注意事项】 有出血倾向者及孕妇慎用,不宜与赤石脂同用。

知识拓展

附子与肉桂、干姜的异同

肉桂、附子、干姜均味辛性热,能温中散寒止痛,用于治疗脾胃虚寒之脘腹冷痛、大便溏泄等。然干姜主入脾、胃经,长于温中散寒、健运脾阳而止呕;肉桂、附子味甘而大热,散寒止痛力强,善治脘腹冷痛甚者及寒湿痹痛证,二者又能补火助阳,用于治疗肾阳虚证及脾肾阳虚证。肉桂还能引火归元、温通经脉,用于治疗虚阳上浮及胸痹、阴疽、闭经、痛经等。附子、干姜能回阳救逆,用于治疗亡阳证。对于此功能,附子力强,干姜力弱,常相须为用。干姜尚能温肺化饮,用于治疗肺寒痰饮咳喘。

吴茱萸 Wuzhuyu

《神农本草经》

【来源】 本品为芸香科植物吴茱萸 *Euodia rutaecarpa*（Juss.）Benth.、石虎 *Euodia rutaecarpa*（Juss.）Benth. var. *officinalis*（Dode）Huang 或疏毛吴茱萸 *Euodia rutaecarpa*（Juss.）Benth. var. *bodinieri*（Dode）Huang 的干燥近成熟果实。

【处方名】 吴茱萸、制吴茱萸、盐吴茱萸。

【性味归经】 辛、苦，热；有小毒。归肝、脾、胃、肾经。

【功效】 散寒止痛，降逆止呕，助阳止泻。

【应用】

1.寒凝疼痛 本品善疏肝解郁，散寒止痛，为治肝寒凝气滞诸痛之要药。①治厥阴头痛，干呕吐涎沫，苔白脉迟等，与生姜、人参等同用，如吴茱萸汤；②治寒疝腹痛，常与小茴香、川楝子、木香等配伍，如导气汤；③治冲任虚寒，瘀血阻滞之痛经，与桂枝、当归、川芎等同用，如温经汤；④治寒湿脚气肿痛，或上冲入腹，与木瓜、紫苏叶、槟榔等配伍，如鸡鸣散。

2.胃寒呕吐 本品具有温中散寒、疏肝降逆止呕之功，兼能制酸止痛。①治霍乱心腹痛，呕吐不止，常与干姜、甘草同用，如吴茱萸汤；②治外寒内侵、胃失和降之呕吐，与半夏、生姜等同用；③治肝郁化火，肝胃不和的胁痛口苦，呕吐吞酸，常配伍黄连，如左金丸。

3.虚寒泄泻 本品味辛性热，能温脾益肾，助阳止泻，为治脾肾阳虚，五更泄泻之常用药，多与补骨脂、肉豆蔻、五味子等同用，如四神丸。

此外，以本品为末，醋调敷足心（涌泉穴），可治口疮，现代临床还用于治疗高血压。

【用法用量】 煎服，2～5 g。外用适量。

【使用注意事项】 本品辛热燥烈，易耗气动火，故不宜多用、久服。阴虚有热者忌用。

小茴香 Xiaohuixiang

《新修本草》

【来源】 本品为伞形科植物茴香 *Foeniculum vulgare* Mill. 的干燥成熟果实。

【处方名】 小茴香、盐小茴香。

【性味归经】 辛，温。归肝、肾、脾、胃经。

【功效】 散寒止痛，理气和胃。

【应用】

1.寒疝腹痛，睾丸偏坠胀痛，少腹冷痛，痛经 本品辛温，能温肾暖肝，散寒止痛。①治寒疝腹痛，常与乌药、青皮、高良姜等配伍，如天台乌药散；亦可用本品炒热，布裹温熨腹部。②治肝气郁滞，睾丸偏坠胀痛，与橘核、山楂等同用，如香橘散。③治肝经受寒之少腹冷痛，或冲任虚寒之痛经，可与当归、川芎、肉桂等同用。

2.脾胃虚寒气滞，脘腹胀痛，食少吐泻 本品辛温，能温中散寒止痛，并善理脾胃之气而开胃、止呕。①治胃寒气滞之脘腹胀痛，可与高良姜、香附、乌药等同用；②治脾胃虚寒的脘腹胀痛、呕吐食少，可与白术、陈皮、生姜等同用。

【用法用量】 煎服，3～6 g。外用适量。

【使用注意事项】 阴虚火旺者慎用。

丁香 Dingxiang

《药性论》

【来源】 本品为桃金娘科植物丁香 *Eugenia caryophyllata* Thunb. 的干燥花蕾。

【处方名】 丁香、公丁香。

【性味归经】 辛,温。归脾、胃、肺、肾经。

【功效】 温中降逆,补肾助阳。

【应用】

1.脾胃虚寒,呃逆呕吐,食少吐泻 本品辛温芳香,暖脾胃而行气滞,尤善降逆,故有温中散寒、降逆止呕、止呃之功,为治胃寒呕吐呃逆之要药,常与柿蒂、人参、生姜等同用,如丁香柿蒂汤。治脾胃虚寒之吐泻、食少,常与白术、砂仁等同用;治妊娠恶阻,与广藿香配伍。

2.心腹冷痛 本品辛散温通,能温中散寒止痛,可用于治疗心腹冷痛。治胸痹心腹冷痛,可与附子、薤白、川芎等药配伍。若胃寒脘腹冷痛,可与干姜、高良姜、延胡索等同用。

3.肾虚阳痿,宫冷 本品味辛性温,入肾经,有温肾助阳起痿之功。治疗肾虚阳痿,宫冷不孕,可与附子、肉桂、淫羊藿等同用。

【用法用量】 煎服,1～3 g,内服或研末外敷。

【使用注意事项】 热证及阴虚内热者忌用。不可与郁金同用。

→ **章后小结**

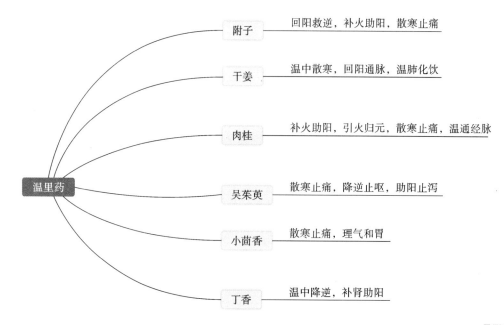

→ **目标检测**

目标检测
答案

A 型题(在每小题给出的 **A、B、C、D、E** 五个选项中,只有一项是最符合题目要求的)

1.下列药物中,善于上助心阳、中温脾阳、下补肾阳的药物是(   )。

A.附子　　　　B.干姜　　　　C.丁香　　　　D.吴茱萸　　　　E.小茴香

2.下列药物中,哪组药物具有回阳救逆的功效?(   )

A.附子、干姜　　B.干姜、肉桂　　C.附子、肉桂　　D.吴茱萸、附子　　E.肉桂、吴茱萸

3.下列药物中何药具有疏肝下气的功效?(   )

A.附子　　　　B.干姜　　　　C.肉桂　　　　D.吴茱萸　　　　E.丁香

4.下列药物中,何药善治厥阴头痛?(   )

A.白芷　　　　B.藁本　　　　C.细辛　　　　D.吴茱萸　　　　E.葛根

5.临床上以治疗寒疝腹痛为主要用途的药物是(   )。

A.肉桂   B.吴茱萸   C.小茴香   D.荜澄茄   E.川乌

6.药用部位是花蕾的药物是(   )。

A.天花粉   B.青黛   C.丁香   D.小茴香   E.荜茇

第十二章

理气药

本章 PPT

学习目标

知识目标

1.掌握理气药的概念、功效、性能特点、适应证、配伍应用,掌握常见理气药的药性、功效与应用。

2.熟悉理气药的使用注意事项。

3.了解理气药的用法用量。

素质目标

具备中药学技术人员应有的人文素质和职业素养,掌握理气药的理论知识及常见理气药应用,能够利于所学专业知识进行审方、调配及中药开发,能对气滞、气逆证患者的用药进行指导。

凡以疏理气机为主要功效,长于治疗气机不畅之气滞、气逆证的药物,称为理气药,又称行气药。其中行气力强者,又称为破气药。

理气药大多辛苦温而芳香,主归脾、胃、肝、肺经。辛香能行能散,味苦能泄,温能通行,故有疏理气机的作用,并可通过调畅气机而达到止痛、散结、降逆之效。主要用于治疗气机不畅之气滞、气逆证。因归经和性能的不同,又分别具有理气健脾、疏肝解郁、理气宽胸、行气止痛、破气散结、降逆止呕等功效。分别用于治疗脾胃气滞所致脘腹胀痛、嗳气吞酸、恶心呕吐、腹泻或便秘等,肝气郁滞所致胁肋胀痛、乳房胀痛、抑郁不乐、疝气疼痛、月经不调等,肺气壅滞所致胸闷胸痛、咳嗽气喘等。

使用本类药物,须针对不同的病证选择相应的药物,并根据具体病证的部位和病机的不同,进行必要的配伍。如脾胃气滞,除选用理脾和胃的理气药之外,还应根据具体兼证而配伍。食积不化者,宜配伍消导药;寒湿困脾者,宜配伍温中燥湿药;湿热阻滞所致者,配伍清热祛湿药;脾胃虚弱者,宜配伍补脾益气药;湿浊中阻者,宜配伍芳香化湿药。肝气郁滞者,应选用疏肝理气药;肝血不足者,配伍养血柔肝药;肝经受寒者,配伍暖肝散寒药;兼有瘀血阻滞者,配伍活血祛瘀药。肺气壅滞者,在选用理肺气药的同时,若外邪客肺,应配伍宣肺解表药;若痰饮阻肺,多配伍化痰止咳药;若肾虚喘咳,则配伍补益肺肾、纳气平喘药。

本类药物多辛温香燥,易耗气伤阴,故气阴不足者慎用。作用峻猛的破气药更易耗气伤胎,孕妇应慎用。

陈皮 Chenpi

《神农本草经》

【来源】 本品为芸香科植物橘 *Citrus reticulata* Blanco 及其栽培变种的干燥成熟果皮。

【处方名】 陈皮、橘皮、广陈皮、新会皮、炒陈皮、陈皮炭。

【性味归经】 辛、苦,温。归肺、脾经。

【功效】 理气健脾,燥湿化痰。

【应用】

1. 脘腹胀满,食少吐泻 本品辛香走窜,温通苦燥,入脾经,有行气、除胀、燥湿之功,故为治脾胃气滞、湿阻之脘腹胀满、食少吐泻之佳品,对寒湿阻滞中焦者,最为适宜。脾胃气滞轻者可单用;气滞较甚者,可与木香、枳实等同用;寒湿阻滞脾胃者,可与苍术、厚朴等药同用,如平胃散;食积气滞,脘腹胀痛者,可配伍山楂、神曲等药,如保和丸;若脾虚气滞,纳差,食后腹胀,可与人参、白术、茯苓等同用,如异功散。

2. 呕吐,呃逆 本品有苦降之性,为治呕吐、呃逆之佳品。属寒者,可单用研末,也可配伍生姜,如橘皮汤;属热者,可配伍竹茹、栀子等;虚实错杂有热者,可配伍人参、竹茹、大枣等,如橘皮竹茹汤。

3. 湿痰寒痰,咳嗽痰多 本品苦温,长于燥湿化痰,又能理气宽胸,为治湿痰、寒痰之要药。治湿痰咳嗽,可与半夏、茯苓等同用,如二陈汤;治寒痰咳嗽,可与干姜、细辛、五味子等同用,如苓甘五味姜辛汤。

4. 胸痹 本品辛行温通,入肺走胸,能行气通痹止痛。治痰气交阻之胸痹,胸中气塞,短气,可配伍枳实、生姜等,如橘皮枳实生姜汤。

【用法用量】 煎服,3～10 g。或入丸、散。

【使用注意事项】 本品辛散苦燥而温,能助热伤津,故舌红少津、内有实热者慎服。

> **知识拓展**
>
> ### 新 会 陈 皮
>
> 新会陈皮,又名"冈州红皮",其质优,独具道地药材特色,为"广陈皮"的上品。在颜色方面,真正的新会陈皮中年份短的陈皮内表面呈雪白色或黄白色,外表面呈猪须纹,呈鲜红色或暗红色;年份长的陈皮内囊风化自然剥落,内外表面猪须纹明显,呈棕褐色甚至黑色。从皮形来看,正宗新会陈皮的基部相连,为规则三瓣状,片张反卷。茶色方面,新会陈皮中年份短的陈皮茶色呈青黄色,年份长的陈皮茶色呈黄红色,茶色金黄通透。在品尝味道时,新会陈皮中年份短的陈皮味苦、酸、涩,而年份长的陈皮味甘、香、醇、陈。

枳实 Zhishi

《神农本草经》

【来源】 本品为芸香科植物酸橙 *Citrus aurantium* L. 及其栽培变种或甜橙 *Citrus sinensis* Osbeck 的干燥幼果。

【处方名】 枳实、小枳实、江枳实、陈枳实、炒枳实。

【性味归经】 苦、辛、酸,微寒。归脾、胃经。

【功效】 破气消积,化痰散痞。

【应用】

1. 积滞内停,痞满胀痛,泻痢后重,大便不通 本品辛行苦降,入脾、胃经,既能破气除痞,又能消积导滞,故可用于治疗胃肠积滞、气机不畅。治食积气滞,脘腹胀满疼痛,常与山楂、麦芽、神曲等同用,如曲麦枳术丸;治热结便秘,腹满胀痛,可与大黄、芒硝、厚朴等同用,如大承气汤;治湿热泻痢、里急后重,可与黄芩、黄连等同用,如枳实导滞丸。

2. 痰阻气滞,胸痹,结胸 本品能行气化痰以消痞,破气除满而止痛。治痰浊闭阻、胸阳不振之胸痹,胸中满闷、疼痛者,可与薤白、桂枝同用,如枳实薤白桂枝汤;治痰热结胸,可与黄连、瓜蒌、半夏同用,如小陷胸加枳实汤;治心下痞满,食欲不振,可与半夏曲、厚朴等同用,如枳实消痞丸。

3. 脏器下垂 本品治疗胃扩张、胃下垂、子宫脱垂、脱肛等脏器下垂者,可单用,或配伍黄芪、白术等补中益气药。

【用法用量】 煎服,3～10 g。炒后性较平和。

【使用注意事项】 脾胃虚弱者及孕妇慎用。

木香 Muxiang

《神农本草经》

【来源】 本品为菊科植物木香 *Aucklandia lappa* Decne. 的干燥根。

【处方名】 木香、云木香、广木香、炒木香、煨木香。

【性味归经】 辛、苦,温。归脾、胃、大肠、三焦、胆经。

【功效】 行气止痛,健脾消食。

【应用】

1.脾胃气滞,脘腹胀痛,食积不消,不思饮食 本品辛行苦泄温通,芳香气烈,能通理三焦,尤善行脾胃之气滞,故为行气调中止痛之佳品,又能健脾消食,故食积气滞尤宜。治脾胃气滞,脘腹胀痛,可单用本品磨汁,或与砂仁、广藿香等同用,如木香调气散;治食滞中焦、脘痞腹痛,可与陈皮、半夏、枳实等同用,如木香化滞汤;治寒凝中焦,食积气滞,可与干姜、枳实、白术同用,如木香干姜枳术丸;治脾虚食少,兼食积气滞,可与砂仁、枳实、白术等同用,如香砂枳术丸;治脾虚气滞,脘腹胀满、食少便溏,可与人参、白术、陈皮等同用,如香砂六君子汤。

2.泻痢后重 本品辛行苦降,善行大肠之滞气,为治湿热泻痢,里急后重之要药。治湿热泻痢,里急后重,常与黄连配伍,如香连丸;治饮食积滞,脘腹胀满,泻而不爽,可与槟榔、青皮、大黄等同用,如木香槟榔丸。

3.胸胁胀痛,黄疸,疝气疼痛 本品辛香能行,味苦能泄,走三焦和胆经,能疏理肝、胆和三焦之气。治湿热郁蒸,肝失疏泄,气机阻滞之胸胁胀痛,黄疸口苦,可与郁金、大黄、茵陈等配伍;治寒疝腹痛及睾丸偏坠疼痛,可与川楝子、小茴香等同用,如导气汤。

此外,本品气芳香,能醒脾开胃,在补益方剂中用之,能减轻补益药的腻胃和滞气之弊。

【用法用量】 煎服,3～6 g。生用行气力强,煨用行气力缓而多用于止泻。

【使用注意事项】 本品辛温香燥,能伤阴助火,故阴虚火旺者慎服。

香附 Xiangfu

《名医别录》

【来源】 本品为莎草科植物莎草 *Cyperus rotundus* L. 的干燥根茎。

【处方名】 香附、香附子、莎草根、香附米、醋香附、制香附、香附炭。

【性味归经】 辛、微苦、微甘,平。归肝、脾、三焦经。

【功效】 疏肝解郁,理气宽中,调经止痛。

【应用】

1.肝郁气滞,胸胁胀痛,疝气疼痛 本品辛香行散,味苦疏泄,主入肝经,善理肝气之郁结并止痛,肝气郁滞诸症均宜,故为疏肝解郁之要药。治肝郁气滞之胁肋胀痛,可与柴胡、川芎、枳壳等同用,如柴胡疏肝散;治寒凝气滞,肝气犯胃之胃脘疼痛,可配伍高良姜,如良附丸;治寒疝腹痛,可与小茴香、乌药、吴茱萸等同用。

2.月经不调,经闭痛经,乳房胀痛 本品疏肝理气,善调经止痛,故为妇科调经之要药。治肝郁气滞,月经不调,经闭痛经,可单用,或与柴胡、川芎、当归等同用,如香附归芎汤;治乳房胀痛,多与柴胡、青皮、瓜蒌皮等同用。

3.脾胃气滞,脘腹痞闷,胀满疼痛 本品味辛能行,入脾经,有行气宽中之功,故常用于治疗脾胃气滞证。治疗脘腹胀痛、胸膈噎塞、嗳气吞酸、纳呆,可与砂仁、甘草同用,如快气汤,或上方再加乌药、紫苏叶,如缩砂香附汤。外感风寒兼脾胃气滞者,可与紫苏叶、陈皮同用,如香苏散;治气、血、痰、火、湿、食六郁所致胸膈痞满、脘腹胀痛、呕吐吞酸、饮食不化等,可与川芎、苍术、栀子等同用,如越鞠丸。

【用法用量】 煎服,6～10 g。醋炙后止痛力明显增强。

【使用注意事项】 阴虚血热、气虚下陷或气虚无滞者慎服。

沉香 Chenxiang

《名医别录》

【来源】 本品为瑞香科植物白木香 *Aquilaria sinensis*(Lour.) Gilg 含有树脂的木材。

【处方名】 沉香、沉水香、蜜香、沉香木、盔沉香。

【性味归经】 辛、苦,微温。归脾、胃、肾经。

【功效】 行气止痛,温中止呕,纳气平喘。

【应用】

1.寒凝气滞,胸腹胀闷疼痛 本品辛香走窜,性温祛寒,善行气散寒止痛。治寒凝气滞之胸腹胀痛,常与乌药、木香、槟榔等同用,如沉香四磨汤;治脾胃虚寒,脘腹冷痛,常与肉桂、干姜、附子等同用,如沉香桂附丸。

2.胃寒呕吐呃逆 本品辛温散寒,味苦质重,能温中降气而止呕。治寒邪犯胃,呕吐清水,可与陈皮、荜澄茄、胡椒等同用,如沉香丸;治脾胃虚寒,呕吐呃逆,经久不愈,可与丁香、豆蔻、柿蒂等同用。

3.肾虚气逆喘息 本品能温肾纳气平喘,常用于治疗肾虚气逆喘息。治下元虚冷,肾不纳气之虚喘证,常与肉桂、附子、补骨脂等同用,如黑锡丹;治上盛下虚之痰饮喘嗽,常与紫苏子、半夏、厚朴等配伍,如苏子降气汤。

【用法用量】 煎服,1～5 g。宜后下,或磨汁冲服;或入丸、散,每次 0.5～1.5 g。

【使用注意事项】 本品辛温助热,故阴虚火旺及气虚下陷者慎服。

青皮 Qingpi

《本草图经》

【来源】 本品为芸香科植物橘 *Citrus reticulata* Blanco 及其栽培变种的干燥幼果或未成熟果实的果皮。

【处方名】 青皮、四花青皮、均青皮、小青皮、化青皮、炒青皮、醋青皮。

【性味归经】 苦、辛,温。归肝、胆、胃经。

【功效】 疏肝破气,消积化滞。

【应用】

1.肝郁气滞,胸胁胀痛,疝气疼痛,乳癖乳痈 本品苦泄辛行温通,性猛入肝,善疏理肝胆之气,尤宜用于肝郁气滞诸证。治疗肝郁气滞,胸胁胀痛,乳房胀痛,可配伍柴胡、郁金、香附等;治疗乳癖,乳房结块,单用煎汤,或配伍柴胡、橘叶等;治疗乳痈肿痛,可配伍瓜蒌、蒲公英、漏芦等;治疗寒疝疼痛,可与乌药、小茴香、木香等同用,如天台乌药散。

2.食积气滞,脘腹胀痛 本品辛行苦降,既能消积,又能行气止痛。常用于治疗食积气滞、脘腹胀痛,可与山楂、神曲、麦芽等同用,如青皮丸;若气滞脘腹疼痛,可与大腹皮同用,如青皮散;若气滞较甚,三焦气胀,可配伍枳壳、大腹皮等,如枳壳青皮饮。

3.癥瘕积聚,久疟痞块 本品苦泄峻烈,辛散温通力强,能破气散结。治气滞血瘀之癥瘕积聚,久疟痞块等,可与三棱、莪术、鳖甲等配伍。

【用法用量】 煎服,3～10 g。醋炙可增强疏肝止痛之功。

【使用注意事项】 本品苦泄峻烈,故气虚津伤者慎服。

川楝子 Chuanlianzi

《神农本草经》

【来源】 本品为楝科植物川楝 *Melia toosendan* Sieb. et Zucc. 的干燥成熟果实。

【处方名】 川楝子、楝实、金铃子、川楝、炒川楝子。

【性味归经】 苦,寒;有小毒。归肝、小肠、膀胱经。

【功效】 疏肝泄热,行气止痛,杀虫。

【应用】

1.肝郁化火,胸胁、脘腹胀痛,疝气疼痛 本品苦寒清泄,既能清肝火,又能行气止痛,为治肝郁气滞疼痛之良药,尤善治肝郁化火诸痛证。治肝胃不和或肝郁化火所致胸胁、脘腹疼痛,以及疝气疼痛,常与延胡索配伍,如金铃子散。治寒疝腹痛,常配伍小茴香、木香、吴茱萸等暖肝散寒药,如导气汤。

2.虫积腹痛 本品既能杀虫,又能行气止痛。治蛔虫等引起的腹痛,每与槟榔、使君子等驱虫药同用。外用杀虫而疗癣,治头癣、秃疮,可单用本品焙黄研末,以油调膏,外涂。

【用法用量】 煎服,5~10 g。外用适量,研末调涂。炒用则寒性降低。

【使用注意事项】 本品有毒,不宜过量或持续服用。又因性寒,脾胃虚寒者慎用。

薤白 Xiebai

《神农本草经》

【来源】 本品为百合科植物小根蒜 *Allium macrostemon* Bge. 或薤 *Allium chinense* G. Don 的干燥鳞茎。

【处方名】 薤白、薤白头、亥白、菼白、炒薤白。

【性味归经】 辛、苦,温。归心、肺、胃、大肠经。

【功效】 通阳散结,行气导滞。

【应用】

1.胸痹心痛 本品辛散温通,善散阴寒之凝滞,通胸阳之闭结,为治胸痹之要药。治寒痰阻滞、胸阳不振所致胸痹证,可与瓜蒌、半夏、枳实等配伍,如瓜蒌薤白白酒汤、瓜蒌薤白半夏汤、枳实薤白桂枝汤;若治痰凝血瘀之胸痹,则可与丹参、川芎、瓜蒌等配伍。

2.脘腹痞满胀痛,泻痢后重 本品辛行苦降,归胃、大肠经,有行气导滞、消胀止痛之功。治胃寒气滞之脘腹痞满胀痛,可与高良姜、砂仁、木香等同用;治泻痢里急后重,可单用本品或与木香、枳实等配伍。

【用法用量】 煎服,5~10 g;外用适量,捣敷,或捣汁涂。

【使用注意事项】 本品辛散苦泄温通,气虚无滞、阴虚发热者慎服。

乌药 Wuyao

《本草拾遗》

【来源】 本品为樟科植物乌药 *Lindera aggregata* (Sims) Kosterm. 的干燥块根。

【处方名】 乌药、台乌、天台乌药、台片。

【性味归经】 辛,温。归肺、脾、肾、膀胱经。

【功效】 行气止痛,温肾散寒。

【应用】

1.寒凝气滞,胸腹胀痛,气逆喘急,疝气疼痛,经寒腹痛 本品辛温,能疏理气机,散寒止痛,入肺、脾、肾经,故能治三焦寒凝气滞疼痛。治胸腹胁肋闷痛,可配伍香附、甘草等,如小乌沉汤;治脘腹胀痛,可配伍木香、青皮、莪术等,如乌药散;治寒疝腹痛,可配伍小茴香、青皮、高良姜等,如天台乌药散;

治寒凝气滞之痛经,可配伍当归、香附、木香等,如乌药汤。本品理气散寒,治疗寒郁气滞,气逆喘急者,可与麻黄、沉香、小茴香等药同用。

2.膀胱虚冷,遗尿尿频 本品辛散温通,入肾与膀胱经而能温肾散寒,缩尿止遗。治肾阳不足,膀胱虚冷之小便频数、小儿遗尿,可与益智、山药等同用,如缩泉丸。

【用法用量】 煎服,6～10 g;或入丸、散。

【使用注意事项】 本品辛温香散,能耗气伤阴,故气阴不足或有内热者慎服。

佛手 Foshou

《滇南本草》

【来源】 本品为芸香科植物佛手 *Citrus medica* L. var. *sarcodactylis* Swingle 的干燥果实。

【处方名】 佛手、佛手柑、陈佛手、川佛手、佛手片。

【性味归经】 辛、苦、酸,温。归肝、脾、胃、肺经。

【功效】 疏肝理气,和胃止痛,燥湿化痰。

【应用】

1.肝胃气滞,胸胁胀痛 本品辛香行散,味苦疏泄,善于疏肝解郁行气止痛。治肝郁气滞及肝胃不和之胸胁胀痛,脘腹痞满等,可与柴胡、香附、郁金等同用。

2.脾胃气滞,胃脘痞满,食少呕吐 本品入脾、胃经,能理气和中止痛。治脾胃气滞之脘腹胀痛,呕恶食少等证,可与木香、香附、砂仁等同用。

3.咳嗽痰多 本品苦温燥湿而化痰,辛香又能行气,故善治湿痰咳嗽、痰多胸闷,可与丝瓜络、瓜蒌皮、陈皮等配伍。

【用法用量】 煎服,3～10 g。

荔枝核 Lizhihe

《本草衍义》

【来源】 本品为无患子科植物荔枝 *Litchi chinensis* Sonn. 的干燥成熟种子。

【处方名】 荔枝核、荔仁、荔核、盐荔枝核。

【性味归经】 甘、微苦,温。归肝、肾经。

【功效】 行气散结,祛寒止痛。

【应用】

1.寒疝腹痛,睾丸肿痛 本品辛行苦泄,性温祛寒,主入肝经,有疏肝理气、散结消肿、散寒止痛之功。治寒凝气滞之疝气疼痛、睾丸肿痛,可与小茴香、青皮等同用,如荔核散,或与小茴香、吴茱萸、橘核等同用,如疝气内消丸。治睾丸肿痛属湿热者,可与龙胆、川楝子、黄柏等同用。

2.胃脘胀痛,痛经,产后腹痛 本品有疏肝和胃、散寒止痛作用。治肝气郁结,肝胃不和之胃脘胀痛,可与木香同用,如荔香散;治肝郁气滞血瘀之痛经及产后腹痛,可与香附同用,如蠲痛散。

【用法用量】 煎服,5～10 g;或入丸、散。

【使用注意事项】 本品苦泄温通,能耗气助热,故气虚或有内热者慎服。

其他理气药见表 12-1。

表 12-1 其他理气药

药 名	性味归经	功 效	主 治	用 量
化橘红	辛、苦,温。归肺、脾经	行气宽中,燥湿化痰	咳嗽痰多,食积伤酒,呕恶痞闷	3～6 g
枳壳	苦、辛、酸、微寒。归脾、胃经	行气宽中,行滞消胀	胸胁气滞,胀满疼痛,食积不化,痰饮内停,脏器下垂	3～10 g

续表

药 名	性味归经	功 效	主 治	用 量
玫瑰花	甘、微苦,温。归肝、脾经	行气解郁,和血,止痛	肝胃气痛,食少呕恶,月经不调,跌扑伤痛	3～6 g
檀香	辛,温。归脾、胃、心、肺经	行气温中,开胃止痛	寒凝气滞,胸痛不舒,胸痹心痛,脘腹疼痛,呕吐食少	2～5 g
香橼	辛、苦、酸,温。归肝、脾、肺经	疏肝理气,宽中,化痰	肝胃气滞,胸胁胀痛,脘腹痞满,呕吐噫气,痰多咳嗽	3～10 g
柿蒂	苦、涩,平。归胃经	降逆止呃	呃逆	5～10 g
九香虫	咸,温。归肝、脾、肾经	理气止痛,温中助阳	胃寒胀痛,肝胃气痛,肾虚阳痿,腰膝酸痛	3～9 g
大腹皮	辛,微温。归脾、胃、大肠、小肠经	行气宽中,行水消肿	湿阻气滞,脘腹胀闷,大便不爽,水肿胀满,脚气浮肿,小便不利	5～10 g

章后小结

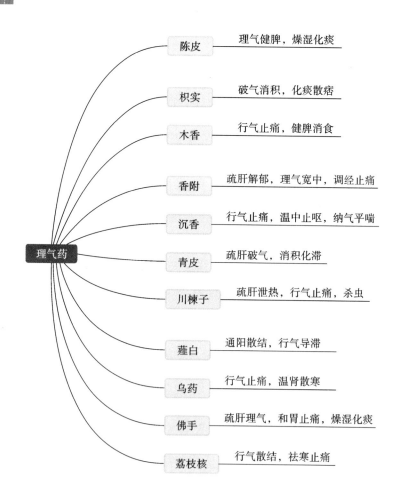

目标检测答案

目标检测

A 型题(在每小题给出的 A、B、C、D、E 五个选项中,只有一项是最符合题目要求的)

1.不属于理气药主要归经的是(　　)。

A.脾经　　　　　　B.胃经　　　　　　C.肝经　　　　　　D.肺经　　　　　　E.肾经

2.治疗脾胃气滞,脘腹胀痛及泻痢里急后重,宜选用(　　)。

A.陈皮　　　　　　B.枳壳　　　　　　C.佛手　　　　　　D.木香　　　　　　E.大腹皮

3.陈皮、木香共有的功效是(　　)。

A.疏肝理气　　　　　　　　　B.降气止呕　　　　　　　　　C.行气导滞

D.理气止痛　　　　　　　　　E.理气健脾

4.既能破气消积,又能化痰除痞的药物是(　　)。

A.枳实　　　　　　B.青皮　　　　　　C.沉香　　　　　　D.川楝子　　　　　　E.绿萼梅

5.治疗肝气郁结,月经不调,痛经,乳房胀痛,宜首选的药物是(　　)。

A.木香　　　　　　B.香附　　　　　　C.沉香　　　　　　D.檀香　　　　　　E.九香虫

6.善治肝胃气滞,胁痛胸闷,脘腹疼痛,久咳痰多之证的药物是(　　)。

A.青皮　　　　　　B.佛手　　　　　　C.枳壳　　　　　　D.乌药　　　　　　E.娑罗子

7.木香用于治疗脾失运化、肝失疏泄之腹痛、胁痛、黄疸等症,是取其何种功效?(　　)

A.疏肝解郁、利胆退黄

B.行气健脾、宽胸散结

C.行气宽中、顺气降逆

D.行气健脾、疏利肝胆

E.行气健脾、消积除痞

8.沉香治疗喘证,是取其何种功效?(　　)

A.宣肺平喘　　　　　　　　　B.纳气平喘　　　　　　　　　C.清肺平喘

D.益气平喘　　　　　　　　　E.温肺平喘

9.治胸痹证是取薤白的哪方面功效?(　　)

A.通阳散结　　　　　　　　　B.理气健脾　　　　　　　　　C.化痰宽胸

D.宣肺化痰　　　　　　　　　E.破气除痞

第十三章

消食药

本章 PPT

学习目标

知识目标

1. 掌握消食药的概念、功效、分类、性能特点、适应证，掌握常见消食药的药性、功效与应用。

2. 熟悉消食药的使用注意事项。

3. 了解消食药的用法用量。

素质目标

树立传统的思想道德观念，保持良好的中医药价值取向，严守职业道德，传承精益求精的工匠精神。

凡以消积导滞、促进消化为主要作用，且能治疗饮食积滞病证的药物，称为消食药。

消食药大多味甘性平，主入脾、胃经。主要用于饮食积滞所致脘腹胀满、嗳气吞酸、恶心呕吐、不思饮食、大便失常及脾胃虚弱、消化不良等证。

使用消食药时应针对食积的性质及兼证，选择适当的药物配伍。若宿食积停、脾胃气滞，应配伍理气药以行气导滞。若脾胃气虚、运化无力，须配伍健脾益胃药以标本兼顾、消补并用。若脾胃虚寒，宜配伍温里药以温运脾阳，散寒消食。若兼湿浊中阻，宜配伍芳香化湿药以化湿醒脾、消食开胃。若食积化热，可配伍清热药，或配伍苦寒攻下药以泻热化积。

消食药以祛邪为主，虽多数力缓，但有耗气之弊，故气虚而无积滞者慎用。

山楂 Shanzha

《神农本草经》

【来源】 本品为蔷薇科植物山里红 *Crataegus pinnatifida* Bge. var. *Major* N. E. Br. 或山楂 *Crataegus pinnatifida* Bge. 的干燥成熟果实。

【处方名】 山楂、炒山楂、焦山楂。

【性味归经】 酸、甘，微温。归脾、胃、肝经。

【功效】 消食健胃，行气散瘀，化浊降脂。

【应用】

1. 肉食积滞证 凡肉食积滞之脘腹胀满、嗳气吞酸、腹痛便溏者，单用煎服有效，或与莱菔子、神曲等同用；食积气滞，脘腹胀痛较甚者，宜与青皮、枳实等同用。

2. 泻痢腹痛 本品能行气止痛。治伤食泻痢腹痛，以焦山楂煎服，亦可与木香、槟榔等同用；治痢疾初起，里急后重，身热腹痛，可与黄连、苦参等同用。

3. 瘀阻胸腹痛或痛经 本品能行气血，有活血祛瘀止痛之功。治瘀滞胸胁作痛，可与川芎、桃仁等同用；治产后瘀阻腹痛、恶露不尽，或瘀阻痛经，多与红花、当归等同用。

【用法用量】 煎服，9～12 g。生用消食散瘀，焦山楂消食止泻。

【使用注意事项】 本品多食可引起胃酸过多，故胃酸分泌过多者慎用。

鸡内金 Jineijin

《神农本草经》

【来源】 本品为雉科动物家鸡 *Gallus gallus domesticus* Brisson 的干燥沙囊内壁。

【处方名】 鸡内金。

【性味归经】 甘,平。归脾、胃、小肠、膀胱经。

【功效】 健胃消食,涩精止遗,通淋化石。

【应用】

1. 饮食积滞,小儿疳积 用于米面薯芋肉食等各种食滞证。病情轻者,单用研末服有效;病情较重者,可与山楂、麦芽、青皮等同用。治小儿脾虚疳积,可与白术、山药、使君子等同用。

2. 肾虚遗精、遗尿 治遗精,可与芡实、菟丝子等同用;治遗尿,常与桑螵蛸、覆盆子、益智等同用。

3. 石淋,胆结石 常与金钱草、海金沙等配伍,以增强化石、排石之功。

【用法用量】 煎服,3~10 g;研末服,每次 1.5~3 g。

【使用注意事项】 本品多食可引起胃酸过多,故胃酸分泌过多者慎用。

> **知识拓展**
>
> ### 鸡内金的现代研究
>
> 鸡内金中含胃激素、角蛋白、微量胃蛋白酶、淀粉酶、多种纤维素、氨基酸等。口服鸡内金粉后,胃液的分泌量、酸度和消化力均提高,胃运动加强、排空加快。鸡内金酸提取液或煎剂能加速放射性锶的排泄。

神曲 Shenqu

《药性论》

【来源】 本品为辣蓼、青蒿、杏仁泥、赤小豆、鲜苍耳草加入面粉或麸皮后发酵而形成的曲剂。

【处方名】 神曲、炒神曲、焦神曲。

【性味归经】 甘,辛,温。归脾、胃经。

【功效】 消食和胃。

【应用】

饮食积滞证 本品善于消米面食积,常炒焦后与焦麦芽、焦山楂同用,称"焦三仙";若脾胃虚弱,食滞中阻,可与党参、陈皮等同用,如健脾丸;治疗食积证,宜与山楂、莱菔子等同用,如保和丸。

此外,凡丸剂中有金石、贝壳类等药物者,可用本品制糊丸以助消化,如磁朱丸。

【用法用量】 煎服,6~15 g。

【使用注意事项】 本品多食可引起胃酸过多,故胃酸分泌过多者慎用。

> **知识拓展**
>
> ### 附药:建曲
>
> 建曲为麦粉、麸皮、紫苏、荆芥、防风、厚朴等十种药物经发酵专制而成,主产于福建泉州。味苦、辛,性微温。功效与神曲相似,可消食化积,兼有散发之功,善治暑湿泄泻、呕吐不食。用法用量与神曲相同。

麦芽 Maiya

《药性论》

【来源】 本品为禾本科植物大麦 *Hordeurn vulgare* L. 的成熟果实经发芽干燥的炮制加工品。

【处方名】 麦芽、炒麦芽、焦麦芽。

【性味归经】 甘,平。归脾、胃经。

【功效】 行气消食,健脾开胃,回乳消胀。

【应用】

1. 米面薯芋食积证 本品善于促进淀粉类食物的消化,常与山楂、神曲、鸡内金等同用。治小儿乳食停滞,单味煎服或研末服有效。治脾虚食少、食后饱胀,可与白术、党参、陈皮等同用。

2. 断乳,乳房胀痛 单用生麦芽或炒麦芽 120 g(或生、炒麦芽各 60 g),煎服有效。

此外,本品能疏肝解郁,用于肝气郁滞或肝胃不和之证。

【用法用量】 煎服,10～15 g。大剂量时可用至 30～120 g。生麦芽消食兼能疏肝,炒麦芽偏于消食和胃并能回乳,焦麦芽偏于消食止泻。

【使用注意事项】 哺乳期妇女不宜使用。

知识拓展

焦三仙

山楂、神曲与麦芽三药炒焦入药合称"焦三仙",能消食导滞,治疗食积不化证。但山楂善消肉食之积,又能活血化瘀,治疗瘀血之产后腹痛、冠心病等;神曲善消米面食积兼止泻发表,食积兼腹泻或表邪者适用;麦芽善消米面薯芋等淀粉类食物积滞兼能疏肝理气,回乳,治疗肝郁证、溢乳症等。

莱菔子 Laifuzi

《日华子本草》

【来源】 本品为十字花科植物萝卜 *Raphanus sativus* L. 的干燥成熟种子。全国各地均产,夏季果实成熟时采割植株,晒干,搓出种子,除去杂质,再晒干。生用或炒用。用时捣碎。

【处方名】 莱菔子、炒莱菔子。

【性味归经】 辛、甘,平。归肺、脾、胃经。

【功效】 消食除胀,降气化痰。

【应用】

1. 食积气滞证 本品味辛能行散,既能消食,又善行气,故善治食积气滞、脘腹胀满,与山楂、神曲、陈皮等同用,如保和丸。

2. 痰盛气喘证 本品有消食开胃、化痰止咳、降气平喘之功,可与白芥子、紫苏子同用,如三子养亲汤。

【用法用量】 煎服,5～12 g。生用长于祛痰,炒用长于消食除胀。

【使用注意事项】 本品辛散耗气,故气虚及无食积、痰滞者慎用。不宜与人参同用。

稻芽 Daoya

《药性论》

【来源】 本品为禾本科植物稻 *Oryza sativa* L. 的成熟果实经发芽干燥的炮制加工品。生用或炒焦用。

【处方名】 稻芽、炒稻芽、焦稻芽。

【性味归经】 甘,温。归脾、胃经。

【功效】 消食和中,健脾开胃。

【应用】

食积气滞证 用于食积不消,腹胀口臭,脾胃虚弱,不饥食少。炒稻芽偏于消食,用于不饥食少。焦稻芽善化积滞,用于积滞不消。

【用法用量】 煎服,9～15 g。炒用偏于消食,炒焦后善化积滞。

【使用注意事项】 哺乳期妇女不宜使用。

其他消食药见表13-1。

表 13-1 其他消食药

药 名	性 味 归 经	功 效	主 治	用 法 用 量
谷芽	甘,温。归脾、胃经	消食和中,健脾开胃	食积不消,腹胀口臭,脾胃虚弱,不饥食少。炒谷芽偏于消食,用于不饥食少。焦谷芽善化积滞,用于积滞不消	煎服,9～15 g
鸡矢藤	甘、苦、微寒。归肺、脾、胃、肝、肺经	消食健胃,化痰止咳,清热解毒,止痛	饮食积滞,小儿疳积;热痰咳嗽;热毒泻痢,咽喉肿痛,疮痈疮毒;多种痛证	煎服,15～60 g

→ 章后小结

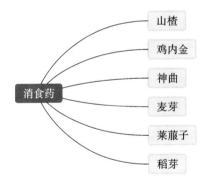

目标检测
答案

→ 目标检测

(一)A1 型题(在每小题给出的 A、B、C、D、E 五个选项中,只有一项是最符合题目要求的)

1.消化油腻肉食积滞的要药是( )。

A.山楂　　　　B.麦芽　　　　C.莱菔子　　　　D.鸡内金　　　　E.厚朴

2.消食并可解表的药物是( )。

A.山楂　　　　B.建曲　　　　C.麦芽　　　　D.鸡矢藤　　　　E.阿魏

3.主治米面薯芋类积滞的药物是( )。

A.神曲　　　　B.麦芽　　　　C.莱菔子　　　　D.鸡内金　　　　E.鸡矢藤

4.食积气滞应首选的药物是( )。

A.山楂　　　　B.稻芽　　　　C.莱菔子　　　　D.鸡内金　　　　E.鸡矢藤

5.临床可广泛用于治疗各种食积及小儿疳积的药物是( )。

A. 山楂   B. 厚朴   C. 麦芽   D. 莱菔子   E. 鸡内金

(二)A2 型题(在每小题给出的 A、B、C、D、E 五个选项中,只有一项是最符合题目要求的)

1.患者,女,30 岁。产后瘀阻腹痛、恶露不尽,可与当归、红花配伍使用的是( )。

A. 山楂   B. 神曲   C. 麦芽   D. 谷芽   E. 鸡内金

2.患者,男,24 岁。症见咳嗽痰多、胸闷食少,可与白芥子、紫苏子同用的是( )。

A. 山楂   B. 神曲   C. 麦芽   D. 莱菔子   E. 鸡内金

(三)B1 型题(每组试题前有 A、B、C、D、E 五个供选择的备选答案,从中为每一小题选择一个与其关系密切的答案)

A. 食积兼血瘀胸痛

B. 食积兼外感表证

C. 食积兼肝郁胁痛

D. 食积兼胆结石

E. 食积兼咳喘胸闷

1.山楂主治( )。

2.麦芽主治( )。

驱虫药

本章 PPT

凡以驱除或杀灭人体寄生虫为主要功效,用于治疗虫证的药物,称为驱虫药。

驱虫药主入脾、胃、大肠经,部分具有一定毒性,对人体内的寄生虫,尤其是肠道寄生虫,具有杀灭或麻痹作用,并能促使虫体排出体外。

驱虫药功效以杀虫为主,主要用于治疗蛔虫、绦虫、蛲虫、钩虫、姜片虫等引起的多种肠道寄生虫病。症见绕脐腹痛,多食善饥,或不思饮食,或嗜食异物,久则形体消瘦,面色萎黄,腹部膨大,青筋暴露,身体水肿等。部分药物兼有消积、行气利水、通便、截疟等功效,可用于小儿疳积、积滞泻痢、水肿脚气、大便秘结、疟疾等病证。

使用驱虫药时应根据寄生虫的种类及患者体质强弱、病情缓急选择合适药物,并针对不同兼证合理配伍相应药物。如便秘者,配伍泻下药;兼有积滞者,配伍消积导滞药;脾胃虚弱者,配伍健脾益胃药;体质虚弱者,配伍补虚药,先补后攻,或攻补兼施。

驱虫药一般宜空腹服用,使药物充分作用于虫体以确保疗效;本类药物多损耗正气,部分具有毒性,使用时需控制剂量;素体虚弱、年老体衰者及孕妇慎用驱虫药;发热或腹痛剧烈者,暂时不宜驱虫,需待症状缓解后,方可服用驱虫药。

使君子 Shijunzi

《开宝本草》

【来源】 本品为使君子科植物使君子 *Quisqualis indica* L. 的干燥成熟果实。主产于四川、福建、云南等地。秋季果皮变紫黑色时采收,除去杂质,干燥。

【处方名】 使君子、使君子仁、炒使君子仁。

【性味归经】 甘,温。归脾、胃经。

【功效】 杀虫消积。

【应用】

1.蛔虫病、蛲虫病 本品治疗蛔虫病,轻证则单用本品炒香嚼服,重证则常配伍苦楝皮、槟榔等,如使君子散;治蛲虫病,则配伍百部、槟榔等。

2. 小儿疳积　本品治疗小儿疳积,症见面色萎黄、形瘦腹大、腹痛有虫,可配伍槟榔、神曲等,如肥儿丸。

【用法用量】　煎服,9～12 g,捣碎;入丸、散或单用。使君子仁6～9 g,分1～2次服。炒香嚼服,小儿每岁1～1.5粒,1日总量不超过20粒。

【使用注意事项】　用量过大易导致眩晕、呃逆、呕吐、腹泻等。与热茶同服,亦导致呃逆、腹泻,故忌与热茶同服。

苦楝皮 Kulianpi

《名医别录》

【来源】　本品为楝科植物川楝 *Melia toosendan* Sieb. et ZucC. 或楝 *Melia azedarach* L. 的干燥树皮和根皮。前者主产于四川、湖北、贵州等地,后者全国大部分地区均产。春、秋二季剥取,晒干,或除去粗皮,晒干。

【处方名】　苦楝皮、苦楝根皮。

【性味归经】　苦,寒;有毒。归肝、脾、胃经。

【功效】　杀虫,疗癣。

【应用】

1. 蛔虫病、蛲虫病　本品苦寒有毒,杀虫作用较强,可用于治疗多种肠道寄生虫病。治疗蛔虫病,可单用本品,水煎、熬膏、制成片剂或糖浆服用,或配伍槟榔、使君子等,如化虫丸;治疗蛲虫病,可配伍百部、乌梅,水煎取汁;保留灌肠治疗钩虫病,配伍石榴皮,如楝榴二皮饮。

2. 疥癣　本品苦寒有毒,可清热燥湿、杀虫止痒,治疗疥疮、头癣、体癣、湿疮,可单用本品研末,以醋或猪脂调涂患处。

【用法用量】　煎服,3～6 g;外用适量,研末,猪脂调涂患处。

【使用注意事项】　本品有毒,不宜过量或持续使用。孕妇及肝病患者忌用。有效成分难溶于水,需文火久煎。

知识拓展

苦楝皮的现代研究

《名医别录》曰苦楝皮"疗蛔虫,利大肠"。

本品主要成分为川楝素、苦楝酮、苦楝萜酮内酯、苦楝萜醇内酯、苦楝萜酸甲酯等。本品煎剂或醇提取物对猪蛔虫有抑制或麻痹作用,本品对小鼠蛲虫有麻痹作用,本品可抗血吸虫。现代常用于多种肠道寄生虫病、体癣、疥疮、蛔虫性肠梗阻、滴虫性阴道炎等。

槟榔 Binglang

《名医别录》

【来源】　本品为棕榈科植物槟榔 *Areca catechu* L. 的干燥成熟种子。主产于海南、福建、云南等地,春末至秋初采收成熟果实,用水煮后,干燥,除去果皮,取出种子,干燥。

【处方名】　槟榔、炒槟榔、焦槟榔。

【性味归经】　苦、辛,温。归胃、大肠经。

【功效】　杀虫,消积,行气,利水,截疟。

【应用】

1. 多种肠道寄生虫病　本品治疗绦虫病效果最佳,可单用,或配伍木香,如圣功散,现代多配伍南瓜子,疗效更佳;治疗蛔虫病、蛲虫病,可配伍苦楝皮、使君子等;治疗姜片虫病,可配伍乌梅、甘草等;治疗钩虫病,可配伍绵马贯众、榧子等。

2. 食积气滞,泻痢后重 本品辛散苦泄,归胃、大肠经,善行胃肠之气,行气以消积导滞,缓泻以通便。治疗食积气滞所致腹胀便秘,可配伍木香、大黄等,如木香槟榔丸;治疗湿热泻痢所致里急后重,可配伍木香、黄连等,如芍药汤。

3. 水肿,脚气肿痛 本品辛温,既能行气,又能利水。治疗水肿实证所致二便不利,可配伍商陆、泽泻等,如疏凿饮子;治疗寒湿脚气肿痛,可配伍木瓜、吴茱萸等,如鸡鸣散。

4. 疟疾 本品可用于治疗疟疾所致寒热往来、发作不止,可配伍常山、草果等,如截疟七宝饮。

【用法用量】 煎服,3～10 g;驱绦虫、姜片虫可用至 30～60 g。炒槟榔药性缓和,焦槟榔消食导滞。

【使用注意事项】 脾虚便溏或气虚下陷者忌用。

知识拓展

槟榔的现代研究

《本草纲目》曰槟榔"治泻痢后重,心腹诸痛,大小便气秘,痰气喘急。疗诸疟,御瘴疠"。

本品主要成分为槟榔碱、槟榔次碱、去甲基槟榔碱、脂肪油及槟榔红色素等。槟榔碱能使绦虫虫体弛缓性麻痹,本品对蛲虫、蛔虫、钩虫、姜片虫、血吸虫均有麻痹或驱杀作用。现代常用于绦虫病、糜烂性胃炎、乳糜尿、麻痹性肠梗阻等。

绵马贯众 Mianmaguanzhong

《药性论》

【来源】 本品为鳞毛蕨科植物粗茎鳞毛蕨 *Dryopteris crassirhizoma* Nakai 的干燥根茎及叶柄残基。

【处方名】 绵马贯众、贯众、贯仲、贯众炭、贯仲炭。

【性味归经】 苦,微寒;有小毒。归肝、胃经。

【功效】 清热解毒,驱虫。

【应用】 用于风热感冒,温热斑疹,吐血,咯血,衄血,便血,崩漏,血痢,带下及钩虫、蛔虫、绦虫等引起的肠道寄生虫病。治下血崩中带下,产后血气胀痛,斑疹毒,漆疮,骨鲠。解猪病。

【用法用量】 煎服,4.5～9 g;或入丸、散。外用适量,研末调涂。

【使用注意事项】 阴虚内热及脾胃虚寒者不宜使用,孕妇慎用。

雷丸 Leiwan

《本草纲目》

【来源】 本品为白蘑科真菌雷丸 *Omphalia lapidescens* Schroet. 的干燥菌核。

【处方名】 雷丸、生雷丸。

【性味归经】 微苦,寒。归胃、大肠经。

【功效】 杀虫消积。

【应用】 用于肿瘤,绦虫病,钩虫病,蛔虫病,虫积腹痛,小儿疳积。

【用法用量】 15～21 g,不宜入煎剂,一般研粉服,一次 5～7 g,饭后用温开水调服,一日 3 次,连服 3 日。

【使用注意事项】 哺乳期妇女不宜使用。

南瓜子 Nanguazi

《名医别录》

【来源】 本品为葫芦科植物南瓜 *Cucurbita moschata* Duch. 的种子。秋季采摘成熟果实,取出种子,洗净晒干。

【处方名】 南瓜子、南瓜仁、白瓜子、北瓜子。

【性味归经】 甘,平。归胃、大肠经。

【功效】 驱虫。

【应用】

1.血吸虫病 南瓜子,炒黄、碾细末。每日服 60 g,分 2 次,加白糖,开水冲服。以 15 日为 1 个疗程。

2.产后手脚水肿,糖尿病 30 g。炒熟,水煎服。

【用法用量】 30～120 g。研粉,冷水调服。

【使用注意事项】 气虚及无食积、痰滞者慎用。

鹤草芽 Hecaoya

《药性论》

【来源】 本品为蔷薇科植物龙牙草 *Agrimonia pilosa* Ledeb. 的地下冬芽。

【处方名】 鹤草芽、仙鹤草芽、龙牙草芽、狼牙草芽。

【性味归经】 苦、涩,凉。归胃、大肠经。

【功效】 杀虫。

【应用】 用于绦虫病。

【用法用量】 研末吞服,每日 30～45 g。

【使用注意事项】 不宜入煎剂。

其他驱虫药见表 14-1。

表 14-1　其他驱虫药

药　　名	性味归经	功　　效	主　　治	用法用量
鹤虱	苦、辛,平;有小毒。归脾、胃经	杀虫消积	蛔虫病、蛲虫病、绦虫病,虫积腹痛,小儿疳积	煎服,3～9 g
榧子	甘,平。归肺、胃、大肠经	杀虫消积,润肺止咳,润肠通便	钩虫病、蛔虫病、绦虫病,小儿疳积,肺燥咳嗽,大便秘结	煎服,9～15 g

→ 章后小结

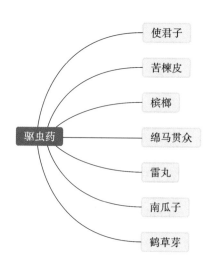

目标检测

目标检测
答案

（一）A1 型题（在每小题给出的 A、B、C、D、E 五个选项中，只有一项是最符合题目要求的）

1. 驱虫药的归经主要为（　　）经。

A. 胃、大肠　　　　B. 脾、肺　　　　C. 肝、胆　　　　D. 肝、胃　　　　E. 大肠、小肠

2. 内服使君子，每日的最大用量是（　　）。

A. 30 粒　　　　B. 25 粒　　　　C. 20 粒　　　　D. 50 粒　　　　E. 40 粒

3. 具有疗癣功效的药是（　　）。

A. 槟榔　　　　B. 雷丸　　　　C. 鹤草芽　　　　D. 使君子　　　　E. 苦楝皮

4. 槟榔善杀（　　）。

A. 钩虫　　　　B. 蛲虫　　　　C. 绦虫　　　　D. 蛔虫　　　　E. 阴道滴虫

5. 使君子善杀（　　）。

A. 钩虫　　　　B. 姜片虫　　　　C. 绦虫　　　　D. 蛔虫　　　　E. 阴道滴虫

（二）A2 型题（在每小题给出的 A、B、C、D、E 五个选项中，只有一项是最符合题目要求的）

患者，男，4 岁。寒热往来，日久不愈，面色萎黄，形体消瘦，腹部膨大，腹部时痛，经儿科检查，诊断为疟疾、疳积、肠道蛔虫，宜首选（　　）。

A. 南瓜子　　　　　　　　B. 槟榔　　　　　　　　C. 使君子

D. 雷丸　　　　　　　　E. 榧子

止血药

本章 PPT

凡以制止体内外出血,治疗各种出血证为主的药物,称止血药。

止血药均入血分,因心主血、肝藏血、脾统血,本类药主要归心、肝、脾经,具有止血作用。主要适用于咯血、衄血、吐血、便血、尿血、崩漏、紫癜以及外伤出血等体内外各种出血病证。

按止血药性能、功效及临床应用,常将本类药物分为凉血止血药、化瘀止血药、温经止血药、收敛止血药四类。其中,凉血止血药味苦或甘而性寒凉,能清血分之热而止血,主治血热妄行之出血证,过量滥用有留瘀之害。化瘀止血药性味虽各异,却均能消散瘀血而止血,主治瘀血内阻、血不循经之出血证,有止血不留瘀之长,为治出血之佳品。温经止血药性温热,善温脾阳、固冲脉,统摄血液而止血,主治脾不统血、冲脉失固之虚寒性出血。收敛止血药味多涩,或质黏,或为炭类,性多平或凉或寒,虽善收涩止血,主治各种出血而无瘀滞者,但有留瘀恋邪之弊,有瘀血或邪实者当慎用。

使用止血药需注意“止血不留瘀”。凉血止血药和收敛止血药有止血留瘀之弊,所以出血兼有瘀滞者不宜单独使用。

根据前人的用药经验,止血药多炒炭用。一般而言,炒炭后药性变苦、涩,可增强止血之效,但并非所有的止血药均宜炒炭用,有些止血药炒炭后,止血作用并不增强,反而降低,故仍以生用为佳。因此,止血药是否炒炭用,应视具体药物而定,不可一概而论,总之以提高疗效为原则选择使用。

第一节 凉血止血药

大蓟 Daji

《名医别录》

【来源】 本品为菊科植物蓟 *Cirsium japonicum* Fisch. ex DC. 的干燥地上部分。全国大部分地区均产。夏、秋二季花开时割取地上部分,除去杂质,晒干,生用或炒炭用。

【处方名】 大蓟、大蓟炭。

【性味归经】 甘、苦,凉。归心、肝经。

【功效】 凉血止血,散瘀解毒消痈。

【应用】

1. 血热出血证 本品寒凉而入血分,能凉血止血,主治血热妄行之出血证,用于吐血、咯血及崩漏下血。如治九窍出血,常与小蓟相须为用;治吐血、衄血、崩漏下血,皆用鲜大蓟根或叶捣汁服;若治外伤出血,可用本品研末外敷。

2. 热毒痈肿 本品既能凉血解毒,又能散瘀消肿,无论内外痈肿都可运用,单用或外敷均可,以鲜品为佳。如《日华子本草》中以大蓟叶生研调服治肠痈;《闽东本草》中云,大蓟煎汤内服治肺痈;若外用治疮痈肿毒,多与盐共研,或鲜品捣烂外敷。

【用法用量】 煎服,9～15 g,鲜品可用至 30～60 g,外用适量,捣敷患处。

知识拓展

大蓟的药理作用

　　大蓟水煎剂能显著缩短凝血时间,其水浸出物、乙醇-水浸出物和乙醇浸出物均有降低血压作用,乙醇浸出物对人型结核分枝杆菌有抑制作用,水浸出物对单纯疱疹病毒有明显的抑制作用。

小蓟 Xiaoji

《名医别录》

【来源】 本品为菊科植物刺儿菜 *Cirsium setosum*(Willd.)MB. 的干燥地上部分。全国大部分地区均产。夏、秋二季花开时采割。除去杂质,晒干。生用或炒炭用。

【处方名】 小蓟、小蓟炭。

【性味归经】 甘、苦,凉。归心、肝经。

【功效】 凉血止血,散瘀解毒消痈。

【应用】

1. 血热出血证 本品性属寒凉,善清血分之热而凉血止血,无论吐血、咯血、衄血,还是便血、崩漏等出血,只要是由于血热妄行所致者皆可选用。如《卫生易简方》中认为单用本品捣汁服,治九窍出血;《食疗本草》中认为以本品捣烂外涂,治金疮出血;临证治疗多种出血证,常与大蓟、侧柏叶、白茅根、茜草等同用,如十灰散。因本品兼能利尿通淋,故尤善治尿血、血淋,可单味应用,也可配伍地黄、滑石、栀子、淡竹叶等,如小蓟饮子。

2. 热毒痈肿 本品能清热解毒,散瘀消肿,用于治疗热毒疮疡初起肿痛之证。可单用鲜品捣烂敷患处,也可与乳香、没药同用,如神效方。

【用法用量】 煎服,5～12 g。鲜品加倍。外用适量,捣敷患处。

【使用注意事项】 孕妇慎用。

地榆 Diyu

《神农本草经》

【来源】 本品为蔷薇科植物地榆 *Sanguisorba officinalis* L. 或长叶地榆 *Sanguisorba officinalis* L. var. *longifolia*(Bert.)Yü et Li 的干燥根。前者产于我国南北各地,后者习称“绵地榆”,主要产于安徽、浙江、江苏、江西等地。春季将发芽时或秋季植株枯萎后采挖。除去须根,洗净,晒干生用,或炒炭用。

【处方名】 地榆、地榆炭。

【性味归经】 苦、酸、涩,微寒。归肝、大肠经。

【功效】 凉血止血,解毒敛疮。

【应用】

1. 血热出血证 本品味苦性寒入血分,长于泄热而凉血止血;味兼酸涩,又能收敛,可用于治疗多种血热出血证。又因其性沉降,故尤宜用于下焦之便血、痔血、崩漏下血。治便血因于热甚者,常配伍地黄、白芍、黄芩、槐花等,如约营煎;治痔疮出血血色鲜红者,常与槐角、防风、黄芩、枳壳等配伍,如槐角丸;治血热甚,崩漏量多色红,兼见口燥唇焦者,可与地黄、黄芩、牡丹皮等同用,如治崩证极验方。本品苦寒兼酸涩,能清热解毒,凉血涩肠而止痢,对血流不止者亦有良效,常与甘草同用,如地榆汤。

2. 烫伤,湿疹,疮疡痈肿 本品苦寒能泻火解毒,味酸涩能敛疮,为治水火烫伤之要药,可单味研末麻油调敷,或配大黄粉,或配黄连、冰片研末调敷;湿疹及皮肤溃烂者,可用本品浓煎外洗,或用纱布浸药外敷,亦可配伍煅石膏、枯矾研末外敷患处;本品清热凉血,又能解毒消肿,用于治疗疮疡痈肿,无论成脓与否均可运用。初起未成脓者,可单用地榆煎汁浸洗,或湿敷患处;已成脓者,可用单味鲜地榆叶,或配伍其他清热解毒药,捣烂外敷局部。

【用法用量】 煎服,9~15 g,用量大时可至 30 g;或入丸、散。外用适量。止血多炒炭用,解毒敛疮多生用。

【使用注意事项】 本品性寒酸涩,凡虚寒性便血、下痢、崩漏及出血有瘀者当慎用。对于大面积烧伤患者,不宜使用地榆制剂外涂,以防其所含鞣质被大量吸收而引起中毒性肝炎。

> *知识拓展*
>
> **地榆的药理作用**
>
> 地榆煎剂可明显缩短凝血时间,生地榆止血作用明显优于地榆炭;实验表明,地榆制剂对烧伤、烫伤及伤口的愈合有明显作用,能降低毛细血管的通透性,减少渗出,减轻组织水肿,且药物在创面形成一层保护膜,有收敛作用,可减少皮肤擦伤,防止感染,有利于防止烧伤、烫伤早期休克和降低死亡发生率。体外实验表明,地榆水煎剂对伤寒杆菌、脑膜炎双球菌及钩端螺旋体等均有抑制作用,对痢疾杆菌抑制作用较强。

第二节 化瘀止血药

三七 Sanqi

《本草纲目》

【来源】 本品为五加科植物三七 *Panax notoginseng* (Burk.) F. H. Chen 的干燥根和根茎。主产于云南、广西等地。秋季花开前采挖,去尽泥土洗净,晒干,生用或研细粉用。

【处方名】 三七、参三七、田七、三七粉。

【性味归经】 甘、微苦,温。归肝、胃经。

【功效】 散瘀止血,消肿定痛。

【应用】

1. 出血证 本品味甘微苦性温,入肝经血分,功善止血,又能化瘀生新,有止血不留瘀、化瘀不伤正的特点,对人体内外各种出血,无论有无瘀滞,均可应用,尤以有瘀滞者为宜。单味内服外用均有良效。如《濒湖集简方》中描述治吐血、衄血、崩漏,单用本品,米汤调服;治咳血、吐血、衄血及二便下血,可与花蕊石、血余炭合用,如化血丹;治各种外伤出血,可单用本品研末外敷,或与龙骨、血竭等同用,如七宝散。

2.跌打损伤,瘀血肿痛 本品活血化瘀而消肿定痛,为治瘀血诸证之佳品,为伤科之要药。凡跌打损伤,或筋骨折伤,瘀血肿痛等,本品皆为首选药物。可单味应用,以三七为末,黄酒或白开水送服;皮破者,亦可用三七粉外敷。若与活血行气药同用,则活血定痛之功更著。本品散瘀止痛,活血消肿,对痈疽肿痛也有良效。如《本草纲目》中记载其治无名痈肿,疼痛不已,以本品研末,米醋调涂;治痈疽破烂,常与乳香、没药、儿茶等同用,如腐尽生肌散。

此外,本品具有补虚强壮的作用,民间用于治疗虚损劳伤,常与猪肉炖服。

【用法用量】 多研末吞服,1~3 g;煎服,3~9 g,亦可入丸、散。外用适量,研末外敷或调敷。

【使用注意事项】 孕妇慎用。

知识拓展

三七的质量等级划分

一等:20头。二等:30头。三等:40头。四等:60头。五等:80头。六等:120头。七等:160头。八等:200头。九等:250头。十等:300头。十一等:450头。十二等:筋条。十三等:剪口。

头:每500 g三七所含有的个数。

茜草 Qiancao

《神农本草经》

【来源】 本品为茜草科植物茜草 *Rubia cordifolia* L. 的干燥根及根茎。主产于安徽、江苏、山东、河南、陕西等地。春、秋二季采挖,除去茎苗、泥沙及细须根,洗净,晒干,生用或炒用。

【处方名】 茜草、茜草炭、茜草根。

【性味归经】 苦,寒。归肝经。

【功效】 凉血,祛瘀,止血,通经。

【应用】

1.出血证 本品味苦性寒,善走血分,既能凉血止血,又能活血行血,故可用于血热妄行或血瘀脉络之出血证,对于血热夹瘀的各种出血证,尤为适宜。如《简要济众方》中记载,治吐血,单用本品为末煎服;治鼻衄,可与艾叶、乌梅同用,如茜梅丸;治血热崩漏,常配伍地黄、生蒲黄、侧柏叶等;若与黄芪、白术、山茱萸等同用,也可用于气虚不摄的崩漏下血,如固冲汤;治尿血,常与小蓟、白茅根等同用。

2.血瘀经闭,跌打损伤,风湿痹痛 本品能通经络,行瘀滞,故可用于治疗经闭、跌打损伤、风湿痹痛等血瘀经络闭阻之证,为妇科调经要药,如《经验广集》治血滞经闭,单用本品酒煎服,或与桃仁、红花、当归等同用;治跌打损伤,可单味泡酒服,或与三七、乳香、没药等同用;治痹证,可单用浸酒服,或配伍鸡血藤、海风藤、延胡索等。

【用法用量】 煎服,6~10 g;用量大时可至30 g。亦入丸、散。止血炒炭用,活血通经生用或酒炒用。

蒲黄 Puhuang

《神农本草经》

【来源】 本品为香蒲科植物水烛香蒲 *Typha angustifolia* L. 、东方香蒲 *Typha orientalis* Presl 或同属植物的干燥花粉。

【处方名】 蒲黄、生蒲黄、蒲黄炭、炒蒲黄。

【性味归经】 甘,平。归肝、心包经。

【功效】 止血,化瘀,通淋。

【应用】

1.出血证 本品甘平,长于收敛止血,兼有活血行瘀之功,为止血行瘀之良药,有止血不留瘀的特点,对出血证无论属寒或属热,有无瘀滞均可应用,但属实夹瘀者尤宜。治吐血、衄血、咯血、尿血、崩漏等,可单用冲服,亦可配伍其他止血药。如《圣惠方》中记载治鼻衄经久不止,其与石榴花同用,和研为散;治月经过多,漏下不止,其可与龙骨、艾叶同用,如蒲黄丸;治尿血不已,其可与郁金同用;治外伤出血,其可单用外敷伤口。

2.瘀血痛证 本品能行血通经,消瘀止痛,凡跌打损伤、痛经、产后疼痛、心腹疼痛等瘀血作痛者均可运用,尤为妇科所常用。如《塞上方》中记载,治跌打损伤,单用蒲黄末,温酒服;若治心腹疼痛、产后瘀痛、痛经等,常与五灵脂同用,如失笑散。

3.血淋尿血 本品既能止血,又能利尿通淋,故可用于治疗血淋尿血,常与地黄、冬葵子同用,如蒲黄散。

【用法用量】 煎服,5～10 g,包煎。外用适量,研末外敷或调敷。止血多炒用,化瘀、利尿多生用。

【使用注意事项】 孕妇慎用。

第三节 温经止血药

艾叶 Aiye

《名医别录》

【来源】 本品为菊科植物艾 *Artemisia argyi* Lévl. et Vant. 的干燥叶。

【处方名】 艾叶、生艾叶、陈艾叶、艾绒、蕲艾。

【性味归经】 辛、苦,温;有小毒。归肝、脾、肾经。

【功效】 温经止血,散寒止痛;外用祛湿止痒。

【应用】

1.出血证 本品气香味辛,温可散寒,能暖气血而温经脉,为温经止血之要药,适用于虚寒性出血病证,尤宜用于崩漏。主治下元虚冷,冲任不固所致的崩漏下血,可单用本品,水煎服,或与阿胶、白芍、干地黄等同用,如胶艾汤。本品温经止血,配伍地黄、荷叶、侧柏叶等清热凉血药,可治疗血热妄行所致的吐血、衄血、咯血等多种出血证,如四生丸。艾叶之用,既可加强止血作用,又可防大队寒凉药物而致留瘀之弊。

2.月经不调,痛经 本品能温经脉,逐寒湿,止冷痛,尤善调经,为治妇科下焦虚寒或寒客胞宫之要药。常用于下焦虚寒,月经不调,经行腹痛、宫寒不孕及带下清稀等证,每与香附、川芎、白芍、当归等同用;虚冷较甚者,再配伍吴茱萸、肉桂等,如艾附暖宫丸。治脾胃虚寒所致的脘腹冷痛,可以单味艾叶煎服,或以之炒热熨敷脐腹,或配伍温中理气之品。

3.胎动不安 本品为妇科安胎之要药。如《肘后方》中记载以艾叶酒煎服,治疗妊娠胎动不安,临床多与阿胶、桑寄生等同用。

此外,将本品捣绒,制成艾条、艾炷等,用来熏灸体表穴位,能温煦气血,透达经络,为温灸的主要原料。

【用法用量】 煎服,3～9 g。外用适量。温经止血宜炒炭用,余生用。

炮姜 Paojiang

《珍珠囊》

【来源】 本品为姜科植物姜 *Zingiber officinale* Rosc. 干燥根茎的炮制品。

【处方名】 炮姜、炮姜炭、姜炭。

【性味归经】 辛,热。归脾胃、肾经。

【功效】 温经止血,温中止痛。

【应用】

1. 出血证 本品性热,主入脾经,能温经止血,主治脾胃虚寒,脾不统血之出血病证。可单味应用,如《姚氏集验方》以本品为末,米饮下,治血痢不止;临床用以治疗虚寒性吐血、便血,常与人参、黄芪、附子等同用。若治冲任虚寒,崩漏下血,可与乌梅、棕榈同用,如如圣散。

2. 腹痛,腹泻 本品性热,善暖脾胃,能温中止痛止泻,适用于虚寒性腹痛、腹泻。如《千金方》中记载以本品研末饮服,治中寒水泻;《世医得效方》中记载以之与厚朴、附子同用,治脾虚冷泻不止;若治寒凝脘腹痛,常配伍高良姜,如二姜丸;治产后血虚寒凝,小腹疼痛者,可与当归、川芎、桃仁等同用,如生化汤。

【用法用量】 煎服,3~9 g。

第四节　收敛止血药

白及 Baiji

《神农本草经》

【来源】 本品为兰科植物白及 *Bletilla striata* (Thunb.) Reichb. f. 的干燥块茎。

【处方名】 白及、白及粉。

【性味归经】 苦、甘、涩,微寒。归肺、胃、肝经。

【功效】 收敛止血,消肿生肌。

【应用】

1. 出血证 本品质黏味涩,为收敛止血之要药,可用于治疗体内外诸出血证。因其主入肺、胃经,故临床尤多用于肺胃出血之证。如验方独圣散,治诸体内出血证,用单味研末,糯米汤调服;治咯血,可配伍枇杷叶、阿胶等,如白及枇杷丸;治吐血,可与茜草、地黄、牡丹皮、牛膝等煎服,如白及汤;治衄血,可以本品为末,童便调服,如白及散;也可以白及末冷水调,用纸花贴鼻窍中,如白及膏。治外伤或金疮出血,可单味研末外敷或水调外敷,如治刀斧损伤,出血不止,以之研末,外敷;治金疮血不止,以之与白蔹、黄芩、龙骨等研细末,敷疮口上。

2. 痈肿疮疡,手足皲裂,水火烫伤 本品寒凉苦泄,能消散血热之痈肿;味涩质黏,能敛疮生肌,为外疡消肿生肌的常用药。对于疮疡,无论未溃或已溃均可应用。若疮疡初起,可单用本品研末外敷,或与金银花、皂角刺、乳香等同用,如内消散;若疮痈已溃,久不收口,以之与黄连、贝母、轻粉、五倍子等为末外敷,如生肌干脓散。治手足皲裂,可以之研末,麻油调涂,促进裂口愈合;治水火烫伤,可以本品研末,用油调敷,或以白及粉、煅石膏粉、凡士林调膏外用,促进生肌结痂。

【用法用量】 煎服,6~15 g;用量大时可至 30 g;亦可入丸、散。入散剂,每次用 2~5 g;研末吞服,每次 3~6 g。外用适量。

【使用注意事项】 不宜与乌头类药材同用。

仙鹤草 Xianhecao

《神农本草经》

【来源】 本品为蔷薇科植物龙芽草 *Agrimonia pilosa* Ledeb. 的干燥地上部分。

【处方名】 仙鹤草、龙牙草、脱力草。

【药性】 苦、涩，平。归心、肝经。

【功效】 收敛止血，截疟，止痢，解毒，补虚。

【应用】

1. 出血证 本品味涩收敛，能收敛止血，广泛用于全身各部的出血之证。因其药性平和，大凡出血病证，无论寒热虚实，皆可应用。如治血热妄行之出血证，可与地黄、侧柏叶、牡丹皮等凉血止血药同用；治虚寒性出血证，可与党参、熟地黄、炮姜、艾叶等益气补血、温经止血药同用。

2. 腹泻、痢疾 本品具涩敛之性，能涩肠止泻止痢，因本品药性平和，兼能补虚，又能止血，故对于血痢及久病泻痢尤为适宜，如《岭南采药录》中记载单用本品水煎服，治疗赤白痢，也可与其他药物同用。

3. 疟疾寒热 本品有解毒截疟之功，治疗疟疾寒热，可单以本品研末，于疟疾发前 2 h 吞服，或水煎服。

4. 脱力劳伤 本品有补虚、强壮的作用，可用于治疗劳力过度所致的脱力劳伤，症见神疲乏力，面色萎黄而纳食正常，常与大枣同煮，食枣饮汁，若气血亏虚、神疲乏力、头晕目眩，可与党参、龙眼肉等同用。

此外，本品尚能解毒杀虫，可用于治疗疮疖痈肿、阴痒带下。

【用法用量】 煎服，6～12 g；用量大时可至 30～60 g。外用适量。

棕榈炭 Zonglütan

《本草拾遗》

【来源】 本品为棕榈科植物棕榈 *Trachycarpus forunei*（Hook. f.）H. Wendl. 的叶柄及叶鞘纤维炭化而成。

【处方名】 棕榈炭、陈棕榈、棕榈。

【性味归经】 苦、涩，平。归肝、肺、大肠经。

【功效】 收敛止血。

【应用】

出血证 本品药性平和，味苦而涩，为收敛止血之要药，广泛用于各种出血证，尤多用于崩漏。因其收敛性强，故以治出血而无瘀滞者为宜。可单味应用，如《妇人良方》中记载治崩漏不止，即用本品为末，空心淡酒送服；也常配伍血余炭、侧柏叶等。若属血热妄行之吐血、咯血，可与小蓟、栀子等同用，如十灰散；若属虚寒性出血，冲任不固之崩漏下血，常与炮姜、乌梅同用，如如圣散；治便血，可与艾叶、熟鸡子、附子同用，如棕艾散。

此外，本品苦涩收敛，且能止泻止带，尚可用于久泻久痢，妇人带下。如《近效方》中记载治泻痢，单用本品，烧研，以水调服；治赤白带下，以本品与蒲黄各等份，用酒调服，如棕毛散。

【用法用量】 煎服，3～9 g；研末服，1～1.5 g。

【使用注意事项】 出血兼有瘀滞，湿热下痢初起者慎用。

其他凉血止血药见表 15-1。

表 15-1 其他凉血止血药

药 名	性味归经	功 效	主 治	用 量
槐花	苦，微寒。归肝、大肠经	凉血止血，清肝泻火	便血，痔血，血痢，崩漏，吐血，衄血，肝热目赤，头痛眩晕	5～10 g
白茅根	甘，寒。归肺、胃、膀胱经	凉血止血，清热利尿	血热吐血，衄血，尿血，热病烦渴，湿热黄疸，水肿尿少，热淋涩痛	9～30 g
侧柏叶	苦、涩，寒。归肺、肝、脾经	凉血止血，化痰止咳，生发乌发	吐血，衄血，咯血，便血，崩漏下血，肺热咳嗽，血热脱发，须发早白	6～12 g

→ **章后小结**

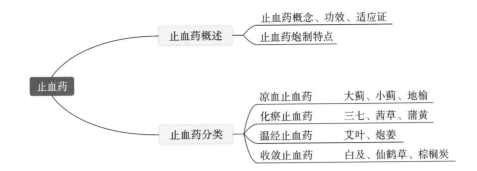

→ **目标检测**

目标检测
答案

A型题(在每小题给出的 **A、B、C、D、E** 五个选项中,只有一项是最符合题目要求的)

1. 大蓟与小蓟除凉血止血外,还共有的功效是(　　)。
A. 散瘀消痈　　　　　　　　B. 清泻肝火　　　　　　　C. 清热安胎
D. 化痰止咳　　　　　　　　E. 利尿通淋

2. 兼利尿,最善治尿血、血淋的药物是(　　)。
A. 槐花　　　　B. 三七　　　　C. 茜草　　　　D. 小蓟　　　　E. 侧柏叶

3. 善温经止血、调经安胎的药物是(　　)。
A. 干姜　　　　B. 艾叶　　　　C. 高良姜　　　　D. 侧柏炭　　　　E. 灶心土

4. 既能凉血止血,也可解毒敛疮的药物是(　　)。
A. 蒲黄　　　　B. 大蓟　　　　C. 地榆　　　　D. 小蓟　　　　E. 白茅根

5. 白茅根不具有的功效是(　　)。
A. 凉血止血　　　　　　　　B. 清泻肝火　　　　　　　C. 生津止呕
D. 利尿通淋　　　　　　　　E. 清肺胃热

6. 既能收敛止血,又可消肿生肌的药物是(　　)。
A. 三七　　　　B. 蒲黄　　　　C. 血余炭　　　　D. 苎麻根　　　　E. 白及

7. 茜草不具有的功效是(　　)。
A. 凉血　　　　B. 利尿　　　　C. 祛瘀　　　　D. 通经　　　　E. 活血

8. 既凉血止血,又清肝泻火明目的药物是(　　)。
A. 槐花　　　　B. 大蓟　　　　C. 地榆　　　　D. 白茅根　　　　E. 侧柏叶

9. 能温经止血,温中止痛的药物是(　　)。
A. 高良姜　　　　B. 桂枝　　　　C. 炮姜　　　　D. 棕榈炭　　　　E. 生姜

10. 蒲黄不具备的功效是(　　)。
A. 活血　　　　B. 利尿　　　　C. 祛瘀　　　　D. 明目　　　　E. 止血

活血化瘀药

本章 PPT

凡以通畅血行、消散瘀血为主要功效,用于治疗瘀血证的药物,称活血化瘀药或活血祛瘀药,简称活血药或化瘀药。其中作用强烈的药,又称破血药、逐瘀药。

活血化瘀药味多辛、苦,少数动物类药物具有咸味,辛能行血,苦能泄滞。咸入血分,药性多温,能温通血脉,本章药物主归肝、心二经,入血分,善走散通行。

活血化瘀药主要具有活血化瘀之功,并通过活血化瘀而达到止痛、调经、疗伤、破血等目的。活血化瘀药主要用于瘀血证,如瘀血阻滞所致之胸、腹、头诸痛,癥瘕积聚,中风半身不遂,肢体顽麻,关节痹痛日久,跌打损伤,骨折瘀肿,痈肿疮疡及出血色紫,妇人痛经、经闭等内、外、伤、妇等各科瘀血阻滞病证。以痛如针刺、固定不移为特点。

根据活血化瘀药作用的强弱及主治特点的不同,本类药分为活血止痛药、活血调经药、活血疗伤药及破血消癥药四类。

使用本类药物时,根据气和血的关系,常配伍理气药以增强活血化瘀的效果。此外,还应审证求因,根据病情需要合理配伍。如寒凝血瘀证,常配伍温里散寒药;瘀热互结证,常配伍清热凉血药;风湿痹痛证,常与祛风湿药配伍;癥瘕积聚证,常配伍软坚散结药;若因虚致瘀,须配伍补虚药。

使用活血化瘀药时,应注意,本类药物易耗血动血,月经过多,出血无瘀血现象者忌用,孕妇慎用或忌用。

第一节　活血止痛药

本类药物大多具有辛散温通之性,主入肝、心二经。以活血、行气为主要功效,且有良好的止痛作用。主要用于气滞血瘀所致的头痛、胸胁痛、心腹痛、痛经、产后腹痛、风湿痹痛及跌打损伤等各种血瘀疼痛证。

川芎 Chuanxiong

《神农本草经》

【来源】 本品为伞形科植物川芎 *Ligusticum chuanxiong* Hort. 的干燥根茎。主产于四川、云南、贵州等地。夏季采挖,晒后烘干,切片。生用、醋炙或酒制用。

【处方名】 川芎、酒川芎。

【性味归经】 辛,温。归肝、胆、心包经。

【功效】 活血行气,祛风止痛。

【应用】

1. 血瘀气滞诸痛 本品可治多种血瘀气滞疼痛,其能"下调经水""下行血海",尤善治妇科血瘀诸证,为妇科活血调经之要药。治血瘀经闭、痛经,心脉瘀阻之胸痹心痛等,常配伍赤芍、红花等,如血府逐瘀汤;治冲任虚寒、瘀血阻滞之少腹里急,月经不调,常与吴茱萸、桂枝等配伍,如温经汤;治产后恶露不行,瘀滞腹痛,常配伍当归、炮姜等,如生化丸;治肝郁气滞,胁肋疼痛,常配伍柴胡、白芍等,如柴胡疏肝散;治跌打损伤,瘀血肿痛,常配伍三七、乳香等;治疮疡脓成,体虚不溃,常配伍黄芪等,如透脓散。

2. 头痛,风湿痹痛 本品辛温升散,上行颠顶,能祛风止痛,为治头痛之要药。无论风寒、风热、风湿、血虚、血瘀之头痛,均可配伍应用。如外感风邪头痛,常与薄荷、荆芥等同用,如川芎茶调散;治风热头痛,常与柴胡、藁本等同用,如川芎散;治风湿头痛,常与羌活、独活等同用;治血虚头痛,可与当归、白芍等配伍;治瘀血头痛,常与桃仁、红花等同用,如通窍活血汤。

本品走而不守,"旁通四肢",且能祛风止痛,常用于治疗风湿痹证,常配伍独活、桂枝等,如独活寄生汤。

【用法用量】 煎服,3～10 g;研末服,15～30 g。酒炒后能增强活血行气、止痛作用。

【使用注意事项】 凡阴虚火旺、多汗、热盛及无瘀滞之出血者和孕妇均应慎用。

知识拓展

川芎的现代研究

《神农本草经》曰川芎"气味辛、温,无毒。主中风入脑,头痛,寒痹,筋挛缓急,金疮妇人血闭无子"。

川芎主要有效成分为挥发油(苯及其二聚体类成分为主)、生物碱和有机酸等,具有清除氧自由基、钙拮抗、扩张血管、抗血小板聚集和血栓形成、神经保护等多种药理作用。现代常用于心脑血管疾病、支气管哮喘、偏头痛、肾病综合征、糖尿病肾病等。

延胡索 Yanhusuo

《雷公炮制论》

【来源】 本品为罂粟科植物延胡索 *Corydalis yanhusuo* W. T. Wang 的干燥块茎。本品又名延胡、玄胡索、元胡索、元胡等,主产于浙江、江苏、湖北等地。夏初茎叶枯萎时采挖,除去根须,洗净,置沸水中煮至恰无白心时,取出,晒干。

【处方名】 延胡索、元胡、醋延胡索。

【性味归经】 辛、苦,温。归肝、脾经。

【功效】 活血,行气,止痛。

【应用】

血瘀气滞疼痛 本品辛散苦泄,性温,为活血行气止痛之要药,专治一身上下诸痛。治气郁化火之心胸胁肋脘腹疼痛,常与川楝子相使为用,如金铃子散;治胃寒冷痛,常配伍桂枝、高良姜等;治胃痛气滞胀痛,常配伍木香、砂仁等;治膈下积块,痛处不移,常配伍桃仁、香附等,如膈下逐瘀汤;治妇人痛经、产后腹痛,常与当归、蒲黄等配伍,如延胡索散;治寒疝腹痛,常配伍橘核、乌药等,如橘核丸;治跌打损伤,常与五灵脂、没药等同用,如手拈散;治风湿痹痛,常与桂枝、秦艽等同用。

【用法用量】 煎服,3~10 g;研末吞服,每次 1.5~3 g。止痛多醋炙。

知识拓展

延胡索的现代研究

《本草纲目》云:"延胡索,味苦微辛,气温,入手、足太阴、厥阴四经,能行血中气滞,气中血滞,故专治一身上下诸痛,用之中的,妙不可言。"

延胡索中的化学成分主要为叔胺类、季铵类生物碱。新的研究发现,延胡索具有降压和抗心律失常、抗心肌缺血、抗实验性胃溃疡、抗肿瘤、抗氧化、保肝等多种药理活性。现代临床多将延胡索用于冠心病、心律失常、胰腺癌、慢性肝炎等疾病的治疗。

郁金 Yujin

《药性论》

【来源】 本品为姜科植物温郁金 Curcuma wenyujin Y. H. Chen et C. Ling、姜黄 Curcuma longa L.、广西莪术 Curcuma kwangsiensis S. G. Lee et C. F. Liang 或蓬莪术 Curcuma phaeocaulis Val. 的干燥块根。前两者分别习称"温郁金"和"黄丝郁金",其余按性状不同习称"桂郁金"或"绿丝郁金"。主产于四川、浙江、广西等地。冬季茎叶枯萎后采挖,除去泥沙和细根,蒸或煮至透心,切片,干燥。生用或醋炙用。

【处方名】 川郁金、广郁金。

【性味归经】 辛、苦,寒。归肝、心、肺经。

【功效】 活血止痛,行气解郁,凉血清心,利胆退黄。

【应用】

1. 血瘀气滞疼痛 本品味苦性寒,入血分能活血凉血,故长于治疗血瘀兼有郁热者。治胸胁腹痛,常与木香同用;治胁下癥块,常配伍鳖甲、莪术等;治妇女经行腹痛、乳胀,常配伍柴胡、栀子等,如宣郁通经汤。

2. 热病神昏,癫痫 本品入肝、心二经,能清心解郁开窍。治湿温病,湿浊蒙蔽心窍,常与石菖蒲相使为用,如菖蒲郁金汤;治痰火蒙蔽心窍之癫痫、癫狂,常配伍牛黄、白矾等,如白金丸。

3. 肝胆湿热证 本品苦寒清泄,能清湿热而退黄疸。治湿热黄疸,常配伍茵陈、栀子等。

4. 血热出血证 本品能顺气降火而凉血止血。善治吐血、衄血及妇女倒经,常配伍地黄、栀子等;治尿血、血淋,常配伍小蓟、地黄等,如槐花郁金散。

【用法用量】 煎服,3~10 g。

【使用注意事项】 不宜与丁香同用。

第二节 活血调经药

本类药多辛散苦泄,主入肝经血分,有活血祛瘀调经之功。主治瘀血阻滞所致月经不调、痛经、经闭及产后瘀滞腹痛等证,亦用于瘀血痛证及跌打损伤、疮痈肿毒等证。部分药物兼有凉血、止痛、养血、补肝肾、清热解毒、利水消肿等功效,也可用于瘀热互结、瘀血阻滞所致的疼痛、血虚之肢麻、肝肾不足、疮痈肿毒、水肿等兼瘀血证者。

丹参 Danshen

《神农本草经》

【来源】 本品为唇形科植物丹参 *Salvia miltiorrhiza* Bge. 的干燥根和根茎。主产于河北、安徽、四川等地。春、秋二季采挖,晒干,切厚片。生用或酒制用。

【处方名】 丹参、赤参、紫丹参、酒丹参。

【性味归经】 苦,微寒。归心、肝经。

【功效】 活血祛瘀,通经止痛,清心除烦,凉血消痈。

【应用】

1. 妇科瘀滞诸证 本品苦寒降泄,善入心、肝经。祛瘀生新而不伤正,为妇科活血调经之要药,对血热瘀滞尤为适宜。治月经不调,单用即效,亦常配伍当归、益母草等,如宁坤至宝丹;治血瘀经闭、产后恶露不尽,常配伍当归、赤芍等,如红花桃仁煎。

2. 瘀血阻滞证 本品为活血祛瘀之要药,广泛用于各种瘀血病证。治心腹刺痛,多与三七、冰片等同用,如复方丹参滴丸;治癥瘕积聚,多与莪术、三棱等同用;治风湿顽痹,常配伍当归、没药等;治跌打损伤,肢体瘀肿疼痛,常配伍当归、乳香等,如活络效灵丹。

3. 热入营分或杂病,心悸失眠 本品能凉血清心,除烦安神。治热病邪热入心营之心悸失眠,常配伍黄连、地黄等,如清营汤;治阴血不足,虚热内扰之心悸失眠,常配伍地黄、酸枣仁等,如天王补心丹。

4. 疮疡肿毒 本品既凉血又活血,能清泄瘀热而消痈肿。治痈肿疮毒,常配伍金银花、连翘等。

【用法用量】 煎服,10～15 g。

【使用注意事项】 不宜与丁香同用。

知识拓展

丹参的现代研究

《新修本草》曰:"丹参,味苦,微寒,无毒。主心腹邪气,肠鸣幽幽如走水,寒热积聚,破癥除瘕,止烦满,益气。"

丹参的化学成分主要为脂溶性的二萜醌类化合物和水溶性的酚酸类化合物。近年研究发现,丹参在改善脑缺血再灌注损伤、血液流变学及血小板功能等方面有药理活性。现代临床多将丹参用于心脑血管疾病、高脂血症、血栓闭塞性脉管炎、糖尿病等多种疾病。

桃仁 Taoren

《神农本草经》

【来源】 本品为蔷薇科植物桃 *Prunus persica* (L.) Batsch 或山桃 *Prunus davidiana* (Carr.) Franch. 的干燥成熟种子。主产于山东、陕西、河北等地。果实成熟后采收,除去果肉和核壳,取出种子,晒干。生用或炒用。

【处方名】 桃仁、炒桃仁。

【性味归经】 苦、甘,平。归心、肝、大肠经。

【功效】 活血祛瘀,润肠通便,止咳平喘。

【应用】

1. 多种瘀血证 本品治血瘀经闭、痛经,常与红花相须为用,如桃红四物汤;治产后瘀滞腹痛、恶露不尽,常配伍炮姜、川芎等,如生化汤;治癥瘕痞块,常配伍三棱、莪术等,或与桂枝、茯苓等同用,如桂枝茯苓丸;治跌打瘀痛,常配伍红花等,如复元活血汤。

2. 肠痈,肺痈 本品善泄血分壅滞。治肠痈,常与大黄、牡丹皮等同用,如大黄牡丹汤;治肺痈,常与苇茎、冬瓜仁等同用,如苇茎汤。

3. 肠燥便秘 本品质润多脂,能滑肠润燥。治肠燥便秘,常与当归、火麻仁等同用,如润肠丸。

4. 咳嗽气喘 本品味苦降气,有止咳平喘作用,治咳嗽气喘证,常与杏仁配伍,如双仁丸。

【用法用量】 煎服,5~10 g。用时捣碎。

【使用注意事项】 孕妇及便溏者慎用;有小毒,过量可出现头晕、心悸,甚至可发生呼吸衰竭而死亡。

知识拓展

桃仁的现代研究

《名医别录》云桃仁"止咳逆上气,消心下坚硬,除卒暴击血,通月水,止心腹痛"。

桃仁主要含有脂溶性物质、蛋白质、甾醇等化学成分。其药理作用主要包括抗凝血、抗血栓、抗肿瘤、促进黑色素形成、预防肝纤维化和增强免疫力等。现代临床多将桃仁用于治疗脑动脉硬化、肝硬化、白癜风等多种疾病。

红花 Honghua

《新修本草》

【来源】 本品为菊科植物红花 *Carthamus tinctorius* L. 的干燥花。主产于河南、四川、新疆等地。夏季花由黄变红时采摘,阴干或晒干入药。

【处方名】 红花。

【性味归经】 辛,温。归心、肝经。

【功效】 活血通经,散瘀止痛。

【应用】

1. 妇科瘀滞证 本品辛散温通,入心、肝二经血分,为妇产科血瘀病证之常用药,多与桃仁相须为用。治痛经,可单用本品加酒煎服,如红蓝花酒,或与当归、肉桂等同用,如膈下逐瘀汤;治血瘀经闭,常与当归、赤芍等,如桃红四物汤;治产后瘀血腹痛,常与荷叶、蒲黄等同用,如红花散。

2. 血瘀诸痛 本品能祛瘀止痛,多用于瘀血阻滞之心腹胁痛及癥瘕积聚。治心瘀阻之胸痹心痛,常配伍桃仁、牛膝等,如血府逐瘀汤;治胁肋刺痛,常配伍桃仁、大黄等,如复元活血汤;治跌打瘀痛,常与桃仁、乳香等同用;治癥瘕积聚,常与三棱、莪术等同用。

3. 血热瘀滞,斑疹紫暗 本品有活血化斑之功,可治血热瘀滞之斑疹紫暗,常与大青叶、紫草等同用,如当归红花饮。

【用法用量】 煎服,3~10 g。外用适量。

【使用注意事项】 孕妇及月经过多者忌服,有出血倾向者慎用。

益母草 Yimucao

《神农本草经》

【来源】 本品为唇形科植物益母草 *Leonurus japonicus* Houtt. 的新鲜或干燥地上部分。全国大部分地区均产。鲜品春季幼苗期至初夏花前期采割,干品夏季茎叶茂盛,花未开或初开时采割,晒干,或切段晒干。生用或熬膏用。

【处方名】 益母草。

【性味归经】 苦、辛,微寒。归肝、心包、膀胱经。

【功效】 活血调经,利尿消肿,清热解毒。

【应用】

1.妇科瘀滞证 本品辛行苦泄,性微寒,功善活血调经,故多用于血瘀经产诸证,为妇科血瘀经产疾病之要药。治血瘀经闭、痛经、月经不调,常与川芎、当归等同用,如益母丸;亦可单用熬膏服,如益母草膏;治产后腹痛、恶露不尽,或难产、胎死腹中,可单用煎汤或熬膏服,亦可与当归、川芎等同用,如送胞汤。

2.水肿,小便不利 本品活血兼利尿,尤长于治疗水瘀互结之水肿。可单用,或与白茅根、车前草等同用。

【用法用量】 煎服,9～30 g,鲜品可用至40 g,亦可熬膏用。外用适量,捣敷或煎汤外洗。

【使用注意事项】 孕妇忌用,血虚无瘀者慎用。

知识拓展

益母草的现代研究

《本草纲目》云:益母草之根、茎、花、叶、实,并皆入药,可同用。若治手、足厥阴血分风热,明目益精,调女人经脉,则单用茺蔚子为良。若治肿毒疮疡,消水行血,妇人胎产诸病,则宜并用为良。盖其根、茎、花、叶专于行,而其子则行中有补故也。

益母草主要化学成分为生物碱类、二萜类、苯丙醇苷、挥发油、环形多肽等。现代药理研究表明,益母草能双向调节子宫平滑肌,改善微循环及心肌缺血,防止血小板聚集,降低血液黏度,抗炎,镇痛,利尿等。现代临床将益母草用于治疗产后恶露不绝、冠心病、高黏血症等。

牛膝 Niuxi

《药性论》

【来源】 本品为苋科植物牛膝 *Achyranthes bidentata* Bl. 的干燥根。主产于河南、河北、山西等地。冬季茎叶枯萎时采挖,晒干,切段。生用或酒制、盐制用。

【处方名】 牛膝、怀牛膝、酒牛膝。

【性味归经】 苦、甘、酸,平。归肝、肾经。

【功效】 逐瘀通经,补肝肾,强筋骨,利尿通淋,引血下行。

【应用】

1.瘀血阻滞证 本品苦甘酸平,入肝、肾二经。长于活血通经,有疏利降泄之特点,多用于妇科经产瘀血诸证及跌打损伤。治经闭、痛经、月经不调、产后腹痛等,常与桃仁、当归等同用,如血府逐瘀汤;治胞衣不下,常与当归、冬葵子等同用,如牛膝汤;治跌打损伤、腰膝肿痛,常与续断、当归等同用。

2.腰膝酸痛,痿软无力 本品苦泄甘补,既能逐瘀通经,又能补益肝肾,强筋骨。为治疗肝肾不足之常用药。治肝肾亏虚,阴虚内热之痿证,常与龟板、黄柏等同用,如虎潜丸;治久痹肝肾不足者,常与独活、杜仲等同用,如独活寄生汤;治湿热痿证,常与苍术、黄柏等同用,如三妙丸。

3.淋证,水肿 本品能利尿通淋。治热淋、石淋、血淋等,常与瞿麦、滑石等同用,如牛膝汤;治肾阳不足、水湿内停之水肿,常与泽泻、车前子等同用,如济生肾气丸。

4.火热上炎证,肝阳上亢证 本品苦泄下行,能降上炎之火,能引上炎之火(血)下行。治火热上炎之吐血、衄血,常与白茅根、藕节等同用;治胃火上炎之齿龈肿痛、口舌生疮,常配伍地黄、石膏等,如玉女煎;治肝阳上亢之头痛眩晕、目赤,常配伍赭石、龙骨等,如镇肝息风汤。

此外,本品尚能引诸药下行。

【用法用量】 煎服,5～12 g。牛膝长于活血通经,酒牛膝长于补肝肾,强筋骨。

【使用注意事项】 孕妇慎用。

鸡血藤 Jixueteng

《本草纲目拾遗》

【来源】 本品为豆科植物密花豆 *Spatholobus suberectus* Dunn 的干燥藤茎。主产于广西、云南等地。秋、冬二季采收,晒干,切片。生用。

【处方名】 鸡血藤。

【性味归经】 苦、甘,温。归肝、肾经。

【功效】 活血补血,调经止痛,舒筋活络。

【应用】

1. 月经不调、痛经、闭经等 本品苦而不燥,温而不烈,性质和缓,行血散瘀,调经止痛,同时有补血作用,凡妇人血瘀及血虚均可应用。治瘀血阻滞之月经不调、痛经、闭经,可配伍红花、香附等;治血虚月经不调、痛经、闭经,则配伍当归、熟地黄等,或熬膏服,如鸡血藤膏。

2. 风湿痹痛,手足麻木,肢体瘫痪及血虚萎黄 本品行血养血,舒筋活络,为治疗经脉不畅、络脉不和的常用药。治风湿痹痛,肢体麻木,常与独活、威灵仙等同用;治中风手足麻木,肢体瘫痪,常配伍黄芪、地龙等;治血不养筋之肢体麻木及血虚萎黄,常与黄芪、当归等同用。

【用法用量】 煎服,9～15 g。可浸酒服。熬膏名鸡血藤膏,补血作用更佳。

王不留行 Wangbuliuxing

《神农本草经》

【来源】 本品为石竹科植物麦蓝菜 *Vaccaria segetalis* (Neck.) Garcke 的干燥成熟种子。主产于河北、山东等地。夏季果实成热、果皮尚未开裂时采割植株,晒干,打下种子,除去杂质,再晒干。生用或炒用。

【处方名】 王不留行、炒王不留行。

【性味归经】 苦,平。归肝、胃经。

【功效】 活血通经,下乳消肿,利尿通淋。

【应用】

1. 血瘀经闭,痛经等证 本品味苦,入肝经血分,善通利血脉,走而不守。治经行不畅,痛经及闭经,常与当归、红花等同用;治妇人难产,或胎死腹中,常与五灵脂、刘寄奴等同用,如胜金散。

2. 产后乳汁不下或乳痈 本品行而不留,能行血脉,通乳汁,是治疗产后乳汁不下之常用药。治气血不畅,乳汁不通之产后乳少,常与穿山甲(穿山甲现为国家一级保护动物,已禁止使用)相须为用,如涌泉散;治气血不足,乳汁稀少者,常与黄芪、当归等同用,如滋乳汤;治乳痈初起,常与蒲公英、夏枯草等同用。

3. 淋证涩痛 本品味苦降泄,能活血通淋。治淋证,常与石苇、瞿麦等同用。

【用法用量】 煎服,5～10 g。生王不留行长于消痈肿,炒王不留行易于煎出有效成分。

【使用注意事项】 孕妇慎用。

知识拓展

王不留行的现代研究

《神农本草经》曰:王不留行,味苦,平。主金疮,止血逐痛,出刺,除风痹内寒。久服,轻身、耐老、增寿。

王不留行主要含有环肽、三萜、皂苷、黄酮苷、类脂肪酸和单糖等成分。近年来的研究表明,王不留行具有促进子宫平滑肌收缩、促进牛乳蛋白的合成、抗凝、抑制血管生成等作用。现代临床将其用于药物流产、前列腺炎、乳腺增生、子宫肌瘤等多种疾病的治疗和预防中。

虎杖 Huzhang

《本草纲目》

【来源】 本品为蓼科植物虎杖 *Polygonum cuspidatum* Sieb. et Zucc. 的干燥根茎和根。春、秋二季采挖，除去须根，洗净，趁鲜切短段或厚片，晒干。

【处方名】 虎杖、虎杖根。

【性味归经】 微苦，微寒。归肝、胆、肺经。

【功效】 利湿退黄，清热解毒，散瘀止痛，止咳化痰。

【应用】 用于湿热黄疸，淋浊，带下，风湿痹痛，痈肿疮毒，水火烫伤，经闭，癥瘕，跌打损伤，肺热咳嗽。

【用法用量】 9～15 g。外用适量，制成煎液或油膏涂敷。

【使用注意事项】 孕妇慎用。

西红花 Xihonghua

《本草纲目》

【来源】 本品为鸢尾科植物番红花 *Crocus sativus* L. 的干燥柱头。为引入栽培种。现北京、山东、浙江、四川等地有栽培。

【处方名】 西红花、番红花、藏红花。

【性味归经】 甘，平。归心、肝经。

【功效】 活血化瘀，凉血解毒，解郁安神。

【应用】 用于经闭癥瘕，产后瘀阻，温毒发斑，忧郁痞闷，惊悸发狂。

【用法用量】 1～3 g，煎服或沸水泡服。

【使用注意事项】 孕妇慎用。

第三节 活血疗伤药

活血疗伤药味多辛、苦、咸，药性或寒，或温，或平，主入肝、脾二经，除活血化瘀外，更长于消肿止痛，续筋接骨，止血生肌敛疮。主要适用于跌打损伤，金疮出血等骨伤科疾病，亦可用于其他瘀血病证。临床根据肝主筋、肾主骨的理论，使用本类药物时酌情配伍补肝肾、强筋骨之品。

乳香 Ruxiang

《名医别录》

【来源】 本品为橄榄科植物乳香树 *Boswellia carterii* Birdw. 及其同属植物 *Boswellia bhawdajiana* Birdw. 树皮渗出的树脂。主产于索马里、埃塞俄比亚等地。生用或醋炙用。

【处方名】 乳香、炒乳香、制乳香。

【性味归经】 辛、苦，温。归心、肝、脾经。

【功效】 活血定痛，消肿生肌。

【应用】

1. 瘀血阻滞疼痛 本品辛香走窜，味苦通泄，能宣通脏腑，通气化滞，活血止痛。多用于血瘀气滞疼痛，常与没药相须为用。治胸痹心痛，常配伍当归、丹参等，如活络效灵丹；治痛经、经闭、产后腹痛，常配伍当归、川芎等；治血瘀气滞胃脘痛，常配伍延胡索、没药等，如手拈散；治风寒湿痹，肢体麻木疼痛，多与羌活、秦艽等同用，如蠲痹汤。

2.跌打损伤,疮疡痈肿 本品能活血止痛,消肿生肌,为外伤科之要药。治跌打损伤,常与血竭、儿茶等同用,如七厘散;治疮疡肿毒初期,红肿热痛,常与金银花、白芷等同用,如仙方活命饮;治瘰疬、痰核、肿块坚硬不消等,常与没药、麝香等同用,如醒消丸;治疮疡溃后,久不收口,常配伍没药研末外用,如海浮散。

【用法用量】 煎汤或入丸、散,3～5 g,宜炒后去油用。外用适量,研末调敷。

【使用注意事项】 本品气浊味苦,孕妇及胃弱者慎用;无瘀滞者忌用。

知识拓展

乳香的现代研究

《本草汇言》云:乳香,活血祛风,舒筋止痛之药也……又跌仆斗打,折伤筋骨,又产后气血攻刺,心腹疼痛,恒用此,咸取其香辛走散,散血排脓,通气化滞为专功也。

乳香主要含有五环三萜、四环三萜、大环二萜等萜类和多种挥发油类成分。研究表明,其具有抗炎、抗肿瘤、抗哮喘、抗氧化及改善记忆力等药理活性。现代临床将乳香用于风湿性关节炎、急性髓系白血病、慢性皮肤溃疡等多种疾病的治疗中。

没药 Moyao

《药性论》

【来源】 本品为橄榄科植物地丁树 *Commiphora myrrha* Engl. 或哈地丁树 *Commiphora molmol* Engl. 的干燥树脂。分为天然没药和胶质没药。分布于索马里、埃塞俄比亚及印度等地。11月至次年 2 月采集,去杂质,打碎。生用或醋炙用。

【处方名】 没药、制没药、炒没药。

【性味归经】 辛、苦,平。归心、肝、脾经。

【功效】 散瘀定痛,消肿生肌。

【应用】

瘀血阻滞疼痛,跌打损伤,疮疡痈肿 本品功效与乳香相似,常与之相须为用,如跌打活血散。二者的区别在于乳香偏于行气、伸筋,没药偏于散血化瘀。

【用法用量】 煎服,3～5 g。炮制去油,多入丸、散。外用适量。

【使用注意事项】 孕妇及胃弱者慎用,无瘀滞者忌用。如乳香、没药同用,则两药用量均应相应减少。

知识拓展

没药的现代研究

《药性论》曰:没药主打扑损,心腹血瘀,伤折跌损,筋骨瘀痛,金刃所损,痛不可忍,皆以酒投饮之。

没药主要化学成分有单萜、倍半萜、三萜、甾体以及木质素等。药理研究表明,没药具有抗炎、抗肿瘤、镇痛、神经保护等多方面的药理活性。现代临床主要将没药用于急慢性炎症、前列腺癌、软组织损伤、扭挫伤痛等的治疗中。

骨碎补 Gusuibu

《药性论》

【来源】 本品为水龙骨科植物槲蕨 *Drynaria fortunei* (Kunze) J. Sm. 的干燥根茎。主产于江西、陕西、湖南等地。全年均可采挖,除去泥沙,干燥,或再燎去茸毛(鳞片),切厚片生用或砂烫用。

【处方名】 骨碎补、烫骨碎补。

【性味归经】 苦,温。归肝、肾经。

【功效】 疗伤止痛,补肾强骨;外用消风祛斑。

【应用】

1. 跌打骨折,瘀肿疼痛 本品能活血止痛,续筋接骨,为骨伤科之要药。治骨折筋伤,内服外用均有效。可单用本品浸酒服,并外敷,或与自然铜、没药等同用,如骨碎补散。

2. 肾虚诸证 本品有温补肾阳,强筋健骨,补虚损之功。治肾虚腰痛脚软,常与补骨脂、牛膝等同用;治肾虚耳鸣、耳聋、牙痛,常与熟地黄、山茱萸等同用;治肾虚久泻,与山药、肉豆蔻等同用,或用本品研末,纳入猪肾中煨熟食用。

3. 斑秃,白癜风 本品外用能消风祛斑,治疗斑秃、白癜风,可单用本品浸酒。

【用法用量】 煎服,3～9 g。外用适量,研末捣敷或浸酒搽涂患处。

【使用注意事项】 孕妇慎用。

自然铜 Zirantong

《雷公炮炙论》

【来源】 本品为硫化物类矿物黄铁矿族黄铁矿。主含二硫化铁（FeS_2）。主产于四川、广东、湖南等地。采挖后,除去杂石,砸碎或研末。生用或煅至暗红色、醋淬至表面呈黑褐色后使用。

【处方名】 自然铜、煅自然铜。

【性味归经】 辛,平。归肝经。

【功效】 散瘀止痛,续筋接骨。

【应用】

跌打损伤,筋骨折伤,瘀肿疼痛 本品辛行,归肝经,入血分,能散瘀止痛,续筋接骨疗伤,长于促进骨折的愈合,为伤科接骨续筋之要药。治跌打损伤,瘀肿疼痛,常配伍乳香、没药等,如自然铜散,亦常配伍苏木、乳香等,如八厘散;外用常与土鳖虫、骨碎补配伍,研末白蜜调敷。

【用法用量】 入煎剂宜先煎,3～9 g;多入丸、散,醋淬研末,每次 0.3 g。外用适量。

【使用注意事项】 孕妇慎用。不宜久服。

马钱子 Maqianzi

《雷公炮炙论》

【来源】 本品为马钱科植物马钱 *Strychnos nux-vomica* L. 的干燥成熟种子。冬季采收成熟果实,取出种子,晒干。

【处方名】 马钱子、生马钱子、制马钱子、炒制马钱子、甘草制马钱子。

【性味归经】 苦,温;有大毒。归肝、脾经。

【功效】 通络止痛,散结消肿。

【应用】

1. 跌打损伤,骨折肿痛 本品善散结消肿止痛,为伤科疗伤止痛之佳品。

2. 痈疽疮毒,咽喉肿痛 本品苦泄有毒,能散结消肿,攻毒止痛。治痈疽疮毒,多外用,单用即效。

3. 风湿顽痹,麻木瘫痪 本品善搜筋骨间风湿,开通经络,透达关节,止痛力强。

【用法用量】 入丸、散,0.3～0.6 g。

【使用注意事项】 本品有大毒,孕妇禁用,体虚者忌用。

血竭 Xuejie

《雷公炮炙论》

【来源】 本品为棕榈科植物麒麟竭 *Daemonorops draco* Bl. 果实渗出的树脂经加工制成。主产于我国广东、印度尼西亚等地。夏、秋二季果实成熟时采集鳞片间分泌出的树脂蒸压成团;或煮果实取汁浓缩;或取茎干渗出的树脂,制成成品。打成碎粒或研成细末用。

【处方名】 血竭、骐竭。

【性味归经】 甘、咸,平。归心、肝经。

【功效】 活血定痛,化瘀止血,生肌敛疮。

【应用】

1.跌打损伤及瘀血心腹刺痛等 本品味咸入血分,归心、肝二经,既能活血定痛,又能化瘀止血,可用于伤科及血瘀诸痛证,为伤科之要药。治跌打损伤,常配伍乳香、没药等,如七厘散;治血瘀痛经、经闭,产后瘀滞腹痛或瘀血心腹刺痛,常与当归、三棱等同用。

2.疮疡不敛 本品活血化瘀止痛,敛疮生肌,用于疮疡不敛,可单用本品研末外敷,亦可配伍麝香、大枣烧灰同研外用。

【用法用量】 研末,1～2 g,或入丸剂。外用研末撒或入膏药用。

【使用注意事项】 孕妇及月经期患者忌用。

第四节　破血消癥药

本类药物以虫类药为主,味多辛、苦、咸,性温,多有毒性,主归肝经入血分。辛行苦泄,温通入血,药性峻猛,走而不守为其特点,能破血消癥。适用于瘀血较重的癥瘕积聚。亦可用于血瘀经闭、瘀肿疼痛、偏瘫等。常配伍行气、破气药,或攻下药以增强其功效。因本类药物药性猛烈,且大多有毒,易耗血、动血、耗气、伤阴,所以凡出血证、阴血亏虚、气虚体弱者及孕妇,当忌用或慎用。

莪术 Ezhu

《药性论》

【来源】 本品为姜科植物蓬莪术 *Curcuma phaeocaulis* Val.、广西莪术 *Curcuma kwangsiensis* S. G. Lee et C. F. Liang 或温郁金 *Curcuma wenyujin* Y. H. Chen et C. Ling 的干燥根茎。后者习称"温莪术"。主产于广西、四川、浙江等地。冬季茎叶枯萎后采挖,洗净,蒸或煮至透心,晒干或低温干燥后除去须根及杂质,切厚片。生用或醋炙用。

【处方名】 莪术、醋莪术。

【性味归经】 辛、苦,温。归肝、脾经。

【功效】 行气破血,消积止痛。

【应用】

1.癥瘕积聚,经闭,心腹刺痛等 本品苦泄辛散温通,破血逐瘀,行气止痛,入肝、脾二经,为破血消癥要药。长于治疗血瘀气结的癥瘕积聚,常与三棱相须为用。治经闭,腹中有块、刺痛,常与三棱、香附等配伍,如莪术散;治胁下癥块,常与柴胡、鳖甲等同用,如鳖甲煎丸;治心腹刺痛,常与丹参、川芎等同用;治体虚瘀血久留不去者,常与党参、黄芪等同用;治跌打瘀肿疼痛,常配伍三七、没药等。

2.食积气滞腹痛 本品可消积止痛,治宿食不化之脘腹胀痛重证。常配伍青皮、槟榔等,如莪术丸。

【用法用量】 煎服,6～9 g。外用适量。消积止痛可生用,祛瘀止痛多醋炙用。

【使用注意事项】 孕妇忌用。

三棱 Sanleng

《本草纲目拾遗》

【来源】 本品为黑三棱科植物黑三棱 *Sparganium stoloniferum* Buch. -Ham. 的干燥块茎。主产于江苏、河南、江西等地。冬季至次年春采挖,削去外皮,晒干,切片。生用或醋炙用。

【处方名】 三棱、京三棱、醋三棱。

【性味归经】 辛、苦,平。归肝、脾经。

【功效】 破血行气,消积止痛。

【应用】

1. 瘀血经闭,痛经,胸痹心痛及癥瘕积聚 本品辛行苦泄,既入气分又入血分,破血之力较强,为破血消癥要药,多用于血瘀气结之重症,常与莪术相须为用,如三棱丸。治瘀血阻滞之经闭、痛经,常与红花、当归等同用;治癥瘕积聚,常与大黄、桃仁等同用。

2. 食积气滞,脘腹胀痛 本品辛行泄滞,能消积行气,多用于食积气滞,脘腹胀痛,常与青皮、麦芽等同用,如三棱煎。

【用法用量】 煎服,5~10 g。止痛多醋炙。

【使用注意事项】 孕妇禁用,不宜与芒硝、玄明粉同用。

水蛭 Shuizhi

《神农本草经》

【来源】 本品为水蛭科动物蚂蟥 *Whitmania pigra* Whitman、水蛭 *Hirudo nipponica* Whitman 或柳叶蚂蟥 *Whitmania acranulata* Whitman 的干燥全体。全国大部分地区均产。夏、秋二季捕捉,用沸水烫死,晒干或低温干燥,切段。生用或用滑石粉烫炒用。

【处方名】 水蛭、烫水蛭。

【性味归经】 咸、苦,平;有小毒。归肝经。

【功效】 破血通经,逐瘀消癥。

【应用】

1. 癥瘕积聚,跌打损伤,血瘀经闭等证 本品咸走血,苦泄结,力峻效宏,破血逐瘀之力较强,为破血消癥之良药。多用于癥瘕积聚瘀血阻滞之重症,常与虻虫相须为用。治血瘀经闭,癥瘕痞块,常与桃仁、虻虫等同用,如抵挡汤;若兼体虚,常与当归、人参等同用,如化癥回生丹;治跌打损伤,常配伍苏木、自然铜等,如接骨火龙丹。

2. 中风偏瘫 本品既能破血逐瘀,又能活络通经,用于中风偏瘫,可与地龙、红花等同用。

【用法用量】 煎服,1~3 g;研末冲服,每次 0.3~0.5 g。生水蛭长于破血逐瘀,烫水蛭毒性降低。

【使用注意事项】 孕妇禁用。

其他活血化瘀药见表16-1。

表 16-1 其他活血化瘀药

药 名	性味归经	功 效	主 治	用法用量
马鞭草	苦,凉。归肝、脾经	活血散瘀,解毒,利水,退黄,截疟	癥瘕积聚,痛经经闭,喉痹,痈肿,水肿,黄疸,疟疾	煎服,5~10 g
月季花	甘,温。归肝经	活血调经,疏肝解郁	气滞血瘀,月经不调,痛经,闭经,胸胁胀痛	煎服,3~6 g

续表

药　名	性味归经	功　效	主　治	用法用量
儿茶	苦、涩、微寒。归肺、心经	活血止痛，止血生肌，收湿敛疮，清肺化痰	跌扑伤痛，外伤出血，吐血衄血，疮疡不敛，湿疹、湿疮，肺热咳嗽	包煎，1～3 g，多入丸、散
斑蝥	辛，热；有大毒。归肝、肾、胃经	破血逐瘀，散结消癥，攻毒蚀疮	癥瘕，经闭，顽癣，瘰疬，赘疣，痈疽不溃，恶疮死肌	入丸、散，0.03～0.06 g

↪ 章后小结

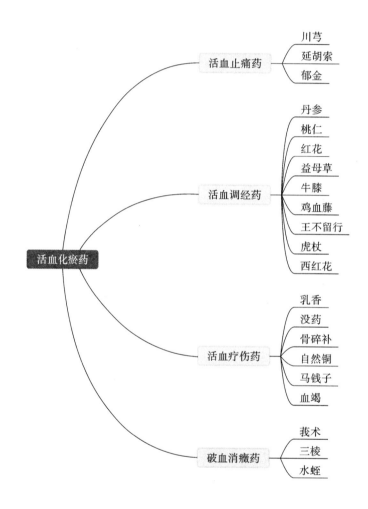

目标检测
答案

↪ 目标检测

（一）A1 型题（在每小题给出的 A、B、C、D、E 五个选项中，只有一项是最符合题目要求的）

1.下列药物中，性善"上行头目"，为治头痛要药的是（　　　　）。

A.羌活　　　　　B.川芎　　　　　C.细辛　　　　　D.白芷　　　　　E.吴茱萸

2."行血中气滞，气中血滞，专治一身上下诸痛"的药物是（　　　　）。

A.川芎　　　　　B.郁金　　　　　C.延胡索　　　　　D.姜黄　　　　　E.乳香

3.既能活血，又能凉血，并能养血的药物是（　　　　）。

A.丹参　　　　　B.大黄　　　　　C.鸡血藤　　　　　D.郁金　　　　　E.地黄

4.桃仁既能活血祛瘀，又能润肠通便，并能（　　　　）。

A.行气止痛　　　　　　　　　B.止咳平喘　　　　　　　　　C.利水消肿

D.凉血消痈　　　　　　　　　E.化瘀止血

5.郁金既能活血止痛,又能行气止痛,治疗气滞血瘀痛证,常配伍(　　　)。

A.木香　　　　B.香附　　　　C.檀香　　　　D.沉香　　　　E.木香

6.既能活血调经,又能补血调经的药物是(　　　)。

A.红花　　　　B.益母草　　　　C.丹参　　　　D.鸡血藤　　　　E.桃仁

7.长于促进骨折愈合的药物是(　　　)。

A.骨碎补　　　　B.血竭　　　　C.苏木　　　　D.土鳖虫　　　　E.自然铜

8.具有活血行气、通经止痛作用,长于行肢臂而除痹痛的药物是(　　　)。

A.丹参　　　　B.姜黄　　　　C.乳香　　　　D.红花　　　　E.川芎

9.能活血调经,利水消肿,清热解毒,为妇科经产要药的是(　　　)。

A.红花　　　　B.益母草　　　　C.三棱　　　　D.桃仁　　　　E.莪术

(二)A2型题(在每小题给出的A、B、C、D、E五个选项中,只有一项是最符合题目要求的)

1.患者齿龈肿痛,出血,口臭咽干宜选用(　　　)。

A.姜黄　　　　B.牛膝　　　　C.骨碎补　　　　D.桃仁　　　　E.没药

2.患者,男,15岁。夏季入水库洗澡后,突然出现发热,神志不清,胸脘满闷,宜选用下列何药与石菖蒲、竹沥等同用?(　　　)。

A.丹参　　　　B.益母草　　　　C.郁金　　　　D.牛膝　　　　E.泽兰

3.患者,女,29岁。产后出现水肿,小便不利2天。宜选用下列哪种药物?(　　　)

A.丹参　　　　B.泽兰　　　　C.乳香　　　　D.红花　　　　E.川芎

4.患者,男,76岁。经常出现腰酸腰痛,脚软无力,耳鸣如蝉,宜选用下列何药?(　　　)

A.丹参　　　　B.土鳖虫　　　　C.骨碎补　　　　D.马鞭草　　　　E.牛膝

(三)B1型题(每组试题前有A、B、C、D、E五个供选择的备选答案,从中为每一小题选择一个与其关系密切的答案)

A.乳香　　　　B.五灵脂　　　　C.丹参　　　　D.桃仁　　　　E.红花

1.能活血定痛,又是伤科之要药的药物是(　　　)。

2.功善活血化瘀止痛,为疗血瘀诸痛之要药的是(　　　)。

3.既能活血调经,又能清心除烦的药是(　　　)。

A.肺痈,肠痈

B.心悸怔忡,失眠

C.风湿痹痛,麻木瘫痪

D.乳汁不下,乳少

E.阴虚火旺,齿痛口疮

4.王不留行可用于(　　　)。

5.鸡血藤可用于(　　　)。

6.桃仁可用于(　　　)。

A.破血行气,消积止痛

B.疗伤止痛,补肾强骨,外用消风祛斑

C.活血定痛,化瘀止血,生肌敛疮

D.行气破血,消积止痛

E.破血逐瘀,消癥散积

7.莪术的功效是(　　　)。

8.三棱的功效是(　　　)。

9.血竭的功效是(　　　)。

第十七章

化痰止咳平喘药

本章 PPT

学习目标

知识目标

1.掌握化痰止咳平喘药的概念、功效、分类、性能特点、适应证,掌握常见化痰止咳平喘药的药性、功效与应用。

2.熟悉化痰止咳平喘药的使用注意事项。

3.了解化痰止咳平喘药的用法用量。

素质目标

本章的药物老年人多用,培养学生的爱心和孝心;通过小组讨论等形式,培养团队精神。

以祛痰或消痰,治疗痰证为主要作用的药物,称为化痰药;以制止或减轻咳嗽喘息为主要作用的药物,称为止咳平喘药。

化痰药多兼具止咳平喘作用,而止咳平喘药亦多兼具化痰作用,且在病证上,痰、咳、喘三者相互兼杂,故本书将两类药合并一章介绍,总称为化痰止咳平喘药。

本章药物或辛或苦,或温或凉,辛开,苦以降泄或燥湿,温以散寒,凉可清热,而分别用于寒痰、湿痰、热痰、燥痰、风痰及咳嗽气喘。本章药物多蜜炙以增强润肺止咳的功效。

化痰药也因药性有温燥与凉润之别而分为温化寒痰药与清化热痰药两类。由于"肺为贮痰之器",故本章药物主归肺经;部分药物因可治心、肝、脾之病证,故可兼归以上三经;少部分化痰止咳平喘药具有毒性。

化痰止咳平喘药的分类、功效与适应证见表 17-1。

表 17-1 化痰止咳平喘药的分类、功效与适应证

分 类	功 效	适 应 证
温化寒痰药	温肺祛寒、燥湿化痰	寒痰、湿痰证及其所致的眩晕肢麻、阴疽流注等
清化热痰药	清化热痰	热痰、燥痰证及痰热导致的癫痫、中风惊厥等
止咳平喘药	止咳平喘	咳嗽、喘息等证

使用止咳化痰平喘药时,对于咳嗽兼咯血者,不宜用温燥之性强烈而有刺激性的化痰止咳平喘药,否则有促进出血之忧;对麻疹初起有表证的咳嗽,一般以清宣肺气为主,不宜止咳,更不宜用具有收敛及温燥之性的化痰止咳平喘药,以免助热或影响麻疹的透发。化痰药多为行消之品,应中病即止,不宜久服;脾虚者用贝壳及矿物类药作丸、散剂时,当注意与健脾、消食、促进运化之品配伍。

第一节 温化寒痰药

半夏 Banxia

《神农本草经》

【来源】 本品为天南星科植物半夏 *Pinellia ternata*（Thunb.）Breit. 的干燥块茎。

【处方名】 半夏、生半夏、京半夏、清半夏、法半夏、姜半夏、制半夏、半夏曲。

【性味归经】 辛，温；有毒。归脾、胃、肺经。

【功效】 燥湿化痰，降逆止呕，消痞散结。

【应用】

（1）用于湿痰、寒痰证。本品味辛性温而燥，尤善于治疗脏腑之湿痰，治湿痰壅滞之咳嗽声重、痰白质稀者，常用作君药，如二陈汤。

（2）用于痰饮或胃寒呕吐。本品降逆和胃，为止呕要药。

（3）用于心下痞满，结胸，梅核气。

（4）用于瘿瘤痰核。

【用法用量】 煎服，3～9 g，内服一定要制用，炮制品有清半夏、姜半夏、法半夏等，其中清半夏长于化痰，姜半夏长于降逆止呕，法半夏长于燥湿且温性较弱，半夏曲有化痰消食之功，竹沥半夏能清热化痰，主治热痰、风痰之证。生品外用适量。

【使用注意事项】 本品温燥，反乌头。故阴虚燥咳、出血证者忌服，有热痰、燥痰者及孕妇慎服。

> **知识拓展**
>
> **梅核气、瘿瘤、痰核**
>
> （1）梅核气：咽中似有梅核阻塞，咯之不出，咽之不下，时发时止为主要表现的疾病。
>
> （2）瘿瘤：又称甲状腺肿瘤，临床主要表现为颈部肿块，女性的发病率比男性高 2～4 倍。甲状腺肿瘤以结节性甲状腺肿、甲状腺腺瘤、甲状腺癌常见。甲状腺肿瘤良性者多见，恶性者少见。
>
> （3）痰核：皮下肿起如核的结块，多由湿痰流聚而成，结块多少不一，不红不肿，不硬不痛，用手触摸，如同果核状软滑而能移动，一般不会化脓破溃。痰核大多生于颈、项、下颌部，亦可见于四肢、肩背。

天南星 Tiannanxing

《神农本草经》

【来源】 本品为天南星科植物天南星 *Arisaema erubescens*（Wall.）Schott、异叶天南星 *Arisaema heterophyllum* Bl. 或东北天南星 *Arisaema amurense* Maxim. 的干燥块茎。

【处方名】 天南星、生南星、炙南腥、南星、虎掌、制天南星。

【性味归经】 苦、辛，温；有毒。归肺、肝、脾经。

【功效】 散结消肿。外用治痈肿，蛇虫咬伤。

【应用】

（1）用于湿痰、寒痰证。本品善治顽痰，常与半夏相须为用，如导痰汤。治寒痰咳嗽，痰涎清稀者，常与半夏、肉桂等同用。

(2)用于风痰眩晕,半身不遂,手足顽麻,中风口眼㖞斜,癫痫以及破伤风,角弓反张等证。

(3)用于痈疽肿痛,毒蛇咬伤。

【用法用量】 煎服,5～9 g,多制用;外用适量,生品研末调敷或鲜品捣敷患处。燥湿化痰、祛风止痉宜制用,散结消肿宜生用。

【使用注意事项】 本品温燥有毒,故阴虚燥咳者忌服,孕妇应慎服。生品毒性较大,一般不作内服;反乌头。

知识拓展

与天南星相关的知识

(1)胆南星:制天南星的细粉与牛、羊或猪胆汁经加工而成,性凉,味苦、辛。有清热化痰、息风定惊的功效。用于痰热咳嗽,咳痰黄稠,中风痰迷,癫狂惊痫等证。

(2)风痰证:痰浊壅盛,风阳内动,肝风夹痰上扰的证候。其主要成因为肝肾阴虚,肝阳偏亢,阳化风动等。

(3)天南星使用不当易致中毒,症状有口腔黏膜糜烂,甚至坏死脱落,唇舌咽喉麻木肿胀,运动失灵,味觉消失,大量流涎;声音嘶哑,言语不清,发热,头昏,心慌,四肢麻木,严重者可出现昏迷、惊厥、窒息、呼吸停止。

白附子 Baifuzi

《名医别录》

【来源】 本品为天南星科植物独角莲 *Typhonium giganteum* Engl. 的干燥块茎。

【处方名】 白附子、生白附子、白附子片、禹白附、制白附子。

【性味归经】 辛,温;有毒。归肝、胃经。

【功效】 祛风痰,定惊搐,解毒散结,止痛。

【应用】

(1)用于湿痰,寒痰证。本品温燥毒烈之性与天南星类似,亦有祛痰之功。治湿痰、寒痰之咳嗽。

(2)用于中风口眼㖞斜,破伤风,偏头痛等风痰,头面诸疾。本品辛温,既能燥湿化痰,更善祛风痰而解痉止痛。亦宜用于肝风挟痰阻滞经络所致诸证。

(3)用于瘰疬痰核,毒蛇咬伤。

【用法用量】 煎服,3～6 g,内服宜制用;研末服,每次 0.5～1 g。外用适量,捣烂外敷。生品毒性大,一般作外用。

【使用注意事项】 本品温燥有毒,故孕妇忌服。生品内服宜慎。

知识拓展

附　药

关白附:毛茛科植物黄花乌头的干燥块根。味辛性热,毒性大。偏于祛风散寒湿止痛。

芥子 Jiezi

《名医别录》

【来源】 本品为十字花科植物白芥 *Sinapis alba* L. 或芥 *Brassica juncea*（L.）Czern. et Coss. 的

干燥成熟种子。

【处方名】 芥子、芥辣子、黄芥子、白芥子、炒白芥子。

【性味归经】 辛,温。归肺经。

【功效】 温肺豁痰利气,散结通络止痛。

【应用】

(1)用于寒痰喘咳,悬饮等。本品辛温走散,利气机、通经络、化寒痰、逐饮邪,善治"皮里膜外之痰"。常与莱菔子、紫苏子等同用,如三子养亲汤。

(2)用于阴疽流注及痰阻经络之肢体麻木或关节肿痛。

【用法用量】 煎服,3~9 g,炒制后研粉入药效果更好。外用适量,研末调敷。

【使用注意事项】 本品辛温走散,耗气伤阴,久咳肺虚及阴虚火旺者忌用。用量过大易致胃肠炎,产生腹痛、腹泻。有消化道溃疡者、出血者忌用。外用对皮肤黏膜有刺激性,易发泡,皮肤过敏者忌用。

旋覆花 Xuanfuhua

《神农本草经》

【来源】 本品为菊科植物旋覆花 Inula japonica Thunb. 或欧亚旋覆花 I. britannica L. 的干燥头状花序。

【处方名】 旋覆花、全福花、金沸花、炙旋覆花。

【性味归经】 辛、苦、咸,微温。归肺、脾、胃、大肠经。

【功效】 降气,消痰,行水,止呕。

【应用】

(1)用于咳喘痰多及痰饮蓄结,胸膈痞满等。本品性微温,无论寒痰、热痰及外感所致喘咳证,皆可应用;治寒痰咳喘,常用作主药。

(2)用于嗳气,呕吐。本品又善降胃气,治痰浊中阻,胃气上逆而嗳气、呕吐者,常与赭石、半夏等药同用,如旋覆代赭汤。

【用法用量】 煎服,3~9 g,宜包煎。

【使用注意事项】 本品温散,故阴虚劳咳,津伤燥咳者忌服;又因本品有绒毛,易刺激咽喉作痒而致呛咳呕吐,故须包煎。

第二节 清化热痰药

川贝母 Chuanbeimu

《神农本草经》

【来源】 本品为百合科植物川贝母 *Fritillaria cirrhosa* D. Don、暗紫贝母 *Fritillaria unibracteata* Hsiao et K. C. Hsia、甘肃贝母 *Fritillaria przewalskii* Maxim.、梭砂贝母 *Fritillaria delavayi* Franch.、太白贝母 *Fritillaria taipaiensis* P. Y. Li 或瓦布贝母 *Fritillaria unibracteata* Hsiao et K. C. Hsia var. *wabuensis*(S. Y. Tang et S. C. Yue) Z. D. Liu,S. Wang et S. C. Chen 的干燥鳞茎。

【处方名】 川贝母、川贝、松贝、青贝、炉贝、京川贝。

【性味归经】 苦、甘,微寒。归肺、心经。

【功效】 清热润肺,化痰止咳,散结消痈。

【应用】

(1)用于虚劳咳嗽,肺热燥咳。本品味苦性微寒,能清泄肺热化痰,又味甘质润能润肺止咳,尤宜用于内伤久咳、燥痰、热痰之证,常与百合、麦冬、熟地黄、瓜蒌等同用,如百合固金汤。

(2)用于瘰疬疮肿及乳痈、肺痈。本品能清化郁热、化痰散结,治痰火郁结之瘰疬,热毒壅结之乳痈、肺痈,既可内服又可外用。

【用法用量】 煎服,3～10 g;研末服,每次 1～2 g;也可入丸剂。

【使用注意事项】 本品苦寒,故风寒或寒痰咳嗽者忌服,脾胃虚寒者慎服。反乌头。

知识拓展

川贝母的相关知识

(1)川贝母商品主要有松贝、青贝、炉贝。松贝、青贝的原植物为川贝母、暗紫贝母、甘肃贝母;炉贝的原植物为棱砂贝母。松贝主产于四川阿坝藏族羌族自治州,为川贝中之最优品。青贝主产于青海、四川和云南交界处,品质亦优。炉贝主产于四川昌都、云南(德钦、大理),品质次于松贝、青贝。

(2)川贝母粉性极强,入煎剂无论捣碎与否,浸泡与否,都极易糊化,从而妨碍有效成分的溶出。为了确保疗效,入汤剂以研末冲服为佳。

浙贝母 Zhebeimu

《本草正》

【来源】 本品为百合科植物浙贝母 *Fritillaria thunbergii* Miq. 的干燥鳞茎。

【处方名】 浙贝母、浙贝、大贝母、苏贝母、象贝母、元宝贝、珠贝。

【性味归经】 苦,寒。归肺、心经。

【功效】 清热化痰止咳,解毒散结消痈。

【应用】

(1)用于风热,燥热,痰热咳嗽。本品功似川贝母而偏苦泄,长于清化热痰、降泄肺气,多用于风热咳嗽及痰热郁肺之咳嗽。

(2)用于瘰疬瘿瘤,疮痈,肺痈等。本品有化痰散结消痈之功,与川贝母类似而作用更强。

【用法用量】 煎服,5～10 g;或入丸、散。

【使用注意事项】 本品苦寒,故风寒或寒痰咳嗽者忌服,脾胃虚寒者慎服。反乌头。

瓜蒌 Gualou

《神农本草经》

【来源】 本品为葫芦科植物栝楼 *Trichosanthes kirilowii* Maxim. 或双边栝楼 *Trichosanthes rosthornii* Harms 的干燥成熟果实。

【处方名】 瓜蒌、栝蒌、栝楼、糖栝蒌、糖瓜蒌、全瓜蒌、苦瓜、山金匏、药瓜皮。

【性味归经】 甘,寒。归肺、胃、大肠经。

【功效】 清热涤痰,宽胸散结,润燥滑肠。

【应用】

(1)用于痰热咳喘。本品甘寒而润,善清肺热、润肺燥,治疗热痰证、燥痰证,常用作主药,常与黄芩、胆南星、苦杏仁等同用,如清气化痰丸。

(2)用于胸痹,结胸。本品能利水开郁、导痰浊下行而奏宽胸散结之效,治痰气互结、胸阳不通之胸痹疼痛、不得卧者,常与薤白、半夏同用;治痰热结胸、胸膈痞满、按之则痛者,则与黄连、半夏同用。

(3)用于肺痈,肠痈,乳痈。本品常配伍清热解毒药以治痈证。

(4)用于肠燥便秘。

【用法用量】 煎服,瓜蒌皮6~12 g,瓜蒌仁9~15 g,全瓜蒌9~20 g,打碎入煎剂。瓜蒌皮长于清肺化痰,利气宽胸;瓜蒌仁长于润肺化痰,滑肠通便;全瓜蒌兼具两者功效。

【使用注意事项】 本品寒凉滑润,故脾虚便溏,湿痰、寒痰者忌服。反乌头。

知识拓展

瓜蒌的相关知识

(1)栝楼的根也是一味中药,叫瓜蒌根,又称天花粉。

(2)结胸:邪气结于胸中的病证。主要症状为从心窝到少腹硬满而痛,拒按,大便秘结,口舌干燥而渴,午后稍有潮热,脉沉结等。

桔梗 Jiegeng

《神农本草经》

【来源】 本品为桔梗科植物桔梗 *Platycodon grandiflorum*(Jacq.) A. DC. 的干燥根。

【处方名】 桔梗、北桔梗、南桔梗、白桔梗、苦桔梗、甜桔梗。

【性味归经】 苦、辛,平。归肺经。

【功效】 宣肺,利咽,祛痰,排脓。

【应用】

(1)用于肺气不宣之咳嗽痰多。本品辛开苦泄,宣发肺气,具有祛痰止咳的作用,治咳嗽痰多之证。

(2)用于咽喉肿痛,声音嘶哑。本品能宣泄肺邪以利咽开音,治咽痛音哑,常与薄荷、牛蒡子、蝉蜕等同用;治外感风邪,咽喉肿痛,常与甘草同用。

(3)用于肺痈胸痛,咳吐脓血,痰黄腥臭。常与鱼腥草、芦根等同用。

【用法用量】 煎服,3~10 g;或入丸、散。

【使用注意事项】 用量过大易致恶心呕吐。

竹茹 Zhuru

《金匮要略》

【来源】 本品为禾本科植物青秆竹 *Bambusa tuldoides* Munro、大头典竹 *Sinocalamus beecheyanus*(Munro) McClure var. *pubescens* P. F. Li 或淡竹 *Phyllostachys nigra*(Lodd.) Munro var. *henonis*(Mitf.) Stapf ex Rendle 的茎秆的干燥中间层。

【处方名】 竹茹、淡竹茹、竹二青、青竹茹。

【性味归经】 甘,微寒。归肺、胃、心、胆经。

【功效】 清热化痰,除烦,止呕。

【应用】

(1)用于痰热咳嗽。本品甘寒性润,善清痰热,治肺热咳嗽、咳痰黄稠,常与黄芩、瓜蒌同用。

(2)用于胃热呕吐或心烦不眠等。

【用法用量】 煎服,5~10 g。生用清化热痰,姜汁炙后止呕作用增强。

【使用注意事项】 本品为液汁,不宜久藏。又因其性寒滞,故寒痰咳喘、胃寒呕吐及便溏者慎服。

竹沥 Zhuli

《名医别录》

【来源】　本品为禾本科植物淡竹 *Phyllostachys nigra*（Lodd.）Munro var. *henonis*（Mitf.）Stapf ex Rendle 的茎用火烤灼而流出的液汁。

【处方名】　竹沥、竹汁、淡竹沥、竹油。

【性味归经】　甘、苦,寒。归心、胃经。

【功效】　清热豁痰,定惊利窍。

【应用】　用于痰热咳喘,中风痰迷。

【用法用量】　冲服,30～60 g;或入丸剂。

胖大海 Pangdahai

《本草纲目拾遗》

【来源】　本品为梧桐科植物胖大海 *Sterculia lychnophora* Hance 的干燥成熟种子。

【处方名】　胖大海、蓬大海、安南子、大发、大海子、大洞果。

【性味归经】　甘,寒。归肺、大肠经。

【功效】　清热润肺,利咽开音,润肠通便。

【应用】

(1)用于咽喉疼痛,声哑,咳嗽等。本品有一定清肺化痰、宣肺、利咽开音之功,但其力较弱,宜用于肺热所致之轻证,单味泡服;亦可与清肺化痰、利咽之品同用。

(2)用于肠燥便秘等证。本品能清泄肠道之热,用于热结肠道便秘轻证,单味泡服,或与泄热通便之品配伍,以助其效。

【用法用量】　煎服,2～3 枚。沸水泡服或煎服。

【使用注意事项】　本品性寒滑肠,故脾虚便溏者忌服。

海藻 Haizao

《神农本草经》

【来源】　本品为马尾藻科植物海蒿子 *Sargassum pallidum*（Turn.）C. Ag. 或羊栖菜 *Sargassum fusiforme*（Harv.）Setch. 的干燥藻体。

【处方名】　海藻、马尾藻、海蒿子、羊栖菜。

【性味归经】　苦、咸,寒。归肝、胃、肾经。

【功效】　消痰软坚散结,利水消肿。

【应用】

(1)用于瘰疬,瘿瘤,睾丸肿痛等。本品味咸性寒,有软坚散结之功,治瘿瘤,常与昆布、贝母等同用;治瘰疬,常与夏枯草、玄参、连翘等同用。

(2)用于脚气水肿。

【用法用量】　煎服,6～12 g;或入丸、散。

【使用注意事项】　反甘草。

昆布 Kunbu

《名医别录》

【来源】　本品为海带科植物海带 *Laminaria japonica* Aresch. 或翅藻科植物昆布 *Ecklonia* kurome Okam. 的干燥叶状体。

【处方名】 昆布、淡昆布。

【性味归经】 咸,寒。归肝、胃、肾经。

【功效】 消痰软坚散结,利水消肿。

【应用】 用于瘿瘤,瘰疬,睾丸肿痛,痰饮水肿。

【用法用量】 煎服,6~12 g。

【使用注意事项】 脾胃虚寒蕴湿者忌服。

第三节 止咳平喘药

苦杏仁 Kuxingren

《神农本草经》

【来源】 本品为蔷薇科植物山杏 *Prunus armeniaca* L. var. *ansu* Maxim.、东北杏 *Prunus mandshurica*(Maxim.)Koehne、西伯利亚杏 *Prunus sibirica* L. 或杏 *Prunus armeniaca* L. 的干燥成熟种子。

【处方名】 苦杏仁、杏仁、光杏仁、炒杏仁、焙杏仁、杏仁泥、蜜杏仁、燀苦杏仁。

【性味归经】 苦,微温;有小毒。归肺、大肠经。

【功效】 降气止咳平喘,润肠通便。

【应用】

(1)用于多种咳喘证。本品苦降肺气,药性微温,又略兼宣散之性,为治咳喘之要药。无论外感内伤、寒热新久等诸种咳喘证,皆可配伍应用。

(2)用于肠燥便秘。本品富含脂肪,质润性降,用于肠燥津枯的大便秘结之证。

【用法用量】 煎服,5~10 g。宜打碎入煎剂。生品入煎剂宜后下。

【使用注意事项】 本品有小毒,用量不宜过大。婴儿慎用,阴虚咳嗽、大便溏泄者忌用。

知识拓展

苦杏仁的相关知识

(1)甜杏仁:蔷薇科植物杏 *Prunus armeniaca* L. 的栽培品种的干燥种仁。味甜性平,有润肺止咳、润肠通便作用,主要用于肺虚劳咳或津伤肠燥便秘。

(2)误服过量苦杏仁可导致机体中毒,临床表现为眩晕、头痛、呕吐、呼吸急促、心悸、发绀等,重者出现昏迷、惊厥、呼吸麻痹,最后呼吸或循环衰竭而死亡。

紫苏子 Zisuzi

《名医别录》

【来源】 本品为唇形科植物紫苏 *Perilla frutescens*(L.)Britt. 的干燥成熟果实。

【处方名】 紫苏子、苏子、南苏子、炒紫苏子、炙紫苏子。

【性味归经】 辛,温。归肺、大肠经。

【功效】 降气化痰,止咳平喘,润肠通便。

【应用】

(1)用于痰壅气逆,咳嗽气喘。本品性主降,用于痰壅气逆、咳嗽气喘、痰多胸痞,甚则不能平卧之证,常配伍白芥子、莱菔子,如三子养亲汤。

（2）用于肠燥便秘。本品富含油脂，质润性降，用于肠燥津枯的大便秘结。

【用法用量】 煎服，3～10 g，打碎；或入丸、散。

【使用注意事项】 本品耗气滑肠，故气虚久咳、阴虚咳喘及脾虚便溏者忌服。

百部 Baibu

《名医别录》

【来源】 本品为百部科植物直立百部 *Stemona sessilifolia*（Miq.）Miq.、蔓生百部 *Stemona japonica*（Bl.）Miq. 或对叶百部 *Stemona tuberosa* Lour. 的干燥块根。

【处方名】 百部、百部草、百部根、炙百部、蜜百部。

【性味归经】 甘、苦，微温。归肺经。

【功效】 润肺下气止咳，杀虫灭虱。

【应用】

（1）用于新久咳嗽，百日咳，肺痨咳嗽。可单用或配伍应用。

（2）用于蛲虫病、蛔虫病，阴道滴虫病，头虱病及疥癣。

【用法用量】 煎服，3～9 g。久咳虚嗽宜蜜炙用，杀虫灭虱宜生用。外用适量，煎水洗或研末调敷。

【使用注意事项】 本品易伤胃滑肠，故脾虚食少便溏者慎用。

紫菀 Ziwan

《神农本草经》

【来源】 本品为菊科植物紫菀 *Aster tataricus* L. f. 的干燥根和根茎。

【处方名】 子菀、紫菀、蜜紫菀、炙紫菀。

【性味归经】 辛、苦，微温。归肺经。

【功效】 润肺下气，消痰止咳。

【应用】 用于咳嗽有痰。凡咳嗽之证，无论外感内伤、病程长短、寒热虚实，皆可用之，常与款冬花相须为用。

【用法用量】 煎服，5～10 g。外感暴咳宜生用，肺虚久咳宜蜜炙用。

【使用注意事项】 本品辛散微温，故温燥咳嗽或实热咳嗽者不宜单用。

款冬花 Kuandonghua

《神农本草经》

【来源】 本品为菊科植物款冬 *Tussilago farfara* L. 的干燥花蕾。

【处方名】 款冬花、款冬、冬花、炙冬花、蜜炙款冬花。

【性味归经】 辛、微苦，温。归肺经。

【功效】 润肺下气，止咳化痰。

【应用】 用于咳嗽气喘，劳嗽咳血。本品辛温而润，温而不燥，无论寒热虚实、内伤外感各种咳嗽，皆可随证配伍，常与紫菀相须为用。

【用法用量】 煎服，5～10 g。外感暴咳宜生用，肺虚久咳宜蜜炙用。

【使用注意事项】 本品辛温，易耗气助热，故咳血或肺痈咳吐脓血者慎服。

枇杷叶 Pipaye

《名医别录》

【来源】 本品为蔷薇科植物枇杷 *Eriobotrya japonica*（Thunb.）Lindl. 的干燥叶。

【处方名】 枇杷叶、杷叶、炙杷叶、炙枇杷叶、蜜炙枇杷叶。

【性味归经】 苦,微寒。归肺、胃经。

【功效】 清肺止咳,降逆止呕。

【应用】

(1)用于肺热咳喘,气逆喘急。本品能清降肺气,善治燥热咳喘、口燥咽干及风热咳嗽等证,单用熬膏或配伍应用。

(2)用于胃热烦渴,呕吐哕逆。

【用法用量】 煎服,6~10 g,鲜品加倍。止呕宜生用或姜汁炙用,止咳宜蜜炙用。

【使用注意事项】 本品微寒,故寒嗽及胃寒呕吐者慎服。

桑白皮 Sangbaipi

《神农本草经》

【来源】 本品为桑科植物桑 *Morus alba* L. 的干燥根皮。

【处方名】 桑白皮、桑皮、桑根皮、双白皮、炙桑皮。

【性味归经】 甘,寒。归肺经。

【功效】 泻肺平喘,利水消肿。

【应用】

(1)用于肺热咳喘或水肿,小便不利。不论实热咳喘、虚热咳喘均可应用。

(2)用于全身水肿,面目肌肤水肿,尿少,小便不利。尤宜用于风水、皮水等阳水实证,常与茯苓皮、大腹皮、生姜皮等同用,如五皮饮。

【用法用量】 煎服,6~12 g。大剂量可用至 30 g。利水及清肺平喘宜生用,肺虚咳喘宜蜜炙用。

【使用注意事项】 本品性寒,故寒痰咳喘者忌服。

葶苈子 Tinglizi

《神农本草经》

【来源】 本品为十字花科植物独行菜 *Lepidium apetalum* Willd. 或播娘蒿 *Descurainia sophia* (L.)Webb. ex Prantl. 的干燥成熟种子。

【处方名】 葶苈子、葶苈、苦葶苈、甜葶苈、炒葶苈子、炙葶苈子。

【性味归经】 辛、苦,大寒。归肺、膀胱经。

【功效】 泻肺平喘,行水消肿。

【应用】

(1)用于痰浊阻肺之喘咳实证。本品苦寒之性较强,长于消痰浊,又能泻肺火以平喘咳,故宜用于痰涎壅盛之喘咳痰多、胸胁胀满、喘息不得平卧者,常与桑白皮、苦杏仁等化痰止咳平喘药同用。

(2)用于胸水,腹水,全身水肿等实证。本品与桑白皮类似,均能利水以消肿。桑白皮多用于面目肌肤水肿,而葶苈子还常用于胸水、腹水之实证。

【用法用量】 煎服,3~10 g,纱布包煎;或入丸、散。

【使用注意事项】 本品泻肺力强,故肺虚喘促、脾虚肿满者忌服。

白果 Baiguo

《日用本草》

【来源】 本品为银杏科植物银杏 *Ginkgo biloba* L. 的干燥成熟种子。

【处方名】 白果、白果仁、银杏、炒白果、炒白果、熟白果。

【性味归经】 甘、苦、涩,平;有毒。归肺、肾经。

【功效】 敛肺定喘,止带缩尿。

【应用】

(1)用于哮喘咳痰。本品有一定祛痰作用,又可止咳平喘,并略兼收敛之性,故无论虚实之哮喘咳痰,皆可配伍使用。

(2)用于带下,白浊,小便频数,遗尿等。本品有化湿浊、收涩止带、固肾缩小便之效,常与清热燥湿、补脾肾止带和补肾固涩之品配伍。

【用法用量】 煎服,5～10 g,用时捣碎;或入丸、散。生用毒性大,炒用毒性减弱。入药时须除去外层种皮及内层的薄皮和心芽。

【使用注意事项】 本品敛涩,有小毒,不可过量,小儿尤当谨慎使用。生食毒性更重。其性收敛,咳喘痰稠、咳吐不爽者慎服。

知识拓展

白果的相关知识

(1)银杏叶:敛肺平喘,活血止痛,用于肺虚咳喘及心脑血管疾病。

(2)白果中的黄酮苷、苦内酯对脑血栓、老年性痴呆、高血压、冠心病、动脉硬化、脑功能减退等病有特殊的预防和治疗效果;经常食用可以扩张微血管,促进血液循环,使人肌肤红润、精神焕发。

洋金花 Yangjinhua

《本草纲目》

【来源】 本品为茄科植物白花曼陀罗 *Datura metel* L. 的干燥花。

【处方名】 洋金花、山茄花、曼陀罗花、风茄花。

【性味归经】 辛,温;有毒。归肺、肝经。

【功效】 平喘止咳,解痉定痛。

【应用】

(1)用于哮喘咳嗽无痰之证。本品止咳平喘之效颇强,但无祛痰作用,并有毒性,故宜用于咳喘无痰者,可单用散剂,或配入复方。

(2)用于风湿痹痛,跌打损伤,脘腹疼痛。本品有较强的止痛功效,用于痹证、外伤及原因明确的脘腹疼痛之证,单用或配伍应用。

(3)用于痫证,小儿慢惊风。本品宜与息风止痉药配伍。

【用法用量】 宜入丸、散剂吞服,每次 0.3～0.6 g。如作卷烟分次燃吸,每日不超过 1.5 g。手术麻醉用,煎服,20 g。外用适量,煎汤洗或研末外敷。

【使用注意事项】 本品有毒,应严格控制用量。痰热咳痰不利者不宜使用。因本品含有东莨菪碱、莨菪碱及阿托品等,故孕妇及青光眼、高血压、心脏病患者均忌服。

其他化痰止咳平喘药见表 17-2。

表 17-2 其他化痰止咳平喘药

药 名	性味归经	功 效	主 治	用法用量
黄药子	苦,寒。归肺、肝经	痰散结消瘿,清热解毒	瘿瘤,疮疡肿毒,咽喉肿痛,毒蛇咬伤	煎服,5～15 g;研末服,1～2 g
海蛤壳	咸,寒。归肺、胃经	清肺化痰,软坚散结	肺热、咳火之咳嗽气喘,瘿瘤,痰核等	10～15 g;或入丸、散

续表

药 名	性味归经	功 效	主 治	用法用量
瓦楞子	咸,平。归肺、胃、肝经	消痰化瘀,软坚散结,制酸止痛	顽痰胶结,黏稠难咯,瘿瘤,瘰疬,癥瘕痞块,胃痛泛酸	煎服,9～15 g,宜打碎先煎
罗汉果	甘,凉。归肺、大肠经	清热润肺,利咽开音,润肠通便	肺热燥咳,咽痛失音,肠燥便秘	9～15 g;或开水泡服

章后小结

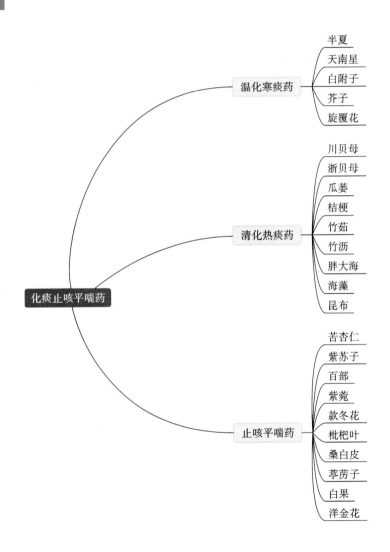

温化寒痰药：半夏、天南星、白附子、芥子、旋覆花

清化热痰药：川贝母、浙贝母、瓜蒌、桔梗、竹茹、竹沥、胖大海、海藻、昆布

化痰止咳平喘药

止咳平喘药：苦杏仁、紫苏子、百部、紫菀、款冬花、枇杷叶、桑白皮、葶苈子、白果、洋金花

目标检测

目标检测
答案

A 型题(在每小题给出的 **A、B、C、D** 四个选项中,只有一项是最符合题目要求的)

1.专泻肺中水饮而平喘的药物是(　　　)。

A.桔梗　　　　　　　B.百部　　　　　　C.葶苈子　　　　D.款冬花

2.下列哪一项不是桔梗的功效?(　　　)

A.开宣肺气　　　　　B.祛痰　　　　　　C.平喘　　　　　D.排脓

3.下列药物没有毒性的是(　　　)。

A. 半夏   B. 莪术   C. 附子   D. 天南星

4. 下列药物既可润肺止咳,又可灭虱杀虫的是(　　)。

A. 半夏   B. 瓜蒌   C. 贝母   D. 百部

5. 下列除哪一项外均可用于肺热咳喘?(　　)

A. 瓜蒌   B. 枇杷叶   C. 半夏   D. 川贝母

平肝息风药

本章 PPT

凡以平肝潜阳,息风止痉为主要作用,主治肝阳上亢或肝风内动病证的药物,称为平肝息风药。

本类药物以动物药为主,有"介类潜阳,虫类搜风"之说;其药性多偏寒凉,少数偏温燥,部分药物性平,应用广泛,不论寒热虚实之肝风内动证均可应用。而药味与功效间无明显对应关系。习惯上多以甘能缓急的理论,并结合实际滋味,多标为咸味及甘味;少数药兼能泄热或兼能通络,故标苦味或辛味。"诸风掉眩,皆属于肝",其主治病证病位在肝,故本类药物主归肝经;少数药兼有宁心安神之功而治心神不宁者,则兼归心经。因其有息风止痉与平肝潜阳之效,故有沉降之性。全蝎、蜈蚣有毒,用时应慎。

平肝息风药的分类、功效与适应证见表 18-1。

表 18-1　平肝息风药的分类、功效与适应证

分　类	功　　效	适　应　证
平抑肝阳药	平肝潜阳,兼能清肝明目,宁心安神	肝阳上亢之头晕目眩,兼治肝火上攻诸证及心悸失眠等
息风止痉药	平息肝风,兼能清肝、平肝、化痰	肝风内动之惊痫抽搐,兼治肝火上攻、肝阳眩晕及痰热咳嗽等

应用本类药时,须根据病因、病机和兼证的不同,进行适当选择与相应的配伍,常见的配伍如下:

(1)肝阳上亢证,多配伍滋养肾阴的药物,益阴以制阳。

(2)肝阳化风之肝风内动,息风止痉药与平肝潜阳药并用。

(3)热极生风之肝风内动,多配伍清热泻火药;阴血亏虚之肝风内动,配伍补养阴血药。

(4)兼痰邪窍闭神昏者,配伍开窍醒神或祛痰药;兼失眠多梦、心神不宁者,配伍安神药。

(5)肝火盛者,配伍清泻肝火药;脾虚慢惊风,宜用性平的止痉药,并配伍补脾益气药。

使用本章药物时要注意以下几点。

(1)对脾虚慢惊者,寒凉之品忌用。

(2)对阴虚血亏者,药性温燥之品慎用。

(3)贝壳类药物,入煎剂一般要先煎。

第一节　平肝潜阳药

石决明 Shijueming

《名医别录》

【来源】　本品为鲍科动物杂色鲍 *Haliotis diversicolor* Reeve、皱纹盘鲍 *Haliotis discus* hannai Ino、羊鲍 *Haliotis ovina* Gmelin、澳洲鲍 *Haliotis ruber*（Leach）、耳鲍 *Haliotis asinina* Linnaeus 或白鲍 *Haliotis laevigata*（Donovan）的贝壳。

【处方名】　石决明、鱼壳、海决、九孔石决明、煅石决明。

【性味归经】　咸，寒。归肝经。

【功效】　平肝潜阳，清肝明目。

【应用】

（1）用于肝阳上亢所致的头痛眩晕。本品咸寒清热，质重潜阳，专入肝经，平肝作用较强；又兼有滋养肝阴之功，为凉肝、镇肝之要药。常与牡蛎、龙骨等同用。

（2）用于目赤、翳障、视物昏花。本品为清肝明目要药，常与菊花、决明子等同用。

此外，煅石决明还有收敛、制酸、止痛、止血等作用，可用于胃酸过多之胃脘痛。

【用法用量】　煎服，6～20 g，打碎先煎；或入丸、散。外用适量，点眼。平肝清肝宜生用，点眼应煅后水飞用。

【使用注意事项】　本品咸寒易伤脾胃，故脾胃虚寒、食少便溏者慎服。

牡蛎 Muli

《神农本草经》

【来源】　本品为牡蛎科动物长牡蛎 *Ostrea gigas* Thunberg、大连湾牡蛎 *Ostrea talienwhanensis* Crosse 或近江牡蛎 *Ostrea rivularis* Gould 的贝壳。

【处方名】　牡蛎、左牡蛎、左壳、牡蛎壳、煅牡蛎。

【性味归经】　咸，微寒。归肝、胆、肾经。

【功效】　生用：重镇安神，潜阳补阴，软坚散结。煅用：收敛固涩，制酸止痛。

【应用】

（1）用于肝阳眩晕。本品咸寒质重，有类似石决明之平肝潜阳作用，多用于水不涵木、阴虚阳亢、眩晕耳鸣之证，常与生石决明、生龙骨同用。

（2）用于痰核，瘰疬，癥瘕积聚等证。

（3）用于烦躁不安，心悸失眠。

（4）本品煅用有收敛固涩作用。用于滑脱诸证，如遗精、遗尿、崩漏、带下、自汗、盗汗等，常与煅龙骨相须为用，如龙牡壮骨颗粒。

（5）用于胃酸过多证。

【用法用量】　煎服，9～30 g，打碎先煎；或入丸、散，每次 1～3 g。

【使用注意事项】　本品煅后收敛，故有湿热实邪者忌服。

赭石 Zheshi

《神农本草经》

【来源】　本品为氧化物类矿物刚玉族赤铁矿，主含三氧化二铁（Fe_2O_3）。

【处方名】 赭石、生赭石、代赭石、钉赭石、煅赭石。

【性味归经】 苦,寒。归肝、心、肺、胃经。

【功效】 平肝潜阳,重镇降逆,凉血止血。

【应用】

(1)用于肝阳上亢,头晕目眩。本品潜降肝阳作用较强,且善清肝火,治肝阳上亢之头晕目眩、耳鸣等证。

(2)用于胃气上逆之呕吐呃逆,嗳气喘息。本品善降肺胃之逆气,用于胃气上逆之呕呃、嗳气不止及肺气上逆之哮喘有声,卧睡不得之证。

(3)用于血热出血证。本品苦寒沉降,可单用研末,米醋调服。

【用法用量】 煎服,9~30 g,打碎先煎;或入丸、散,每次1~3 g。平肝降逆宜生用,止血宜煅用。

【使用注意事项】 本品苦寒重坠,故寒证及孕妇慎服。又含微量砷,故不宜长期服。

蒺藜 Jili

《神农本草经》

【来源】 本品为蒺藜科植物蒺藜 *Tribulus terrestris* L. 的干燥成熟果实。

【处方名】 蒺藜、刺蒺藜、白蒺藜、硬蒺藜、盐蒺藜。

【性味归经】 辛、苦,微温;有小毒。归肝经。

【功效】 平肝解郁,活血祛风,明目,止痒。

【应用】

(1)用于肝阳上亢之头晕目眩。本品苦降,入肝,有平抑肝阳的作用。

(2)用于肝气郁滞之胸胁胀痛,乳闭胀痛,乳痈。

(3)用于风热上攻,目赤翳障。

(4)用于风疹瘙痒。

【用法用量】 煎服,6~10 g;或入丸、散。

【使用注意事项】 气虚血弱者及孕妇忌服。

珍珠母 Zhenzhumu

《本草图经》

【来源】 本品为蚌科动物三角帆蚌 *Hyriopsis cumingii*(Lea)、褶纹冠蚌 *Cristaria plicata*(Leach)或珍珠贝科动物马氏珍珠贝 *Pteria martensii*(Dunker)的贝壳。

【处方名】 珍珠母、煅珍珠母。

【性味归经】 咸,寒。归肝、心经。

【功效】 平肝潜阳,安神定惊,明目退翳。

【应用】

(1)用于肝阳眩晕。本品性能及潜阳功效均与石决明相似,既能平肝潜阳,又可清肝热,还有安神之功,故肝阳上亢、肝热内盛而见心神不宁、烦躁失眠者,更为适宜。

(2)用于目赤肿痛,视物昏花。

(3)用于惊悸失眠,心神不宁。宜与化痰开窍、泻火宁心之品同用。

此外,煅用能收湿敛疮,治湿疮、湿疹。

【用法用量】 煎服,10~25 g,打碎先煎;外用适量,研细末用,或调敷。平肝潜阳、清肝明目、安神定惊宜生用,收湿敛疮宜煅用。

【使用注意事项】 胃寒者慎服。

罗布麻叶 Luobumaye

《救荒本草》

【来源】 本品为夹竹桃科植物罗布麻 *Apocynum venetum* L. 的干燥叶。

【处方名】 罗布麻叶。

【性味归经】 甘、苦,凉。归肝经。

【功效】 平肝安神,清热利水。

【应用】

(1)用于肝阳眩晕,心悸失眠。

(2)用于尿少水肿。

【用法用量】 煎服,6~12 g。

第二节 息风止痉药

羚羊角 Lingyangjiao

《神农本草经》

【来源】 本品为牛科动物赛加羚羊 *Saiga tatarica* Linnaeus 的角。

【处方名】 羚羊角、羚羊尖、羚角、羚羊角片、羚羊粉。

【性味归经】 咸,寒。归肝、心经。

【功效】 平肝息风,清肝明目,散血解毒。

【应用】

(1)用于热极动风或肝风内动之高热神昏,惊厥抽搐,妊娠子痫。本品有良好的清肝热和息风止痉之效,为清热息风之要药,最宜用于热极生风所致的痉挛抽搐。

(2)用于肝阳上亢之头晕目眩。

(3)用于肝火上攻之头痛,目赤翳障。

(4)用于温热病热毒炽盛,痈肿疮毒。

【用法用量】 煎服,1~3 g。宜单煎 2 h 以上,取汁服,或与煎好的药液合兑。磨汁或研粉服,每次 0.3~0.6 g,也可入丸、散。

【使用注意事项】 本品性寒,脾虚慢惊者忌服,脾胃虚寒者慎服。

知识拓展

> **羚羊的相关知识**
>
> 产于中国的有原羚、鹅喉羚、藏羚和斑羚等。中国新疆所产赛加羚羊的角可供药材用。羚羊角常用作平肝息风药。野生羚羊大多为国家一级(藏羚和斑羚)或二级(鹅喉羚)野生保护动物,驯养的除外。

钩藤 Gouteng

《名医别录》

【来源】 本品为茜草科植物钩藤 *Uncaria rhynchophylla*(Miq.)Miq. ex Havil.、大叶钩藤

Uncaria macrophylla Wall. 、毛钩藤 *Uncaria hirsuta* Havil. 、华钩藤 *Uncaria sinensis* (Oliv.) Havil. 或无柄果钩藤 *Uncaria sessilifructus* Roxb. 的干燥带钩茎枝。

【处方名】 钩藤、嫩钩藤、钩丁、嫩双钩、双钩藤。

【性味归经】 甘,凉。归肝、心包经。

【功效】 息风定惊,清热平肝。

【应用】

(1)用于肝风内动,惊痫抽搐,高热惊厥,感冒夹惊,小儿惊啼,妊娠子痫。

(2)用于肝火上攻或肝阳上亢之头痛,眩晕。本品有一定平抑肝阳作用,并能清肝热,亦宜用于肝阳上亢而兼肝经有热者。

【用法用量】 煎服,3~12 g,后下;或入丸、散。

【使用注意事项】 本品大剂量可导致心、肝、肾损伤而死亡,故使用时应掌握好用量。

天麻 Tianma

《神农本草经》

【来源】 本品为兰科植物天麻 *Gastrodia elata* Bl. 的干燥块茎。

【处方名】 天麻、明天麻、天麻片、炒天麻、煨天麻、姜天麻。

【性味归经】 甘,平。归肝经。

【功效】 息风止痉,平抑肝阳,祛风通络。

【应用】

(1)用于肝风内动之惊痫抽搐。本品味甘质润,药性平和,为治肝风内动之要药,对肝风内动、惊痫抽搐,破伤风,不论寒热虚实,皆可配伍应用。

(2)用于肝阳上亢或风痰上扰之头痛眩晕。本品单用或配伍均有效。

(3)用于手足不遂,肢体麻木或风湿痹痛。

【用法用量】 煎服,3~10 g。研末冲服,每次 1~1.5 g;也可入丸、散。

【使用注意事项】 本品凡见津液亏虚、血虚、阴虚者,均慎用。

地龙 Dilong

《神农本草经》

【来源】 本品为钜蚓科动物参环毛蚓 *Pheretima aspergillum* (E. Perrier)、通俗环毛蚓 *Pheretima vulgaris* Chen、威廉环毛蚓 *Pheretima guillelmi* (Michaelsen)或栉盲环毛蚓 *Pheretima pectinifera* Michaelsen 的干燥体。

【处方名】 地龙、地龙肉、苏地龙、广地龙、地龙乾。

【性味归经】 咸,寒。归肝、肺、膀胱经。

【功效】 清热定惊,通络,平喘,利尿。

【应用】

(1)用于热盛所致的肝风内动,高热神昏,惊痫抽搐。本品性寒,既能息风止痉,又善于清热定惊,故适用于热极生风所致的神昏谵语、痉挛抽搐及小儿惊风或癫痫、发狂等证,历代多以单用为主,亦可配伍应用。

(2)用于气虚血滞,半身不遂。本品性寒清热,尤适用于关节红肿疼痛、屈伸不利之热痹,也可用于半身不遂。配伍活血药、补气药,可用于中风后气虚血滞、经络不利、半身不遂、口眼㖞斜等证。

(3)用于肺热咳喘。可单用研末内服,或配伍使用。

(4)用于热结膀胱,水肿尿少。本品咸寒入肾,能清热而利小便。

【用法用量】 煎服,干品 5~10 g,鲜品 9~20 g。研末吞服,每次 1~2 g。外用适量,鲜品捣敷。

【使用注意事项】　本品性寒,故脾胃虚寒或内无实热者慎服。

全蝎 Quanxie

《神农本草经》

【来源】　本品为钳蝎科动物东亚钳蝎 *Buthus martensii* Karsch 的干燥体。

【处方名】　全蝎、淡全蝎、全虫、蝎子、制全蝎。

【性味归经】　辛,平;有毒。归肝经。

【功效】　息风镇痉,通络止痛,攻毒散结。

【应用】

(1)用于肝风内动,痉挛抽搐,小儿惊风,破伤风。本品药性平,性燥而有毒,具有较强的息风止痉之效,常与蜈蚣配伍。

(2)用于疮疡肿毒,瘰疬结核。本品无论内服、外用均有攻毒散结之效。

(3)用于风湿顽痹,顽固性偏正头痛。

【用法用量】　煎服,3～6 g;研末吞服,每次 0.6～1 g;可入丸、散。外用适量,研末外敷。

【使用注意事项】　本品有毒,辛散走窜,故用量不宜过大,孕妇忌服,血虚生风者慎用。

蜈蚣 Wugong

《神农本草经》

【来源】　本品为蜈蚣科动物少棘巨蜈蚣 *Scolopendra subspinipes mutilans* L. Koch 的干燥体。

【处方名】　蜈蚣、百足虫、天龙。

【性味归经】　辛,温;有毒。归肝经。

【功效】　息风镇痉,通络止痛,攻毒散结。

【应用】

(1)用于肝风内动,痉挛抽搐,小儿惊风,中风半身不遂,破伤风。本品有类似全蝎的息风止痉之效,其作用和温燥毒烈之性更强,二者常相须为用。

(2)用于疮疡肿毒,瘰疬结核。本品攻毒散结力强,外敷为主,亦可内服。

(3)用于风湿顽痹,顽固性偏正头痛。本品亦有类似的通络止痛之效,常与祛风活血止痛、化痰通络之品配伍。

【用法用量】　煎服,3～5 g;研末吞服,每次 0.6～1 g;可入丸、散。外用适量,研末调敷。

【使用注意事项】　本品有毒,辛温走窜,故内服用量不宜过大,孕妇忌服,血虚生风者慎服。

僵蚕 Jiangcan

《神农本草经》

【来源】　本品为蚕蛾科昆虫家蚕 *Bombyx mori* Linnaeus 4～5 龄的幼虫感染(或人工接种)白僵菌 *Beauveria bassiana* (Bals.)Vuillant 而致死的干燥体。

【处方名】　僵蚕、白僵蚕、天虫、姜虫、炒僵蚕、麸炒僵蚕。

【性味归经】　咸、辛,平。归肝、肺、胃经。

【功效】　息风止痉,祛风止痛,化痰散结。

【应用】

(1)用于惊痫抽搐,中风不遂,口眼㖞斜。本品药性平,虽性燥而有毒,但具有较强的息风止痉之效,故常与蜈蚣配伍用于各种原因所致痉挛抽搐之证。

(2)用于风热头痛、目赤、咽肿或风疹瘙痒。

(3)用于痰核、瘰疬。

【用法用量】 煎服,5～10 g。研末吞服,每次 1～1.5 g。散风热宜生用,余皆炒用。

【使用注意事项】 本品内服可致过敏反应,出现痤疮样皮疹及过敏性皮疹,并可减少血小板,故凝血功能障碍、有出血倾向及肝昏迷患者应慎用,也不可久服。

其他平肝息风药见表 18-2。

表 18-2 其他平肝息风药

药 名	性味归经	功 效	主 治	用法用量
紫贝齿	咸,平,归肝经	平肝明目,清心安神	肝阳上亢,头晕目眩,惊悸失眠,目赤翳障,目昏眼花	10～15 g。先煎;或研末入丸、散

章后小结

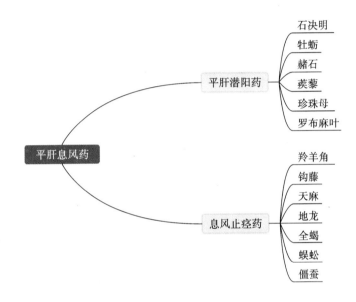

目标检测

简述平肝息风药的定义、分类以及适应证。

目标检测
答案

第十九章

安神药

本章 PPT

学习目标

知识目标

1. 掌握安神药的概念、功效、分类、性能特点、适应证,掌握常见安神药的药性、功效与应用。
2. 熟悉安神药的使用注意事项。
3. 了解安神药的用法用量。

素质目标

树立传统的思想道德观念,保持良好的中医药价值取向,严守职业道德,传承精益求精的工匠精神。

凡以安定神志为主要作用,用于治疗心神不安病证的药物,称为安神药。

心藏神、肝藏魂,因此人体神志的变化与心、肝二脏的功能活动有着密切的关系,安神药亦多入心、肝经。

安神药从药材种类上分析,多以矿石、化石或植物种子类入药,植物种子类药质润性补,故多具养心安神作用,称为养心安神药;矿石、化石类药质重性沉,故多具重镇安神作用,称为重镇安神药。

安神药主要用于心神不宁、心悸、失眠、多梦、健忘及惊风、癫狂、癫痫等证。

心神不宁等证,可由多种病因引发,如阴血不足,心神失养,症见虚烦不眠、心悸者,多偏于虚;心火炽盛,症见躁动不安、惊悸失眠者,多偏于实。因此,安神药的运用须根据不同的病因病机,选择适宜的药,并做相应的配伍。如阴虚血少者,应与养血补阴药配伍;肝阳上亢者,须与平肝潜阳药配伍;心火炽盛者,应与清心降火药配伍;心脾气虚者,应与补气药配伍;血瘀气滞者,应与活血化瘀药配伍。至于癫痫、惊风等证,以化痰开窍或平肝息风药为主,本类药多作辅助之品。

矿石类安神药,如做丸、散服,易伤脾胃,不宜长期服用,须酌情配伍养胃健脾之品;入煎剂服,应打碎煎、久煎;部分药物具有毒性,更须慎用,以防中毒。

第一节　养心安神药

酸枣仁 Suanzaoren

《神农本草经》

【来源】　本品为鼠李科植物酸枣 *Ziziphus jujuba* Mill. var. *spinosa*(Bunge)Hu ex H. F. Chou 的干燥成熟种子。秋末冬初采收成熟果实,除去果肉和核壳,收集种子,晒干。生用或炒用,用时打碎。

【处方名】　酸枣仁、枣仁、早人、枣人、生枣仁、炒枣仁、熟枣仁、炒酸枣仁。

【性味归经】　甘、酸,平。归肝、胆、心经。

【功效】 养心补肝,宁心安神,敛汗,生津。

【应用】

1.心悸失眠 本品味甘,入心、肝经,能养心阴,益心、肝之血而安神。主要用于心肝血虚之心悸、失眠,常与当归、白芍、何首乌、龙眼肉等配伍。若治肝虚有热之虚烦失眠,常与知母、茯苓、川芎等配伍,如酸枣仁汤;若治心脾气虚之心悸失眠,常与党参、当归、黄芪等配伍,如归脾汤;若治心肾不足,阴虚阳亢之心悸失眠、健忘、口燥咽干、舌红少苔,可与麦冬、地黄、玄参、远志等养心滋肾药配伍,如天王补心丸。

2.体虚多汗 本品味酸,可收敛止汗,用于体虚自汗、盗汗,常与党参、五味子、山茱萸、黄芪等同用。

【用法用量】 煎服,10～15 g。

柏子仁 Boziren

《神农本草经》

【来源】 本品为柏科植物侧柏 *Platycladus orientalis*(L.)Franco 的干燥成熟种仁。秋、冬二季采收成熟种子,晒干,除去种皮,收集种仁。

【处方名】 柏子仁、柏子霜、柏子仁霜。

【性味归经】 甘,平。归心、肾、大肠经。

【功效】 养心安神,润肠通便,止汗。

【应用】

1.心悸失眠 柏子仁甘润,有养心安神之效,多用于阴血不足,心神失养之心悸怔忡、虚烦不眠等证,并且主要用于心阴虚及心肾不交之心悸失眠。如柏子仁丸,以本品配伍五味子、牡蛎、白术等,用于阴虚火旺,夜寐不安、惊悸、盗汗者;柏子养心丸,则以本品配伍麦冬、当归、熟地黄、茯苓、石菖蒲等,治疗心肾不交之心悸不宁、心烦少睡,健忘盗汗者。

2.肠燥便秘 柏子仁甘润,滑润大肠,有润肠通便之功效,常与火麻仁、郁李仁等润下药配伍,治疗津枯肠燥,大便难解者以及妇女产后血虚便秘和老年人,如五仁丸。

【用法用量】 煎服,3～10 g。

【使用注意事项】 便溏及多痰者慎用。

远志 Yuanzhi

《神农本草经》

【来源】 本品为远志科植物远志 *Polygala tenuifolia* Willd. 或卵叶远志 *Polygala sibirica* L. 的干燥根。春、秋二季采挖,除去须根和泥沙,晒干或抽取木心晒干。

【处方名】 远志、制远志、炙远志。

【性味归经】 苦、辛,温。归心、肾、肺经。

【功效】 安神益智,交通心肾,祛痰,消肿。

【应用】

1.心神不安,惊悸,失眠健忘 本品苦辛性温,主入心、肾经,既能开心气而宁心安神,又能通肾气而强志不忘,为安定神志、益智强识、交通心肾之佳品。多用于治疗心肾不交之心神不宁、惊悸不安、失眠健忘等证,如安神定志丸,以本品配伍人参、茯苓、石菖蒲、龙齿等。

2.痰阻心窍之癫痫发狂、神志恍惚 本品味辛通利,能利心窍,逐痰涎,故用于痰阻心窍之癫痫抽搐、痰迷癫狂等证。

3.咳嗽痰多 本品苦温,入肺经,能祛痰止咳,故治疗痰多黏稠、咳吐不爽者。常与贝母、苦杏仁、桔梗等同用。

4.疮疡肿毒,乳房肿痛 本品苦泄温通,功善疏通气血之壅滞而消散痈肿。

【用法用量】 煎服,3~10 g。外用适量。

【使用注意事项】 胃炎及消化道溃疡者慎用。

合欢皮 Hehuanpi

《神农本草经》

【来源】 本品为豆科植物合欢 *Albizia julibrissin* Durazz.的干燥树皮。夏、秋二季剥取,晒干。

【处方名】 合欢皮。

【性味归经】 甘,平。归心、肝、肺经。

【功效】 解郁安神,活血消肿。

【应用】

1.忿怒忧郁,烦躁不眠 本品味甘性平,入心、肝经,善解肝郁而安神,适用于情志不遂,忿怒忧郁而致烦躁不宁、失眠多梦等证,能使五脏安和,心志欢悦,有安神解郁之功效。可单用或与柏子仁、郁金等药物配伍使用。

2.跌扑伤痛,疮肿,肺痈 本品活血祛瘀,消肿止痛。治疗跌扑伤痛,常与红花、当归等活血祛瘀药同用;治疗痈疽、疮肿等证,常与紫花地丁、蒲公英、连翘等清热解毒药同用。

【用法用量】 煎服,6~12 g。外用适量,研末调敷。

第二节　重镇安神药

朱砂 Zhusha

《神农本草经》

【来源】 本品为硫化物类矿物辰砂族辰砂,主含硫化汞(HgS)。采挖后,选取纯净者,用磁铁吸净含铁的杂质,再用水淘去杂石和泥沙。

【处方名】 朱砂、辰砂、丹砂、飞朱砂、水飞朱砂。

【性味归经】 甘,微寒;有毒。归心经。

【功效】 清心镇惊,安神,明目,解毒。

【应用】

1.心神不宁,心悸失眠 本品甘寒质重,专入心经,能镇怯清热。有清心镇惊、安神之功效。适用于心火亢盛、心烦不寐,可与黄连、磁石等同用,增强清心安神功效;亦可用于血虚心悸、失眠,可与养血安神的地黄、当归等同用,如朱砂安神丸;治阴血虚者,又常与酸枣仁、柏子仁、当归等养心安神药同用。

2.惊风,癫痫 本品重镇,有镇惊安神之功效。治高热神昏、惊厥,常与牛黄、麝香等清热开窍药同用,如安宫牛黄丸;治小儿急惊风,常与牛黄、钩藤等同用,如牛黄散;治癫痫抽搐,常与磁石同用,如磁朱丸。

3.口疮,喉痹,疮疡肿毒等证 本品性寒,具有较强的清热解毒作用,治疮疡肿毒,常与雄黄、山慈菇、麝香、千金子等配伍,如紫金锭;治口疮、喉痹,常配伍冰片、硼砂、玄明粉等吹喉,如冰硼散。

【用法用量】 0.1~0.5 g,多入丸、散,不宜入煎剂。外用适量。

【使用注意事项】 本品有毒,不宜大量服用,也不宜少量久服;孕妇及肝肾功能不全者禁用。

磁石 Cishi

《神农本草经》

【来源】 本品为氧化物类矿物尖晶石族磁铁矿,主含四氧化三铁(Fe_3O_4)。采挖后,除去杂石。

【处方名】 磁石、煅磁石、灵磁石。

【性味归经】 咸,寒。归肝、心、肾经。

【功效】 镇惊安神,平肝潜阳,聪耳明目,纳气平喘。

【应用】

1.心神不宁、惊悸、癫痫 磁石质重沉降、入心经,有镇惊安神之功;味咸入肾,又有益肾之效。能护真阴、镇浮阳、安心神。故常用于肾虚肝旺,肝火上炎,扰动心神,或惊恐气乱,神不守舍所致的心神不宁、惊悸、失眠及癫痫。常与朱砂、神曲等同用,如磁朱丸。

2.肝阳眩晕 磁石入肝、肾经,既能平肝潜阳,又能益肾阴敛浮阳。治肝阳上亢之头晕目眩,急躁易怒等证,常与石决明、牡蛎、白芍等平肝潜阳药同用。

3.肝肾亏虚,目暗耳聋 本品益肾阴,有聪耳明目之效。治肾虚耳鸣、耳聋,多配伍熟地黄、山茱萸、五味子等滋肾之品,以补肾聪耳,如耳聋左慈丸;治肝肾不足,目暗不明,可配伍枸杞子、白菊花、女贞子等补肝肾、明目之品。

4.肾虚喘促 磁石益肾纳气平喘,治肾气不足,摄纳无权之虚喘,常与五味子、胡桃肉、蛤蚧等同用,共奏纳气平喘之效。

【用法用量】 9～30 g,先煎。

【使用注意事项】 脾胃虚弱者慎服,不宜多服、久服。

龙骨 Longgu

《神农本草经》

【来源】 本品为古代多种大型哺乳动物,如三趾马、犀类、鹿类、牛类、象类等的骨骼化石或象类门齿的化石。采挖后,除去泥土及杂质。生用或煅用。

【处方名】 龙骨、生龙骨、煅龙骨。

【性味归经】 甘、涩,平。归心、肝、肾经。

【功效】 镇惊安神,平肝潜阳,收敛固涩。

【应用】

1.心神不宁、心悸失眠、惊痫癫狂 龙骨质重,为重镇安神之要药,可治各种神志失常病证。如治心神不宁、心悸失眠、健忘多梦等证,常与朱砂、酸枣仁、柏子仁等安神药配伍;治疗惊痫抽搐、癫狂发作者,常与牛黄、胆南星、礞石等化痰、止痉之品配伍。

2.肝阳眩晕 龙骨质重,入肝,有较强的平肝潜阳作用。常与赭石、牡蛎、牛膝等配伍,治疗肝阳上亢之头晕目眩、烦躁易怒等证,如镇肝息风汤。

3.滑脱之症 龙骨味涩,煅用有收敛固涩的功效。凡遗精、遗尿、尿频、崩漏、带下、自汗、盗汗等多种正虚滑脱之证,皆可用之。治疗肾虚遗精、滑精,常与牡蛎、沙苑子、芡实等配伍,以益肾固精止遗,如金锁固精丸;治心肾两虚、小便频数者,常与桑螵蛸、龟板、茯神等配伍,如桑螵蛸散;治气虚不摄,冲任不固之崩漏、带下,可与黄芪、乌贼骨、五味子等配伍,以益气固冲、止血、止带,如固冲汤;治表虚自汗、阴虚盗汗者,又常与黄芪、牡蛎、浮小麦、五味子等配伍,以收敛固表止汗。

【用法用量】 15～30 g,先煎。外用适量。

珍珠 Zhenzhu

《开宝本草》

【来源】 本品由珍珠贝科动物马氏珍珠贝 *Pteria martensii*（Dunker）、蚌科动物三角帆蚌 *Hyriopsis cumingii*（Lea）或褶纹冠蚌 *Cristaria plicata*（Leach）等双壳类动物受刺激而形成。自动物体内取出，洗净，干燥。

【处方名】 珍珠、珍珠粉、珠粉。

【性味归经】 甘、咸，寒。归心、肝经。

【功效】 安神定惊，明目消翳，解毒生肌，润肤祛斑。

【应用】

1. 镇心定惊 用于心神不安、容易惊恐，可与蜂蜜和服；用于急惊风、癫痫之证，多与朱砂、天竺黄等同用。

2. 目赤肿痛、翳障、白内障、飞蚊证等眼病 珍珠粉内服可以清肝热、除翳、明目，但多外用点眼，以退翳障，可与石决明、琥珀、冰片等同用，如七宝膏。

3. 收敛生肌，治暗疮 珍珠收敛生肌的功效卓著，凡慢性溃疡久不愈合及烂蚀诸证，皆可以之外用，可与炉甘石、煅龙骨、血竭等研末外敷，如珍珠散。

【用法用量】 0.1～0.3 g，多入丸、散用。外用适量。

章后小结

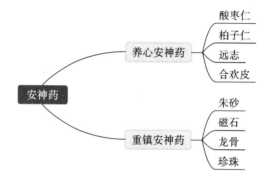

目标检测

A 型题（在每小题给出的 A、B、C、D、E 五个选项中，只有一项是最符合题目要求的）

目标检测
答案

1. 为增强重镇安神作用，朱砂常配伍（   ）。

A. 龙骨　　　　　　B. 琥珀　　　　　　C. 磁石　　　　　　D. 远志　　　　　　E. 夜交藤

2. 朱砂的成人每次用量应为（   ）。

A. 1～5 g　　　　B. 0.1～0.5 g　　C. 0.003～0.01 g　D. 5～10 g　　　　E. 15～30 g

3. 具有定惊安神、活血散瘀、利尿通淋功效的药物是（   ）。

A. 朱砂　　　　　　B. 磁石　　　　　　C. 龙骨　　　　　　D. 牡蛎　　　　　　E. 琥珀

4. 下列各项，忌火煅的药物是（   ）。

A. 龙骨　　　　　　B. 牡蛎　　　　　　C. 朱砂　　　　　　D. 石决明　　　　　E. 赭石

5. 下列各项，不属于镇心安神药组的是（   ）。

A. 龙骨、牡蛎　　　B. 朱砂、磁石　　　C. 龟甲、鳖甲　　　D. 珍珠母、琥珀　　E. 珍珠母、牡蛎

6.朱砂入药的正确炮制方法是（　　）。

A.水飞　　　　　　B.炙　　　　　　C.煅　　　　　　D.煨　　　　　　E.淬

7.具有安神益智、祛痰开窍、消散痈肿功效的是（　　）。

A.琥珀　　　　　　B.柏子仁　　　　C.远志　　　　　D.夜交藤　　　　E.朱砂

8.既能安神，又能平肝的药物是（　　）。

A.龙骨　　　　　　B.朱砂　　　　　C.赭石　　　　　D.丹参　　　　　E.菊花

9.既能安神，又能清热解毒的药物是（　　）。

A.朱砂　　　　　　B.石膏　　　　　C.远志　　　　　D.栀子　　　　　E.龙骨

10.具有镇心安神、聪耳明目功效的药物是（　　）。

A.珍珠母　　　　　B.磁石　　　　　C.牡蛎　　　　　D.石决明　　　　E.蝉蜕

11.磁石入汤剂的用法是（　　）。

A.后下　　　　　　B.包煎　　　　　C.烊化　　　　　D.冲服　　　　　E.先下

12.具有镇惊安神、平肝潜阳、聪耳明目、纳气平喘功效的药物是（　　）。

A.磁石　　　　　　B.龙骨　　　　　C.乳香　　　　　D.朱砂　　　　　E.琥珀

开窍药

本章 PPT

凡具辛香走窜之性,以开窍醒神(开通心窍,启闭醒神)为主要功效,常用于治疗闭证神昏的药物,称为开窍药。多数开窍药具有芳香之气,故又称为芳香开窍药。

开窍药味辛芳香,善于走窜。"心主神明",邪气闭阻心窍则神昏,故主归心经,能通关开窍、启闭醒神。除蟾酥、樟脑有毒外,其余药物在规定剂量范围内且短时间应用,一般视为无毒。

开窍药具有开窍醒神之功,适用于热陷心包、痰浊蒙蔽清窍所致的卒然昏厥之证(神昏闭证),症见神昏谵语及中风、中气、惊痫等。神志昏迷有虚实之分。实证即闭证,闭证多见口噤、手握、脉来有力,治当通关开窍、醒神回苏,宜用开窍药。闭证有寒热之异,寒闭多见面青、身凉、苔白、脉迟,热闭多见面赤、身热、苔黄、脉数。脱证即虚证,脱证多见于冷汗肢凉,脉微欲绝,治当补虚固脱,非本章药物所宜。

开窍药配伍应用:热闭者,配清热泻火、解毒之品;寒闭者,配温里祛寒之品;兼惊厥抽搐者,配息风止痉药;兼喉中痰鸣者,配化痰药。

使用开窍药应注意:开窍药辛香走窜,易耗伤正气,为救急治标之品,只宜暂服不可久用,中病即止;开窍药只用于闭证,脱证宜回阳救逆、益气固脱,忌用开窍药;由于本类药气味芳香,易挥发,故内服多入丸、散,不宜入煎剂,仅个别药物可入煎剂;大多数药能兴奋子宫,故孕妇慎用或忌用。

麝香 Shexiang

《神农本草经》

【来源】 本品为鹿科动物林麝 *Moschus berezovskii* Flerov、马麝 *Moschus sifanicus* Przewalski 或原麝 *Moschus moschiferus* Linnaeus 成熟雄体香囊中的干燥分泌物,习称"毛壳香囊"。

【处方名】 麝香、射香、寸香、元寸香、元寸、当门子。

【性味归经】 辛,温。归心、脾经。

【功效】 开窍醒神,活血通经,消肿止痛,催生下胎。

【应用】

(1)用于闭证神昏。本品辛香之气浓烈,具有极强的开窍醒神之功,为醒神回苏要药。可广泛用于温热病、小儿急惊风、中风等神昏证,且无论热闭或寒闭,皆可应用,多入复方使用。治温热病,热毒内陷心包或热痰蒙蔽心窍而高热神昏者,中风痰厥、惊痫等,常与清热解毒、清心开窍或清热化痰之牛黄、冰片、朱砂等配伍,组成凉开剂,用于热闭证,如安宫牛黄丸;若属寒邪或痰浊闭阻心窍之寒闭神昏,四肢厥逆者,常与温里、化痰、开窍之苏合香、丁香、檀香等药物配伍,组成温开剂,用于寒闭证,如苏合香丸。

(2)用于疮疡肿毒,经闭,癥瘕,心腹暴痛,跌打损伤,风寒湿痹。本品有较好的活血祛瘀、通经止痛之效,不论内服、外用均有良效,为伤科要药。

(3)用于疮疡肿毒,瘰疬,痰核,咽喉肿痛。内服、外用均有效。

(4)用于难产,死胎,胞衣不下。

【用法用量】 0.03～0.1 g,多入丸、散。本品所含芳香成分易挥发,且加热易被破坏,故不入煎剂。外用适量。

【使用注意事项】 本品走窜力强,有兴奋子宫作用,故孕妇禁用。

冰片 Bingpian

《新修本草》

【来源】 现多用松节油、樟脑等为原料,经化学合成方法加工所得,习称"合成龙脑"或"机制冰片"。

【处方名】 冰片、合成龙脑、机制冰片、龙脑、龙脑香、龙脑冰、梅片、梅花冰片、艾片。

【性味归经】 辛、苦,微寒。归心、脾、肺经。

【功效】 开窍醒神,清热止痛。

【应用】

(1)用于闭证神昏。本品性偏寒,宜用于热闭神昏,治热入心包的神志昏迷,常与麝香、水牛角、牛黄配伍。

(2)用于疮疡,目赤肿痛,喉痹口疮,溃后不敛。可与朱砂、硼砂等配伍。若治目赤肿痛,单用点眼即有效;治疗咽喉肿痛、口舌生疮,可直接用于患处。

此外,本品用于冠心病、心绞痛及齿痛,有一定疗效。

【用法用量】 0.15～0.3 g,入丸、散。外用研粉点敷患处。

【使用注意事项】 本品辛香走窜,故孕妇慎用。

苏合香 Suhexiang

《名医别录》

【来源】 本品为金缕梅科植物苏合香树 *Liquidambar orientalis* Mill. 的树干渗出的香树脂经加工精制而成。

【处方名】 苏合香、苏合油、苏合香油。

【性味归经】 辛,温。归心、脾经。

【功效】 开窍,辟秽,止痛。

【应用】

(1)用于寒闭神昏。治中风痰厥、惊痫等属于寒邪、痰浊内闭者,即以本品与开窍醒神、温里散寒之麝香、沉香、檀香等配伍,如苏合香丸。

(2)用于胸腹冷痛,满闷。常与冰片等同用,以增强止痛之效。

【用法用量】 0.3～1 g,宜入丸、散。因其含树脂及油状液体不溶于水,故不宜入煎剂。

【使用注意事项】 本品辛香温燥,故阴虚火旺者慎服。

知识拓展

苏合香的相关知识

开窍辟秽:有开通心窍,去除秽浊之义。具有芳香开窍、化浊辟秽作用的药物,适用于痰浊蒙蔽心窍、神志昏迷的闭证。

苏合香有刺激性祛痰、抗菌作用,可用于各种呼吸道感染。与橄榄油混合后外用可治疥疮。

石菖蒲 Shichangpu

《神农本草经》

【来源】 本品为天南星科植物石菖蒲 *Acorus tatarinowii* Schott 的干燥根茎。

【处方名】 石菖蒲、菖蒲、药菖蒲、香菖蒲。

【性味归经】 辛、苦,温。归心、胃经。

【功效】 开窍豁痰,醒神益智,化湿开胃。

【应用】

(1)用于痰湿蒙蔽清窍之神志昏迷。本品不但有开窍宁心安神之功,且兼具化湿、豁痰、辟秽之效。开心窍、祛湿浊、醒神志为其所长。

(2)用于湿浊中阻,脘腹胀闷,痞塞疼痛,噤口痢。

【用法用量】 3～10 g,水煎服。鲜品加倍。

【使用注意事项】 本品辛温香散,易伤阴耗气,故阴亏血虚及精滑多汗者慎服。

知识拓展

石菖蒲的相关知识

噤口痢:亦称禁口痢,指患痢疾而见饮食不进,食入即吐,或呕不能食者。常见于疫毒痢、湿热痢重症。

石菖蒲分布于亚洲,包括印度东北部、泰国北部、中国、韩国、日本、菲律宾与印尼等地。生长于海拔 20～2600 m 的地区,多生在密林下。

其他开窍药见表20-1。

表 20-1　其他开窍药

药　名	性味归经	功　效	主　治	用法用量
蟾酥	辛,温;有毒。归心经	解毒,止痛,开窍醒神	痈疽疔疮,咽喉肿痛,中暑神昏,痧胀腹痛吐泻	0.015～0.03 g,多入丸、散用。外用适量
安息香	辛、苦,平。归心、脾经	开窍醒神,行气活血,止痛	中风痰厥,气郁暴厥,中恶昏迷,心腹疼痛,产后血晕,小儿惊风	0.6～1.5 g,多入丸、散用
樟脑	辛,热;有毒。归心、脾经	内服开窍醒神,外用燥湿杀虫,消肿止痛	神昏中暑,疥疮癣证,牙痛、跌打损伤、风湿痹痛等	内服入散剂或用酒溶化服,每次 0.1～0.2 g。外用适量,研末撒或调敷

→ 章后小结

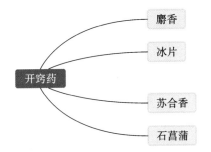

→ 目标检测

目标检测
答案

一、单项选择题

1. 既开窍宁神,又化湿和胃的药是(　　)。

A. 广藿香　　　　　B. 石菖蒲　　　　　C. 苏合香　　　　　D. 安息香

2. 石菖蒲的主治病证有(　　)。

A. 健忘　　　　　　B. 顽痹久痛　　　　C. 湿浊中阻　　　　D. 开窍豁痰

3. 能入煎剂的开窍醒神药是(　　)。

A. 麝香　　　　　　B. 冰片　　　　　　C. 石菖蒲　　　　　D. 苏合香

4. 成人内服冰片的一日常用量是(　　)。

A. 0.15～0.3 g　　　B. 0.4～0.6 g　　　C. 0.7～0.9 g　　　D. 1～1.2 g

5. 既开窍,又止痛的药是(　　)。

A. 木香　　　　　　B. 沉香　　　　　　C. 青木香　　　　　D. 苏合香

6. 麝香入丸、散的成人剂量是(　　)。

A. 0.6～1.5 g　　　B. 0.15～0.3 g　　　C. 0.3～1 g　　　D. 0.03～0.1 g

二、思考题

简述麝香的性味归经、功效及具体应用。

第二十一章

补虚药

本章 PPT

学习目标

知识目标

1.掌握补虚药的概念、功效、分类、性能特点、适应证,掌握常见补虚药的药性、功效与应用。

2.熟悉补虚药的使用注意事项。

3.了解补虚药的用法用量。

素质目标

通过角色扮演(扮演患者与医生),培养学生的观察能力、分析能力和团队协作能力;通过学习典型案例,引导学生参与讨论,激发学生团队合作意识,提升作为中药人的职业责任感,培养学生爱岗敬业、服务人民、回报社会的决心和能力。

凡以补虚扶弱,纠正人体气血阴阳虚衰的病理偏向为主要功效,常用于治疗虚证的药物,称为补虚药。

补虚药大多味甘,有滋补疗虚的功效。补虚药在升降浮沉方面不具共性。补气药、补阳药性多偏温,温补温通,增强机体的活动能力。补气药主归脾、肺经,补阳药主归肾、脾经。补血药多甘温或甘平,质地滋润,以滋生血液为主,主归心、肝经。补阴药多甘寒,质润或平和,能补阴、滋液、润燥、清热生津,历代医家相沿以"甘寒养阴"来概括其性能特点。主归心、肝经。由于补虚药在药性、功效和主治方面互有差异,一般将其分为补气药、补血药、补阳药及补阴药四类。

1.补气药 本类药物味甘性温,以补益脏气为主,适用于脾肺气虚所致之证。症见神疲乏力,食欲不振,脘腹虚胀,便溏,甚或水肿,脏器下垂;或少气懒言,语音低微,甚或喘促,易出虚汗等。

2.补血药 本类药物大多味甘性温,以滋养营血为主,适用于心肝血虚所致之证。症见面色萎黄,唇爪苍白,眩晕耳鸣,心悸怔忡,失眠健忘,或月经愆期,量少色淡,甚至经闭,脉细弱等。

3.补阳药 本类药物味甘性温,以温补肾阳为主,适用于肾阳不足之证。症见怯寒肢冷,腰膝酸软,性欲淡漠,阳痿早泄,宫冷不孕,尿频遗尿,咳嗽喘促,眩晕耳鸣,须发早白,筋骨痿软,小儿发育不良,水肿,崩漏不止,带下清稀等。

4.补阴药 本类药物大多味甘性寒,以滋养阴液为主,适用于肺、胃及肝、肾阴虚所致之证。症见干咳少痰、咯血、虚热口干舌燥、苔薄、咽干口渴、大便燥结,两目干涩昏花、眩晕、腰膝酸软、手足心热、心烦失眠、遗精或潮热盗汗等。

补虚药配伍:在人体生命活动中,生理状态下,气、血、阴、阳能相互资生,相互转化;在病理状态下,又能相互影响。所以单一虚证较为少见,两种或两种以上虚证并见是十分普遍的,是相互依存、相互影响的。气虚和阳虚表示机体活动能力减退,阳虚多兼气虚,而气虚常可导致阳虚;血虚和阴虚表示精血津液的耗损,阴虚多兼血虚,而血虚也易导致阴虚。故补气药与补阳药,补血药与补阴药常相须为用。至于气血双亏,阴阳两虚的证候,又当气血双补,阴阳兼顾。

阴阳互根,无阴则阳无由生,无阳则阴无由长,故阴阳中任何一方虚损到一定程度,常可导致对方的不足,出现阴损及阳或阳损及阴的情况,以致最后形成阴阳两虚的证候,需要补阴药与补阳药同用。

由于补虚药在临床上除用于虚证以补虚扶弱外,还常常与其他药物配伍以扶正祛邪,或与容易损伤正气的药物配伍以保护正气,预护其虚;因此,补虚药在临床上应用非常广泛,配伍也相当复杂,可同其他任何一章药物配伍应用。其中,由于阳虚易生内寒,寒盛亦易伤阳,因此,补阳药尤常与温里药同用;阴虚易生内热,热盛亦易伤阴,故补阴药尤常与清热药同用。

使用补虚药应注意:使用补虚药忌不当补而误补。邪实而正不虚者,误用补虚药有"误补益疾"之弊。补虚药是以补虚扶弱为主要作用的药,其作用主要在于以其偏性纠正人体气血阴阳虚衰的病理偏向。补虚药不等于营养强壮药,健康人若依赖补虚药强身健体,延年益寿,则可能破坏机体阴阳之间的相对平衡,导致新的病理偏向。使用补虚药亦忌当补而补之不当。如不分气血,不别阴阳,不辨脏腑,不明寒热,盲目使用补虚药,不仅不能收到预期的疗效,而且还可能导致不良后果。如阴虚有热者误用温热的补阳药,会助热伤阴;阳虚有寒者误用寒凉的补阴药,会助寒伤阳。补虚药用于扶正祛邪,不仅要分清主次,处理好祛邪与扶正的关系,而且应避免使用可能妨碍祛邪的补虚药。部分补虚药药性滋腻,不容易消化,过用或用于脾运不健者可能妨碍脾胃运化,应掌握好用药分寸,或适当配伍健脾消食药顾护脾胃。补虚药如作汤剂,一般宜适当久煎,使药味尽出。虚弱证一般病程较长,补虚药宜采用蜜丸、煎膏(膏滋)等便于保存、方便服用的剂型。用于挽救虚脱的药,还可制成注射剂以备急救。

第一节 补 气 药

人参 Renshen

《神农本草经》

【来源】 本品为五加科植物人参 *Panax ginseng* C. A. Mey. 的干燥根和根茎。

【处方名】 人参、棒槌、神草、园参、生晒参、山参、糖参、白参、红参。

【性味归经】 甘、微苦,微温。归脾、肺、心、肾经。

【功效】 大补元气,复脉固脱,补脾益肺,生津养血,安神益智。

【应用】

(1)用于元气虚脱证。本品补气固脱之力最强,为拯危救脱要药。适用于因大汗、大泻、大失血或大病、久病所致元气虚极欲脱、气短神疲、脉微欲绝的重危证候。单用有效,如独参汤;若为气虚欲脱兼见汗出、四肢逆冷之亡阳证,应与回阳救逆之附子同用,以补气固脱与回阳救逆,如参附汤。

(2)用于肺脾心肾气虚证。本品为补气要药,一切气虚证候均可用之为主药。治肺气虚弱之短气喘促、懒言声微、脉虚自汗或脾气不足之倦怠乏力、食少便溏证,疗效尤佳;治心气虚之心悸失眠、胸闷、健忘等证,常与安神药配伍;治肾不纳气之短气喘咳及肾虚阳痿等证,常与补阳药配伍。

(3)用于热病气津两伤,身热口渴及消渴证。热邪不仅伤津,而且耗气,对于热病气津两伤、口渴、脉大无力者,常用本品配伍养阴生津药。

(4)用于心气虚弱的心悸自汗,健忘失眠。

【用法用量】 煎服,3～9 g,宜文火另煎兑服。大补元气用于急重证,剂量可用至 15～30 g。也可研粉吞服,一次 2 g;一日 2 次;或入丸、散。野山参功效最佳,多用于挽救虚脱;生晒参性较平和,适用于气阴不足者;红参药性偏温,多用于气阳两虚者。

【使用注意事项】 为保证人参的补气药效,服用人参时不宜饮茶水和吃白萝卜。因人参属补虚之品,邪实而正不虚者忌服。反藜芦,畏五灵脂,恶皂荚、莱菔子。

知识拓展

附 药

人参叶:五加科植物人参的干燥叶,味苦、甘,性寒,具有补气、益肺、祛暑、生津之功。适用于气虚咳嗽,暑热烦躁,津伤口渴,头目不清,四肢倦乏。

西洋参 Xiyangshen

《本草备要》

【来源】 本品为五加科植物西洋参 *Panax quinquefolium* L. 的干燥根。

【处方名】 西洋参、洋参、花旗参、西洋人参、西参、种参。

【性味归经】 甘、微苦，凉。归心、肺、肾经。

【功效】 补气养阴，清热生津。

【应用】

(1)用于气阴两虚证。本品补气作用弱于人参，但兼能清火养阴生津，最适用于气虚较轻而兼有阴虚的证候。

(2)用于热病气虚津伤口渴及消渴证。

【用法用量】 3～6 g，另煎兑服(与煎好的药液合兑)。

【使用注意事项】 本品性凉，能伤阳助湿，故阳虚内寒及寒湿者慎服。另有口服西洋参10 g而致过敏反应的报道，用当注意，不可滥用。不宜与藜芦同用。

知识拓展

西洋参的相关知识

西洋参，又称花旗参。原产于美国北部到加拿大南部一带，以威斯康星州为主。花旗参和加拿大参同种，但因气候影响，花旗参参面横纹比加拿大参明显，有效成分含量较高。服用方法有煮、炖、蒸食，也可切片含化或研成细粉冲服。

党参 Dangshen

《本草从新》

【来源】 本品为桔梗科植物党参 *Codonopsis pilosula*(Franch.) Nannf.、素花党参 *Codonopsis pilosula* Nannf. var. *modesta*(Nannf.)L. T. Shen 或川党参 *Codonopsis tangshen* Oliv. 的干燥根。

【处方名】 党参、潞党、台党参、西党参、条党、炙党参。

【性味归经】 甘，平。归脾、肺经。

【功效】 健脾益肺，养血生津。

【应用】

(1)用于脾肺气虚证。本品味甘性平，主归脾、肺二经，以补脾肺之气为主要作用。治疗气虚不能生血或血虚无以化气，而见面色苍白或萎黄、乏力、头晕、心悸之气血两虚证，常与白术、当归等药同用，以增强其补气补血效果；治疗肺气亏虚之咳嗽气促、语声低弱等证，宜与黄芪、五味子等益肺止咳平喘之品同用。

(2)用于气津两伤之气短、口渴，以及气血双亏的头晕、心悸。

【用法用量】 9～30 g，水煎服。

【使用注意事项】 本品虽性平，但甘补，故气滞、肝火盛者忌服，实热证者不宜服。另有报道，党参用量每剂超过60 g可引起心前区不适和心律不齐，停药后可自行恢复。不宜与藜芦同用。

太子参 Taizishen

《中国药用植物志》

【来源】 本品为石竹科植物孩儿参 *Pseudostellaria heterophylla*(Miq.) Pax ex Pax et Hoffm.

的干燥块根。

【处方名】 大子参、孩儿参、童参。

【性味归经】 甘、微苦,平。归脾、肺经。

【功效】 益气健脾,生津润肺。

【应用】 用于脾气虚弱,胃阴不足之食少倦怠。本品有益脾气、养胃阴之效,但药力较缓,为补气药中的一味清补之品,故常用于脾虚胃阴不足而又不受峻补者,常与山药、石斛等药同用,以益气健脾、养胃生津,也可用于气虚津伤的肺虚燥咳,还可用于气阴两虚的心悸不眠、多汗等证。

【用法用量】 9～30 g,水煎服。

【使用注意事项】 本品味甘补虚,故邪实者慎服。

知识拓展

太子参的相关知识

太子参主产于福建、安徽、贵州、山东等地;其中福建柘荣县产者较佳,有"中国太子参之乡"的美誉。本品药性十分平稳,适合长期服用,堪称难得的清补佳品,故特别适宜儿童食用。除了泡水服用外,也可与其他药物配伍或做成药膳。气阴不足之轻证,火不盛者及小儿,宜用太子参;气阴两伤而火较盛者,当用西洋参。

黄芪 Huangqi

《神农本草经》

【来源】 本品为豆科植物蒙古黄芪 *Astragalus membranaceus*（Fisch.）Bge. var. *mongholicus*（Bge.）Hsiao 或膜荚黄芪 *Astragalus membranaceus*（Fisch.）Bge. 的干燥根。

【处方名】 黄芪、黄耆、绵黄芪、口黄芪、北口芪、北黄芪、箭黄芪、炒黄芪、炙黄芪。

【性味归经】 甘、微温。归肺、脾经。

【功效】 补气升阳,固表止汗,利水消肿,生津养血,行滞通痹,托毒排脓,敛疮生肌。

【应用】

(1)用于脾胃气虚证及中气下陷证。本品甘温,善入脾肺,为补中益气要药。脾气虚弱、倦怠乏力、食少便溏者,可单用熬膏服,或与党参、白术等补气健脾药配伍;脾阳不升、中气下陷,而见久泻脱肛、内脏下垂者,常与人参、升麻、柴胡等药同用,以培中举陷。

(2)用于肺气虚及表虚自汗,气虚外感诸证。本品能补肺气、益卫气,以固表止汗,常与五味子、白术、防风等药同用。

(3)用于气虚水肿,小便不利。常与防己、白术等同用。

(4)用于气血不足,脓成不溃,久溃不敛。常与人参、当归、升麻、白芷、皂角刺等同用。

【用法用量】 9～30 g,水煎服。大剂量可用至30～60 g。补气升阳宜蜜炙用,其他宜生用。

【使用注意事项】 本品甘温升补止汗,易于助火敛邪,故表实邪盛,气滞湿阻,内有积滞,阴虚阳亢,疮疡毒盛者,均不宜服。

白术 Baizhu

《神农本草经》

【来源】 本品为菊科植物白术 *Atractylodes macrocephala* Koidz. 的干燥根茎。

【处方名】 白术、于术、冬术、烘术、贡白术、炒白术、麸炒白术、焦白术。

【性味归经】 苦、甘,温。归脾、胃经。

【功效】 健脾益气,燥湿利水,止汗,安胎。

【应用】

(1)用于脾胃气虚证。本品主归脾、胃经,以健脾燥湿为主要作用,凡脾虚湿盛之食少便溏或泄泻、痰饮、水肿、带下诸证,皆可用,被前人誉为"补气健脾第一要药"。常与人参、茯苓或干姜等同用。

(2)用于脾虚痰饮,水肿,小便不利。常与茯苓、桂枝等同用。

(3)用于脾虚自汗。单用或与黄芪等药同用。

(4)用于脾虚胎动不安。常与砂仁等药同用。

【用法用量】 6~12 g,水煎服。燥湿利水宜生用,补气健脾宜炒用,健脾止泻宜炒焦用。

【使用注意事项】 本品苦燥伤阴,故阴虚内热或津液亏耗燥渴者不宜服用,气滞胀闷者忌用。

甘草 Gancao

《神农本草经》

【来源】 本品为豆科植物甘草 *Glycyrrhiza uralensis* Fisch. 、胀果甘草 *Glycyrrhiza inflata* Bat. 或光果甘草 *Glycyrrhiza glabra* L. 的干燥根和根茎。

【处方名】 甘草、生草、粉草、皮草、国老、甜草、蜜草、炙甘草。

【性味归经】 甘,平。归心、肺、脾、胃经。

【功效】 补脾益气,清热解毒,祛痰止咳,缓急止痛,调和诸药。

【应用】

(1)用于脾气虚证或心气不足的心悸动、脉结代。本品补气作用缓和,常与人参、黄芪、白术等配伍,起辅助补气作用。

(2)用于痰多咳嗽诸证。轻证单用有效,亦可随证配伍用于寒热虚实多种咳喘,有痰无痰均宜。

(3)用于脘腹四肢挛急作痛。本品味甘能缓,善于缓急止痛,对脾虚肝旺的脘腹挛急作痛或阴血不足之四肢挛急作痛,均常与白芍同用。

(4)本品在许多方剂中都可发挥调和药性的作用。通过解毒,可降低方中某些药的毒烈之性;通过缓急止痛,可缓解方中某些药刺激胃肠引起的腹痛;其甜味浓郁,可矫正方中药物的滋味。

(5)用于咽喉肿痛,热毒疮疡。本品长于解毒,应用十分广泛;用于热毒疮疡,可单用生甘草煎汤浸渍,或熬膏内服;治咽喉肿痛,常与桔梗等利咽药配伍。本品对多种药物和食物所致中毒,有一定解毒作用。

【用法用量】 2~10 g,水煎服。清热解毒宜生用,补中缓急宜炙用。

【使用注意事项】 本品味甘,易助湿壅气,故湿盛中满者不宜服。不宜与海藻、京大戟、红大戟、甘遂、芫花同用。大剂量服用生甘草,可引起水肿、高血压、头晕、体颤,甚至休克死亡等,故不宜大量久服。

山药 Shanyao

《神农本草经》

【来源】 本品为薯蓣科植物薯蓣 *Dioscorea opposita* Thunb. 的干燥根茎。

【处方名】 山药、怀山药、淮山药、淮山、薯蓣、土炒山药、麸山药。

【性味归经】 甘,平。归脾、肺、肾经。

【功效】 补脾养胃,生津益肺,补肾涩精。

【应用】

(1)用于脾胃虚弱及肺虚证。本品能补脾气、益脾阴,治脾气虚弱或气阴两虚、消瘦乏力、食少便溏或脾虚不运、湿浊下注之妇女带下,亦食亦药。本品又能补肺气、滋肺阴,其补肺之力虽较缓和,但对肺脾气阴俱虚者,补土亦有助于生金。

(2)用于肺肾虚弱证。本品可补肾气虚及肾阴虚之形体消瘦、腰膝酸软、遗精等证,常与熟地黄、山茱萸等同用,如六味地黄丸。

此外,本品常用于气阴两虚及消渴证。本品补脾肺肾气阴虚,常与黄芪、天花粉、知母等同用。

【用法用量】 15～30 g,水煎服;大剂量可用至60～250 g。研末吞服,每次6～10 g。补阴生津宜生用,健脾止泻宜炒用。

【使用注意事项】 本品养阴收敛助湿,故湿盛中满而有积滞者不宜服。

大枣 Dazao

《神农本草经》

【来源】 本品为鼠李科植物枣 *Ziziphus jujuba* Mill. 的干燥成熟果实。

【处方名】 大枣、红枣、大红枣。

【性味归经】 甘,温。归脾、胃、心经。

【功效】 补中益气,养血安神。

【应用】

(1)用于脾气虚证。本品甘温,能补脾益气。适用于脾气虚弱之消瘦、倦怠乏力、便溏等。单用有效,若气虚乏力较甚,宜与人参、白术等补脾益气药配伍。

(2)用于血虚萎黄,脏躁,失眠证。本品能养心安神,为治疗心失充养、心神无主而脏躁的要药,常与甘草、小麦等同用。

【用法用量】 6～15 g,劈破煎服。亦可去皮、核捣烂为丸服。

【使用注意事项】 本品甘温,易助湿生热,令人中满,故湿盛脘腹胀满、食积、虫积、龋齿作痛及痰热咳嗽者均忌服。

知识拓展

大枣的相关知识

大枣常与生姜配伍。生姜得大枣,可缓和其辛散之性;大枣得生姜,可防止补血过壅之偏。二者配伍,取其一气一血,一补一散,一营一卫之力。临床常用此配伍,扶正祛邪,调和营卫。

脏躁:妇女精神忧郁,烦躁不宁,无故悲泣,哭笑无常,喜怒无定,呵欠频作,不能自控。若发生于妊娠期,称"孕悲";发生在产后,则称"产后脏躁"。

蜂蜜 Fengmi

《神农本草经》

【来源】 本品为蜜蜂科昆虫中华蜜蜂 *Apis cerana* Fabricius 或意大利蜂 *Apis mellifera* Linnaeus 分泌的蜡。

【处方名】 蜂蜜。

【性味归经】 甘,平。归肺、脾、大肠经。

【功效】 补中,润燥,止痛,解毒;外用生肌敛疮。

【应用】

(1)用于脾气虚弱,营养不良及中虚脘腹疼痛。本品能补益脾气又富含营养成分,适宜用作脾气虚弱,营养不良者的营养调补药。可单味作食品服用,但更多地作为补脾益气的丸剂、膏剂的赋形剂,或作为炮制补脾益气药的辅料应用。对中虚脘腹疼痛,腹痛喜按,空腹痛甚,食后稍安者,本品兼能缓急止痛,有标本兼顾之效,可单用或与白芍、甘草等补中缓急止痛之品同用。

(2)用于肺虚久咳及燥咳证。本品既能补益肺气,又能润肺止咳,还可通过营养补脾,适用于虚劳咳嗽日久、气阴耗伤、气短乏力、咽燥痰少者。单用或与补气养阴之品配伍,如铁瓮先生方琼玉膏以之与人参、地黄等药同用。燥邪伤肺,干咳无痰或痰少而黏者,亦可用本品润肺止咳,可与阿胶、桑叶、川贝母等养阴清燥,润肺止咳之品配伍。本品用于润肺止咳,更多地作为炮制止咳药的辅料,或作为润肺止咳的丸剂或膏剂的赋形剂应用。

(3)用于便秘证。本品有润肠通便之效,适用于肠燥便秘者,可单用冲服,或随证与地黄、当归、火麻仁等滋阴、生津、养血、润肠通便之品配伍。亦可将本品制成栓剂,纳入肛内,以通导大便,如蜜煎导。本品作栓剂肛内给药,通便效果较口服更捷。

(4)用于解乌头类药中毒。本品与乌头类药同煎,可降低其毒性。服乌头类药中毒者,大剂量服用本品,亦有一定解毒作用。

此外,本品外用,对疮疡肿毒有解毒消疮之效;对溃疡、烫火伤有解毒防腐、生肌敛疮之效。

【用法用量】　15～30 g,煎服或冲服。大剂量可用至 30～60 g,外用适量。

【使用注意事项】　本品有助湿、令人中满之弊,又能滑肠,故湿阻中满,湿热痰滞,便溏或泄泻者慎用。

红景天 Hongjingtian

《神农本草经》

【来源】　本品为景天科植物大花红景天 *Rhodiola crenulata*(Hook. f. et Thoms.)H. Ohba 的干燥根及根茎。

【处方名】　红景天。

【性味归经】　甘、苦,平。归肺、心经。

【功效】　益气活血,通脉平喘。

【应用】

(1)用于气虚血瘀证。

(2)用于胸痹心痛,中风偏瘫,倦怠气喘证。

【用法用量】　3～6 g,水煎服。

第二节　补　阳　药

鹿茸 Lurong

《神农本草经》

【来源】　本品为鹿科动物梅花鹿 *Cervus nippon* Temminck 或马鹿 *Cervus elaphus* Linnaeus 的雄鹿未骨化密生茸毛的幼角。前者习称"花鹿茸",后者习称"马鹿茸"。

【处方名】　鹿茸、血茸片、鹿茸片、鹿茸粉片。

【性味归经】　甘、咸,温。归肾、肝经。

【功效】　壮肾阳,益精血,强筋骨,调冲任,托疮毒。

【应用】

(1)用于肾阳不足及精血亏虚的阳痿早泄,宫寒不孕,尿频不禁,头晕耳鸣,腰膝酸痛,肢冷神疲等证。可单用,或同山药浸酒服;亦可配伍肉桂等为丸服,如右归丸。

(2)用于肝肾精血不足的筋骨痿软,小儿发育不良,囟门过期不合,齿迟、行迟等。常与山茱萸、熟地黄等补肝肾、益精血之品同用。

(3)用于妇女冲任虚寒,崩漏带下证。常与乌贼骨、龙骨、续断等药同用。

(4)用于疮疡不敛或阴疽内陷不起。本品能补阳气、益精血,从而达到温补内托的目的。常与黄芪、肉桂、当归等同用。

【用法用量】　1～2 g,研末冲服。一日 3 次分服。如入丸、散,随方配制。亦可浸酒服。

【使用注意事项】　本品温热峻烈,故阴虚阳亢、实热、痰火内盛、血热出血及外感热病患者忌服。

宜从小剂量开始,逐渐加量,以免伤阴动血。

知识拓展

附　药

(1)鹿角:鹿科动物梅花鹿或马鹿的雄鹿已骨化的角或锯茸后翌年春季脱落的角基。补肾壮阳,强筋骨。可用作鹿茸的代用品,但力薄少用,兼能活血化瘀消肿。

(2)鹿角胶:鹿角经水煎煮、浓缩制成的固体胶状物。温补肝肾,益精血,止血。

(3)鹿角霜:鹿角熬胶后所存的残渣。温肾壮阳力弱,但能收敛止血,外用止血敛疮。

淫羊藿 Yinyanghuo

《神农本草经》

【来源】　本品为小檗科植物淫羊藿 *Epimedium brevicornu* Maxim.、箭叶淫羊藿 *Epimedium sagittatum*(SieB. et Zucc.) Maxim.、柔毛淫羊藿 *Epimedium pubescens* Maxim. 或朝鲜淫羊藿 *Epimedium koreanum* Nakai 的干燥叶。

【处方名】　淫羊藿、仙灵脾、羊藿、炒淫羊藿、酒淫羊藿。

【性味归经】　辛、甘,温。归肝、肾经。

【功效】　补肾阳,强筋骨,祛风湿。

【应用】

(1)用于肾阳虚阳痿,尿频。单用有效,亦可与其他补肾壮阳药同用。

(2)用于肝肾不足,风湿痹痛。单用或与补肝肾、祛风湿药同用。

【用法用量】　6~10 g,煎服。亦可浸酒。

【使用注意事项】　本品辛甘温燥,伤阴助火,故阴虚火旺及湿热痹痛者忌服。

巴戟天 Bajitian

《神农本草经》

【来源】　本品为茜草科植物巴戟天 *Morinda officinalis* How 的干燥根。

【处方名】　巴戟天、巴戟、巴吉天、鸡肠风、肥巴戟、巴戟肉、盐巴戟、炙巴戟。

【性味归经】　甘、辛,微温。归肾、肝经。

【功效】　补肾阳,强筋骨,祛风湿。

【应用】

(1)用于肾阳虚证。本品补肾助阳、甘润不燥,常配伍其他补阳药用于男性阳痿不举、女性宫冷不孕等肾阳不足之证。

(2)用于肝肾不足,筋骨痿软,风湿久痹。本品补肝肾、强筋骨,又能祛风湿,对肾阳虚兼风湿之证尤宜。

【用法用量】　煎服,3~10 g;或入丸剂、散剂、酒剂。

【使用注意事项】　本品辛甘微温助火,故阴虚火旺或有湿热者忌服。

补骨脂 Buguzhi

《药性论》

【来源】　本品为豆科植物补骨脂 *Psoralea corylifolia* L. 的干燥成熟果实。

【处方名】　补骨脂、破故子、破故纸、黑故子、盐故子、炒故子、盐炙补骨脂。

【性味归经】　辛、苦,温。归肾、脾经。

【功效】 温肾助阳,纳气平喘,温脾止泻;外用消风祛斑。

【应用】

(1)用于肾虚阳痿,腰膝冷痛。本品苦辛温燥,是作用较强的补肾壮阳药,治肾阳虚诸证,常用作方中主药。

(2)用于肾虚遗精,遗尿尿频。本品兼有涩味,善补肾助阳、固精缩尿。

(3)用于脾肾阳虚,五更泄泻。本品能壮肾阳、暖脾阳以止泻,常与肉豆蔻、五味子、吴茱萸同用。

(4)用于肾不纳气的虚喘。

【用法用量】 6～10 g,煎服。外用20％～30％酊剂涂患处。

【使用注意事项】 本品温燥,易伤阴助火,故阴虚火旺、大便秘结者忌服。

益智 Yizhi

《本草拾遗》

【来源】 本品为姜科植物益智 *Alpinia oxyphylla* Miq. 的干燥成熟果实。

【处方名】 益智、益智仁、益智子、煨益智仁、盐益智仁。

【性味归经】 辛,温。归肾、脾经。

【功效】 暖肾固精缩尿,温脾止泻摄唾。

【应用】

(1)用于遗精滑精,遗尿尿频。本品补益之中兼有收涩之性,常配伍乌药、山药用于下焦虚寒、遗精遗尿等证。

(2)用于脾胃虚寒,腹痛吐泻,口涎自流。常以本品暖肾温脾开胃摄唾,多与白术、干姜、党参、陈皮等同用。

【用法用量】 3～10 g,水煎服。

【使用注意事项】 本品温燥而易伤阴,故阴虚火旺及有湿热者忌服。

肉苁蓉 Roucongrong

《神农本草经》

【来源】 本品为列当科植物肉苁蓉 *Cistanche deserticola* Y. C. Ma 或管花肉苁蓉 *Cistanche tubulosa*(Schenk)Wight 的干燥带鳞叶的肉质茎。

【处方名】 肉苁蓉、苁蓉、甜苁蓉、大芸、淡大芸、制肉苁蓉、酒肉苁蓉。

【性味归经】 甘、咸,温。归肾、大肠经。

【功效】 补肾阳,益精血,润肠通便。

【应用】

(1)用于肾阳不足,精血亏虚诸证。本品味甘能补、甘温助阳、质润滋养,咸以入肾,为补肾阳、益精血之良药,可用于腰膝酸痛、痿软无力、阳痿早泄、宫冷不孕等证。

(2)用于肠燥津枯便秘证。尤适用于老年人阳虚便秘。

【用法用量】 6～10 g,水煎服。单用大剂量煎服,可用至60 g。

【使用注意事项】 本品助阳滑肠,故阴虚火旺、大便溏薄或实热便秘者忌服。

知识拓展

肉苁蓉的相关知识

肉苁蓉是一种寄生在沙漠树木梭梭根部的寄生植物,从梭梭寄主中吸取养分及水分。素有"沙漠人参"之美誉,具有极高的药用价值。肉苁蓉药食两用,长期食用可增加体力、增强耐力以及抵抗疲劳,同时可以增强人类及动物的性功能及生育力。

锁阳 Suoyang

《本草衍义补遗》

【来源】 本品为锁阳科植物锁阳 *Cynomorium songaricum* Rupr. 的干燥肉质茎。

【处方名】 锁阳、琐阳、地毛球。

【性味归经】 甘,温。归肝、肾、大肠经。

【功效】 补肾阳,益精血,润肠通便。

【应用】

(1)用于肾阳虚衰的阳痿,不孕,腰膝痿软。本品有与肉苁蓉相似的功效,但补阳力和缓,助热之弊小,兼能补益肾精。因其兼能强筋骨,故尤长于治肾虚精亏、筋骨不健之腰膝痿软,常与补肝肾、益精血、润燥养筋药同用。

(2)用于精血津液亏耗的肠燥便秘。尤适用于老年人阳虚便秘。

【用法用量】 5~10 g,水煎服。

【使用注意事项】 本品甘温助火滑肠,故阴虚火旺、实热便秘及肠滑泄泻者忌服。

知识拓展

锁阳的相关知识

锁阳生长于干燥多沙地带,多寄生于白刺的根上。分布于新疆、甘肃、青海、内蒙古、宁夏等地,其中最好的是甘肃省瓜州县锁阳城的锁阳。锁阳是补肾药材中最常使用的一味药,它可平补肝肾、益精养血、润肠通便,治疗气血不足造成的不孕症,还可强筋健骨、补充钙质。

冬虫夏草 Dongchongxiacao

《增订本草备要》

【来源】 本品为麦角菌科真菌冬虫夏草菌 *Cordyceps sinensis*(BerK.)Sacc. 寄生在蝙蝠蛾科昆虫幼虫上的子座和幼虫尸体的干燥复合体。

【处方名】 冬虫夏草、虫草、夏草冬虫、酒炒虫草。

【性味归经】 甘,平。归肺、肾经。

【功效】 补肾益肺,止血化痰。

【应用】

(1)用于肾虚腰痛,阳痿遗精。有补肾助阳益精之效,可单用浸酒服,或配伍淫羊藿、巴戟天、菟丝子等补阳药。

(2)用于劳嗽虚喘。本品亦为治劳嗽虚喘的要药。

(3)用于肺肾虚喘,劳嗽咯血。常与五味子、川贝母、阿胶等同用。

【用法用量】 3~9 g,水煎服;或与鸡、鸭、猪肉等炖服;或入丸、散。

【使用注意事项】 本品甘平补虚,故表邪未尽者慎服;阴虚火旺者,不宜单独应用。本药为平补之药,久服方效。

蛤蚧 Gejie

《海药本草》

【来源】 本品为壁虎科动物蛤蚧 *Gekko gecko* Linnaeus 的干燥体。

【处方名】 蛤蚧、仙蟾、大壁虎、对蛤蚧、酒蛤蚧、蛤蚧粉、蛤蚧尾。

【性味归经】　咸,平。归肺、肾经。

【功效】　补肺益肾,纳气平喘,助阳益精。

【应用】

(1)用于肺肾两虚的咳喘。本品入肺、肾二经,长于补肺气、助肾阳、定喘咳,为治多种虚证喘咳之佳品。

(2)用于肾阳不足,精血亏虚,阳痿等证。本品质润不燥,补肾助阳兼能益精养血,有固本培元之功,单用浸酒服即效;或与益智、巴戟天、补骨脂等同用。

【用法用量】　3~6 g。研末服,每次 1~2 g。日服 3 次。亦可浸酒服,或入丸、散。

【使用注意事项】　本品滋补助阳,故风寒、实热及痰湿喘咳者忌服。

杜仲 Duzhong

《神农本草经》

【来源】　本品为杜仲科植物杜仲 *Eucommia ulmoides* Oliv. 的干燥树皮。

【处方名】　杜仲、川杜仲、绵杜仲、炒杜仲、盐杜仲、杜仲炭。

【性味归经】　甘,温。归肝、肾经。

【功效】　补肝肾,强筋骨,安胎。

【应用】

(1)用于肝肾不足之腰痛,阳痿,尿频。本品补肝肾,长于强筋骨,又能止痛,故以治肾虚筋骨不健之腰膝酸痛、下肢痿软见长,可单用本品,水、酒各半煎服,或与补骨脂、胡桃肉等同用。

(2)用于肾虚胎动不安。本品能补肝肾安胎,常与续断、桑寄生、阿胶同用。

此外,本品还能降血压,故尤宜用于高血压有肾阳不足表现者。

【用法用量】　6~10 g,水煎服。炒用疗效较生用为佳。

【使用注意事项】　本品性温,故阴虚火旺者慎用。

菟丝子 Tusizi

《神农本草经》

【来源】　本品为旋花科植物南方菟丝子 *Cuscuta australis* R. Br. 或菟丝子 *Cuscuta chinensis* Lam. 的干燥成熟种子。

【处方名】　菟丝子、炒菟丝子、盐菟丝子。

【性味归经】　辛、甘,平。归肝、肾、脾经。

【功效】　补益肝肾,固精缩尿,安胎,明目,止泻;外用消风祛斑。

【应用】

(1)用于肾虚腰痛,阳痿遗精,尿频带下等。本品辛以润燥,甘以补虚,为平补阴阳之品,肾阳虚、肾阴虚均可应用,常用于阳痿遗精、尿多或失禁等证。

(2)用于肝肾不足,目暗昏花。常与熟地黄、车前子等补虚药同用。

(3)用于脾肾阳虚,便溏泄泻。本品能补肾益脾以止泻,常与补气补阳药同用。

(4)用于肾虚胎动不安。本品能补肝肾安胎,常与续断、桑寄生、阿胶等同用。

【用法用量】　6~12 g,水煎服。外用适量。

【使用注意事项】　本品虽能平补阴阳,但仍偏补阳,且带涩味,故阴虚火旺而见大便秘结及小便短赤者忌服。

沙苑子 Shayuanzi

《本草图经》

【来源】　本品为豆科植物扁茎黄芪 *Astragalus complanatus* R. Br. 的干燥成熟种子。

【处方名】 沙苑子、蒺藜、潼蒺藜、盐沙苑子。

【性味归经】 甘,温。归肝、肾经。

【功效】 补肾助阳,固精缩尿,养肝明目。

【应用】

(1)用于肾虚腰痛,阳痿遗精,遗尿尿频,带下等证。本品甘温补益,兼具涩味,似菟丝子平补肝肾而以收涩见长。

(2)用于肝肾亏虚之眩晕目暗。常与枸杞子、菊花、菟丝子等同用。

【用法用量】 9～15 g,水煎服。

【使用注意事项】 本品温补固涩,故阴虚火旺及小便不利者忌服。

续断 Xuduan

《神农本草经》

【来源】 本品为川续断科植物川续断 *Dipsacus asper* Wall. ex Henry 的干燥根。

【处方名】 续断、川续断、川断肉、炒续断。

【性味归经】 苦、辛,微温。归肝、肾经。

【功效】 补肝肾,强筋骨,续折伤,止崩漏。

【应用】

(1)用于肾阳虚之腰痛脚弱,下元虚冷之阳痿及寒湿痹痛等证。本品补阳之力不强,因其补而能行,兼能强筋骨、活血通络、止痛以起痿通痹,故以治肾阳不足、寒凝血滞,或风湿痹证而致的肾虚腰痛脚弱或挛急疼痛见长。

(2)用于肝肾亏虚,肾气不固的崩漏下血或胎动不安。本品对肾虚冲任不固之胎动不安、胎漏、滑胎者,能补肾安胎,常与桑寄生、菟丝子等同用。

(3)用于跌扑损伤,骨折,习惯性关节脱位。常与骨碎补、自然铜、土鳖虫等药同用。

【用法用量】 9～15 g,水煎服。外用适量研末敷。补肝肾宜盐炙,行血脉、续筋骨宜酒炒。

【使用注意事项】 本品苦燥微温,故风湿热痹者忌服。

第三节 补 血 药

当归 Danggui

《神农本草经》

【来源】 本品为伞形科植物当归 *Angelica sinensis* (Oliv.) Diels 的干燥根。

【处方名】 当归、全当归、秦归、西归、酒当归、土炒当归、当归炭。

【性味归经】 甘、辛,温。归肝、心、脾经。

【功效】 补血活血,调经止痛,润肠通便。

【应用】

(1)用于血虚证。本品为补血之圣药,适用于血虚诸证。又能活血,对血虚血滞之证有兼顾之效;血虚心失所养之惊悸怔忡、心烦失眠、多梦健忘等证,均可用本品补血以养心,宜与养心安神之品配伍,如天王补心丹。

(2)用于血虚而致血瘀,月经不调,经闭痛经。本品既能补血活血,又能调经止痛,治血瘀证,常与活血化瘀药同用;当归还能散寒止痛,对于血滞或寒凝以及跌打损伤、风湿痹阻所致的疼痛,本品可随证配伍应用。

(3)用于血虚肠燥便秘。本品味甘滋润,补阴血而润肠燥,尤适用于老年人、孕妇、产妇的肠燥便秘。

【用法用量】 6～12 g,水煎服。一般生用,酒炒增强活血通经作用;补血用当归身,破血用当归尾,和血用全当归。

【使用注意事项】 本品甘温补润,故湿盛中满、大便溏泄者忌服。

熟地黄 Shudihuang

《本草图经》

【来源】 本品为地黄的炮制加工品。

【处方名】 熟地黄、大熟地、熟地炭。

【性味归经】 甘,微温。归肝、肾经。

【功效】 补血滋阴,益精填髓。

【应用】

(1)用于血虚萎黄,眩晕,心悸失眠,月经不调,崩中漏下等证。本品为养血补虚之要药,常与当归、白芍、川芎等同用。

(2)用于肝肾精血亏虚所致的腰膝酸软,眩晕耳鸣,须发早白等。本品能补精益髓,常与制首乌、枸杞子、菟丝子等补精血、乌须发药同用。

此外,熟地炭能止血,可用于崩漏等血虚出血证。

【用法用量】 9～15 g,煎服。宜与健脾胃药如砂仁、陈皮等同用。

【使用注意事项】 本品质黏滋腻,易碍消化。故脾胃气滞、痰湿内阻的脘腹胀满、食少便溏者忌服。

白芍 Baishao

《神农本草经》

【来源】 本品为毛茛科植物芍药 *Paeonia lactiflora* Pall. 的干燥根。

【处方名】 白芍、芍药、白芍药、炒白芍、杭芍、酒炒白芍、醋白芍。

【性味归经】 苦、酸,微寒。归肝、脾经。

【功效】 养血调经,敛阴止汗,柔肝止痛,平抑肝阳。

【应用】

(1)用于肝血亏虚证及营卫不和。治肝血亏虚、面色苍白、眩晕心悸、月经不调、崩漏等证,常与熟地黄、当归同用;若治外感风邪、表虚自汗,可与桂枝、生姜同用。

(2)用于肝脾不和,胸胁脘腹疼痛,四肢挛急疼痛。本品酸敛肝阴、养血柔肝而止痛,治肝脾不调、脘腹疼痛,常与白术、防风、陈皮同用;治手足挛急作痛,常配伍甘草缓急止痛。

(3)用于肝阳上亢证。肝肾之阴亏于下、阴不制阳、肝阳亢于上,见头痛眩晕。以本品养血敛阴、平抑肝阳,常与牛膝、赭石、龙骨、牡蛎同用。

【用法用量】 6～15 g,水煎服。平肝敛阴多生用,养血调经多炒用或酒炒用。

【使用注意事项】 阳衰虚寒之证者不宜单独应用。不宜与藜芦同用。

何首乌 Heshouwu

《日华子本草》

【来源】 本品为蓼科植物何首乌 *Polygonum multiflorum* Thunb. 的干燥块根。

【处方名】 何首乌、生首乌、赤首乌、干首乌、炙首乌、制首乌。

【性味归经】 苦、甘、涩,微温。归肝、心、肾经。

【功效】 制用补肝肾,益精血,乌须发,强筋骨,化浊降脂;生用解毒,消痈,截疟,润肠通便。

【应用】

(1)用于肝肾精血亏虚,腰酸脚弱,头晕眼花,须发早白及肾虚无子。常与熟地黄、当归、枸杞子、菟丝子、酸枣仁等同用。

(2)用于体虚久疟,痈疽瘰疬,肠燥便秘。治瘰疬、痈疮、皮肤瘙痒,可与夏枯草、当归等同用;治年老体弱之血虚肠燥便秘,常与肉苁蓉、当归、火麻仁等同用;治久疟,常与人参等同用。

【用法用量】 生首乌3～6 g,制首乌6～12 g,水煎服。补肝肾益精血用制首乌。截疟、解毒、润肠通便宜用生首乌。

【使用注意事项】 本品生用能滑肠,故脾虚便溏者慎服。

知识拓展

何首乌的相关知识

(1)生首乌经炮制后,糖含量升高,结合蒽醌衍生物的含量降低,游离蒽醌衍生物含量显著升高,故泻下作用不再出现。何首乌所含的卵磷脂是构成神经组织,特别是脑脊髓的主要成分之一,也是血细胞和细胞膜所必需的原料,且能强心,降低胆固醇含量。

(2)何首乌作为抗衰老良药,在我国古代唐朝时期开始作药用。宋初《开宝本草》记载,何首乌外用,对脂溢性皮炎、头皮屑过多、头皮瘙痒均有一定作用,具有减缓白发生长和防止脱发的作用。现代医学证明,何首乌对头发损伤(如烫发)后引起的头发变硬、变黄、易断等具有保护功效。

阿胶 Ejiao

《神农本草经》

【来源】 本品为马科动物驴 *Equus asinus* L. 的干燥皮或鲜皮经煎煮、浓缩制成的固体胶。

【处方名】 阿胶、驴皮胶、陈阿胶、阿胶珠、蛤粉炒阿胶。

【性味归经】 甘,平。归肺、肝、肾经。

【功效】 补血滋阴,润燥,止血。

【应用】

(1)用于血虚诸证。本品甘平质润,为补血要药,多用于血虚证,尤以治疗出血所致的血虚为佳,单用本品即效,亦常与熟地黄、当归、白芍等同用。

(2)用于多种出血证。本品味甘质黏,为止血要药。可单味炒黄为末服或与其他药配伍。

(3)用于阴虚证及燥证。

【用法用量】 3～9 g;烊化兑服或烊化后与煎好的药液合兑。止血常用阿胶珠,或用蒲黄炒;润肺常用蛤粉炒。

【使用注意事项】 本品性滋腻黏滞,故脾胃不健、纳食不佳、消化不良及胃弱便溏者慎用。

知识拓展

阿胶的相关知识

阿胶服用后可增加体内钙的摄入量,有效改善因缺钙导致的骨钙丢失、钙盐外流、骨质疏松和骨质增生及各类骨折;阿胶还有抗疲劳、抗缺氧、抗寒冷、健脑和延缓衰老的作用,并有改善男女生育功能的作用。

龙眼肉 Longyanrou

《神农本草经》

【来源】 本品为无患子科植物龙眼 *Dimocarpus longan* Lour. 的假种皮。

【处方名】 龙眼肉、桂圆肉。

【性味归经】 甘,温。归心、脾经。

【功效】 补益心脾,养血安神。

【应用】

(1)用于心血虚证。本品为具营养作用的补血药。其补血作用主要用于血虚心失其养所致之心悸怔忡、心烦、失眠、健忘。兼心脾气虚,心神不安者,又能补益心脾之气,安神。常与补血益气、养心安神之品配伍,如归脾汤以之与人参、当归、酸枣仁等同用。

(2)用于气血不足证。病后或年老体弱,气血不足者,可用本品作食品常服以调补气血,如龙眼肉粥是以之与大枣、粳米一同煮粥而成;玉灵膏单用本品加白糖蒸熟而成,开水冲服。

【用法用量】 9～15 g,水煎服。

第四节 补 阴 药

北沙参 Beishashen

《本草汇言》

【来源】 本品为伞形科植物珊瑚菜 *Glehnia littoralis* Fr. Schmidt ex Miq. 的干燥根。

【处方名】 北沙参、沙参、辽沙参、白沙参、解沙参、炙北沙参。

【性味归经】 甘、微苦,微寒。归肺、胃经。

【功效】 养阴清肺,益胃生津。

【应用】

(1)用于肺阴虚的肺热燥咳或痨嗽久咳。本品甘润而偏于苦寒,能补肺阴,兼能清肺热,适用于阴虚肺燥有热之干咳少痰或咽干音哑等证。

(2)用于胃阴不足诸证。本品能补胃阴而生津止渴,兼能清胃热。治胃阴虚有热及胃痛、胃胀、干呕等证,其常与养阴生津之品同用;治胃阴脾气俱虚,宜与养阴、益气健脾之品同用。

【用法用量】 5～12 g,水煎服。鲜品 15～30 g。

【使用注意事项】 本品甘寒,故感受风寒而致咳嗽及肺胃虚寒者忌服。不宜与藜芦同用。

南沙参 Nanshashen

《神农本草经》

【来源】 本品为桔梗科植物轮叶沙参 *Adenophora tetraphylla*（Thunb.）Fisch. 或沙参 *Adenophora stricta* Miq. 的干燥根。

【处方名】 南沙参、沙参、炙南沙参、蜜南沙参。

【性味归经】 甘,微寒。归肺、胃经。

【功效】 养阴清肺,益胃生津,化痰,益气。

【应用】

(1)用于肺阴虚证。本品有养肺阴、清肺热、润肺燥作用,但润肺清肺作用较北沙参弱,而兼有化痰止咳之效。对肺燥痰黏不易咳出者尤宜,可与麦冬、知母、贝母等同用。

(2)用于胃阴虚证。本品有养胃阴、清胃热生津之效,但作用较北沙参弱。适用于胃阴虚之口燥咽干、舌红少津、大便秘结等证,可与麦冬、石斛等同用。

(3)用于气阴两伤证。本品略能补脾肺之气,可气阴双补。常与北沙参、麦冬等配伍。

【用法用量】 9~15 g,水煎服。

【使用注意事项】 不宜与藜芦同用。

黄精 Huangjing

《名医别录》

【来源】 本品为百合科植物滇黄精 *Polygonatum kingianum* Coll. et Hemsl.、黄精 *Polygonatum sibiricum* Red. 或多花黄精 *Polygonatum cyrtonema* Hua 的干燥根茎。

【处方名】 黄精、生黄精、黄精姜、甜黄精、制黄精、熟黄精、酒炙黄精。

【性味归经】 甘,平。归脾、肺、肾经。

【功效】 补气养阴,健脾,润肺,益肾。

【应用】

(1)用于阴虚燥咳,劳嗽久咳,肾虚精亏,消渴。本品不仅能补益肺肾之阴,而且能补益脾气脾阴,有补土生金、补后天以养先天之效。但作用缓和,难求速效,适宜用作慢性病及病后之充填调补药,多单用熬膏服用;亦可与滋养肺肾、化痰止咳药同用。

(2)用于脾胃虚弱证。本品既补脾阴,又益气。可治脾胃乏力、食欲不振、脉象虚软,以及脾胃阴虚而致的口干食少、饮食无味、舌红无苔。

【用法用量】 9~15 g,水煎服。

【使用注意事项】 本品易助湿邪,故脾虚有湿、咳嗽痰多及中寒便溏者均忌服。

玉竹 Yuzhu

《神农本草经》

【来源】 本品为百合科植物玉竹 *Polygonatum odoratum*(Mill.)Druce 的干燥根茎。

【处方名】 玉竹、葳蕤、萎蕤、肥玉竹、明玉竹、制玉竹。

【性味归经】 甘,微寒。归肺、胃经。

【功效】 养阴润燥,生津止渴。

【应用】

(1)用于肺阴虚燥咳证。本品能养肺阴,并略能清肺热,对阴虚肺燥有热的干咳少痰、咳血、声音嘶哑等证常用。

(2)用于热病伤津,消渴。本品又能养胃阴、清胃热。

此外,本品还能养心阴,亦略能清心热,可用于热伤心阴之烦热多汗、惊悸等证。

【用法用量】 6~12 g,水煎服。

【使用注意事项】 本品柔润多液,故脾虚有湿痰者忌服。

枸杞子 Gouqizi

《神农本草经》

【来源】 本品为茄科植物宁夏枸杞 *Lycium barbarum* L. 的干燥成熟果实。

【处方名】 枸杞子、枸杞、宁夏枸杞、甘枸杞、西枸杞、红枸杞。

【性味归经】 甘,平。归肝、肾经。

【功效】 滋补肝肾,益精明目。

【应用】 用于肝肾不足,精血亏虚诸证。如视力减退、腰膝酸软、头晕目眩、遗精滑精、耳聋耳鸣、牙齿松动、须发早白、失眠多梦。并且在肝肾阴虚、潮热盗汗、消渴等证的方剂中颇为常用。可单用，或与补肝肾、益精补血之品配伍。因其还能明目，故尤多用于肝肾阴虚或精血亏虚之两目干涩、内障目昏，常与地黄、麦冬、山茱萸、山药、菊花等同用。

【用法用量】　6～12 g，水煎服。亦可浸酒。

【使用注意事项】　外有表邪、内有实热及脾虚便溏者慎用。

知识拓展

枸杞子的相关知识

古人认为常食枸杞子可以"留住青春美色""与天地齐寿"，因此，枸杞花被称为"长生花"。枸杞一年四季皆可服用，冬季宜煮粥，夏季宜泡茶。枸杞子既可作为坚果食用，又是一味功效卓著的传统中药材，有延衰抗老的功效，所以又名"却老子"。有酒味的枸杞子已经变质，不可食用。

百合 Baihe

《神农本草经》

【来源】　本品为百合科植物卷丹 *Lilium lancifolium* Thunb. 、百合 *Lilium brownii* F. E. Brown var. viridulum Baker 或细叶百合 *Lilium pumilum* DC. 的干燥肉质鳞叶。

【处方名】　百合、野百合、药百合、苏百合、炙百合。

【性味归经】　甘，微寒。归肺、心经。

【功效】　养阴润肺，清心安神。

【应用】

(1)用于肺阴虚燥咳，劳嗽咳血。本品微寒，作用平和，能补肺阴，兼能清肺热、润肺清肺之力虽不及北沙参、麦冬等药，但兼有一定的止咳祛痰作用。

(2)用于劳嗽久咳。常与地黄、川贝母等同用。

(3)用于心肺阴虚内热证，或热病余热未清，虚烦惊悸。本品既能养心肺之阴，又能清心肺之热，还有一定的安神作用。

此外，本品尚能养阴、清胃热，可用于胃阴虚有热之胃脘疼痛。

【用法用量】　6～12 g，水煎服。清心宜生用，润肺宜蜜炙。

【使用注意事项】　本品为寒润之品，故风寒咳嗽或中寒便溏者忌服。

知识拓展

百合的相关知识

(1)百合病：以神志恍惚、精神不定为主要表现的情志病。因其治疗以百合为主药，故名百合病。病因：伤寒大病之后，余热未解，或平素情志不遂，而遇外界精神刺激。

(2)百合鲜品富含黏液质及维生素，对皮肤细胞新陈代谢有益，常食百合，有一定美容作用。百合对多种癌症有较好的防治效果。

麦冬 Maidong

《神农本草经》

【来源】　本品为百合科植物麦冬 *Ophiopogon japonicus* (L. f.) Ker-Gawl. 的干燥块根。

【处方名】　麦冬、麦门冬、筑麦冬、寸冬、朱麦冬。

【性味归经】　甘，微苦，微寒。归心、肺、胃经。

【功效】　养阴生津，润肺清心。

【应用】

(1)用于肺阴虚燥咳,劳嗽咳嗽。本品用于阴虚肺燥有热的鼻燥咽干,干咳痰少、咳血,咽痛音哑等证,宜与润肺清肺及对症之品配伍。

(2)用于胃阴虚证。本品长于滋养胃阴,兼清胃热,多用于胃阴虚有热者。

(3)用于心阴虚,心烦不眠。本品常与地黄、酸枣仁、黄连等配伍。

【用法用量】 6～12 g,水煎服。清养肺胃之阴多去心用,滋阴清心多连心用。

【使用注意事项】 本品性微寒滋润,故感冒风寒或痰饮咳嗽,以及脾虚便溏寒者均忌服。

天冬 Tiandong

《神农本草经》

【来源】 本品为百合科植物天冬 *Asparagus cochinchinensis*（Lour.）Merr. 的干燥块根。

【处方名】 天冬、天门冬、明天冬、炒天冬、炙天冬。

【性味归经】 甘、苦,寒。归肺、肾经。

【功效】 养阴润燥,清肺生津。

【应用】

(1)用于肺阴虚燥咳或劳嗽咳血。本品养肺阴、清肺热,作用强于麦冬、玉竹等同类药物。

(2)用于肾阴不足,阴虚火旺诸证。

【用法用量】 6～12 g,水煎服。

【使用注意事项】 本品大寒滋润,故脾胃虚寒,食少便溏者慎服。

石斛 Shihu

《神农本草经》

【来源】 本品为兰科植物金钗石斛 *Dendrobium nobile* Lindl.、霍山石斛 *Dendrobium huoshanense* C. Z. Tang et S. J. Cheng、鼓槌石斛 *Dendrobium chrysotoxum* Lindl. 或流苏石斛 *Dendrobium fimbriatum* Hook. 的栽培品及其同属植物近似种的新鲜或干燥茎。

【处方名】 石斛、黄草、林兰、金石斛、金钗石斛、川石斛、乾石斛、细石斛。

【性味归经】 甘,微寒。归胃、肾经。

【功效】 益胃生津,滋阴清热。

【应用】

(1)用于热病伤津,低热烦渴,口燥咽干,舌红苔少。本品滋养胃阴、生津止渴,兼能清胃热,常与天花粉、鲜地黄、麦冬、黄芩等同用。

(2)用于肾虚目暗,视力减退,内障失明及肾虚痿痹,腰脚软弱。

【用法用量】 6～12 g,水煎服。鲜品15～30 g。

【使用注意事项】 本品甘补恋邪,故温热病不宜早用;又能助湿,故湿温尚未化燥者忌服。

知识拓展

石斛的相关知识及附药

(1)石斛对一切阴虚之证者,有极佳的调整作用和提高免疫力、消除疲劳、恢复青春活力、润肺提神、补充人体生理活动基础物质等作用;适用于烟酒过量、神疲心烦、术后或产后体质虚弱、饮食和睡眠不佳者,或妇女更年期,生活方式不良者,以及工作压力大、加班熬夜、用脑过度者,也可用于运动员训练疲劳者及机体功能衰老者等人群。此外,还具有清嗓利咽、恢复嗓音、改善焦躁情绪等保健作用;对白内障、青光眼、视神经炎等各类眼疾患者也可起到滋阴清热、退翳明目作用。

(2)铁皮石斛:兰科植物铁皮石斛的新鲜或干燥茎。功效优于石斛。

龟甲 Guijia

《神农本草经》

【来源】 本品为龟科动物乌龟 *Chinemys reevesii*（Gray）的背甲及腹甲。

【处方名】 龟甲、生龟板、下甲、败龟板、烫龟板、炒龟板、玄武板、炙龟甲、醋炙龟板。

【性味归经】 咸、甘，微寒。归肝、肾、心经。

【功效】 滋阴潜阳，益肾强骨，养血补心，固经止崩。

【应用】

（1）用于肝肾阴虚内热证。本品长于滋补肾阴，故适用于阴虚阳亢、阴虚内热、阴虚风动诸证。兼能潜阳，对阴虚阳亢之头晕目眩之证，常与滋阴潜阳之品配伍使用；阴虚内热、骨蒸潮热、盗汗遗精者，宜与滋阴降火之品配伍；阴虚风动、手足蠕动者，常与滋阴养液之品配伍，以柔肝息风。

（2）用于肝肾阴虚，筋骨痿弱，腰膝酸软，步履乏力及小儿鸡胸龟背，囟门不合等。常与熟地黄、知母、黄柏、牛膝等同用。

（3）用于阴虚血热，冲任不固之崩漏，月经过多等证。

（4）用于阴血亏虚之惊悸，失眠，健忘。本品养血安神、心肾双补。

【用法用量】 9～24 g，水煎服。宜捣碎先煎。

【使用注意事项】 本品甘寒，故脾胃虚寒者忌服。又据古籍记载，能软坚祛瘀治难产，故孕妇慎服。

鳖甲 Biejia

《神农本草经》

【来源】 本品为鳖科动物鳖 *Trionyx sinensis* Wiegmann 的背甲。

【处方名】 鳖甲、上甲、团鱼甲、砂烫鳖甲、醋炙鳖甲。

【性味归经】 咸，微寒。归肝、肾经。

【功效】 滋阴潜阳，退热除蒸，软坚散结。

【应用】

（1）用于肝肾阴虚内热证。本品能滋养肝肾之阴，多用于肝肾虚所致阴虚内热、阴虚风动、阴虚阳亢诸证。对温病后期、阴液耗伤、邪伏阴分、夜热早凉、热退无汗者，常与清热凉血、养阴生津、清虚热之品配伍。

（2）用于癥瘕积聚。本品还长于软坚散结，适用于肝脾肿大、癥瘕积聚之证。

【用法用量】 9～24 g，水煎服。宜捣碎先煎。滋阴潜阳宜生用，软坚散结宜醋炙。

【使用注意事项】 本品性寒质重，故脾胃虚寒，食少便溏者及孕妇均慎服。

桑椹 Sangshen

《神农本草经》

【来源】 本品为桑科植物桑 *Morus alba* L. 的干燥果穗。

【处方名】 桑椹、桑实、葚、乌椹、文武实、黑椹、桑枣、桑葚子、桑粒、桑果。

【性味归经】 甘、酸，寒。归心、肝、肾经。

【功效】 滋阴补血，生津润燥。

【应用】 用于肝肾阴虚，眩晕耳鸣，心悸失眠，须发早白，津伤口渴，内热消渴，肠燥便秘。

【用法用量】 9～15 g，水煎服。

女贞子 Nüzhenzi

《神农本草经》

【来源】 本品为木犀科植物女贞 *Ligustrum lucidum* Ait. 的干燥成熟果实。

【处方名】 女贞子、女贞实、冬青子、熟女贞、酒女贞子、盐女贞子。

【性味归经】 甘、苦,凉。归肝、肾经。

【功效】 滋补肝肾,明目乌发。

【应用】 用于肝肾阴虚之目暗不明,须发早白,视力减退,腰酸耳鸣,以及内热消渴、骨蒸潮热的阴虚发热证。常与墨旱莲、熟地黄、菟丝子、桑椹等滋阴清肝明目之品同用。

【用法用量】 6～12 g,水煎服。

【使用注意事项】 本品虽补而不腻,但性凉,故脾胃虚寒泄泻者及阳虚者忌服。

知识拓展

女贞子的相关知识

(1)补阴药中可治疗须发早白的药有墨旱莲、女贞子、桑椹、黑芝麻。

(2)商品女贞子有胖瘦型果实,实为同一植株所产。胖型者多长在向阳一面的枝条上,胖型有两枚种子发育;商品以瘦型者居多,仅一枚种子发育。瘦型者善滋补肝肾之阴。

(3)明代陈嘉谟曰:女贞子粥治慢性肝炎,花生女贞子茶治白癜风,女贞子脊骨汤治关节炎,女贞子黑芝麻瘦肉汤治早衰白发,女贞子枣茶可用于皮肤保健,女贞子酒可抗衰祛斑,女贞枸杞瘦肉汤适用于肝病恢复期。

墨旱莲 Mohanlian

《新修本草》

【来源】 本品为菊科植物鳢肠 *Eclipta prostrata* L. 的干燥地上部分。

【处方名】 墨旱莲、旱莲草、鳢肠。

【性味归经】 甘、酸,寒。归肾、肝经。

【功效】 滋补肝肾,凉血止血。

【应用】

(1)用于肝肾阴虚诸证。本品能补益肝肾之阴,适用于肝肾阴虚所致的须发早白、头晕目眩、失眠多梦、腰膝酸软、遗精、耳鸣等证。单用或与滋养肝肾之品配伍,如旱莲膏单用本品熬膏服,二至丸以本品与女贞子同用。

(2)用于阴虚血热的失血证。本品又能止血,适用于多种出血证。因其长于补益肝肾之阴,还能凉血,故尤宜用于阴虚血热的出血证,可单用或与地黄、阿胶等滋阴凉血止血之品同用。

【用法用量】 6～12 g,鲜品加倍;水煎服。外用鲜品适量,捣烂塞鼻或涂患处。

其他补虚药见表21-1。

表 21-1 其他补虚药

药 名	性味归经	功 效	主 治	用法用量
饴糖	甘,温。归脾、胃、肺经	缓中,补虚,生津,润燥	劳倦伤脾,里急腹痛,肺燥咳嗽,吐血,口渴,咽痛,便秘	烊化冲入汤药中,30～60 g;熬膏或入丸剂
核桃仁	甘,温。归肾、肺、大肠经	补肾,温肺,润肠	肾阳不足,腰膝酸软,阳痿遗精,虚寒喘嗽,肠燥便秘	6～9 g,煎服
海狗肾	咸,热。归肾经	温肾壮阳,益精补髓	虚损劳伤,阳痿精衰,早泄,腰膝痿弱,心腹疼痛等	煎汤,3～9 g;或入丸、散
仙茅	辛,热;有毒。归肾、肝、脾经	补肾阳,强筋骨,祛寒湿	阳痿精冷,筋骨痿软,腰膝冷痛,阳虚冷泻	3～10 g,水煎服

药　名	性味归经	功　效	主　治	用法用量
韭菜子	辛、甘、温。归肝、肾经	温补肝肾，壮阳固精	肝肾亏虚，腰膝酸痛，阳痿遗精，遗尿尿频，白浊带下	3～9 g，水煎服
胡芦巴	苦，温。归肾经	温肾助阳，祛寒止痛	肾阳不足，下元虚冷，小腹冷痛，寒疝腹痛，寒湿脚气	5～10 g，水煎服
阳起石	咸，温。归肾经	温肾壮阳	肾阳虚衰，腰膝冷痹，男子阳痿遗精，女子宫冷不孕，崩漏	3～5 g，水煎服；或入丸、散。外用适量，研末调敷
明党参	甘、微苦，微寒。归肺、脾、肝经	润肺化痰，养阴和胃，平肝，解毒	肺热咳嗽，呕吐反胃，食少口干，目赤眩晕，疔毒疮疡	6～12 g，水煎服
银耳	甘，平。归肺、胃、肾经	滋补生津，润肺养胃	虚劳咳嗽，痰中带血，津少口渴，病后体虚，气短乏力	3～10 g，水（或加冰糖）炖服
黑芝麻	甘，平。归肝、肾、大肠经	补肝肾，益精血，润肠燥	精血亏虚，头晕眼花，耳鸣耳聋，须发早白，病后脱发，肠燥便秘	9～15 g，水煎服

章后小结

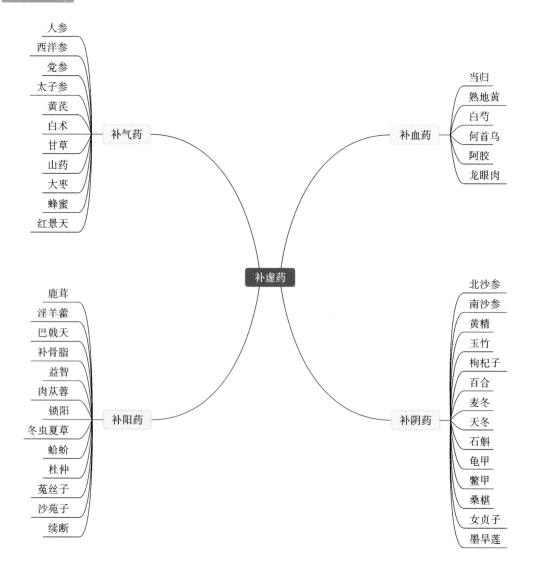

→ **目标检测**

一、单项选择题

1.治疗气虚欲脱证,宜选用的药物是( )。

　　A.太子参　　　　　　　B.人参　　　　　　　C.党参　　　　　　　D.北沙参

2.能益精血,调冲任的药物是( )。

　　A.鹿茸　　　　　　　　B.紫河车　　　　　　C.海狗肾　　　　　　D.海马

3.既补气,又补血的药物是( )。

　　A.人参　　　　　　　　B.西洋参　　　　　　C.太子参　　　　　　D.党参

4.治疗心气亏虚、心悸、健忘者,宜选用的药物是( )。

　　A.人参　　　　　　　　B.西洋参　　　　　　C.太子参　　　　　　D.制首乌

5.治疗卫气不固、表虚自汗,宜选用( )。

　　A.西洋参　　　　　　　B.黄芪　　　　　　　C.党参　　　　　　　D.白芍

6.具有燥湿与利尿功效的补气药是( )。

　　A.人参　　　　　　　　B.白术　　　　　　　C.黄芪　　　　　　　D.白扁豆

7.能滋养肾阴的补气药是( )。

　　A.山药　　　　　　　　B.知母　　　　　　　C.西洋参　　　　　　D.太子参

8.治疗暑湿泄泻,宜选用的药物是( )。

　　A.太子参　　　　　　　B.山药　　　　　　　C.白扁豆　　　　　　D.黄芪

9.既能养血敛阴,又能平抑肝阳、柔肝止痛的药物是( )。

　　A.天麻　　　　　　　　B.石决明　　　　　　C.白芍　　　　　　　D.钩藤

10.对于气虚津亏,食少、口干之证,最适宜的药物是( )。

　　A.莲子　　　　　　　　B.白术　　　　　　　C.太子参　　　　　　D.白扁豆

11.具有滋阴潜阳、益肾健骨、养血补心作用的药物是( )。

　　A.鳖甲　　　　　　　　B.续断　　　　　　　C.阿胶　　　　　　　D.杜仲

12.肉苁蓉与锁阳的共同功效是( )。

　　A.补益肝肾　　　　　　B.温阳止泻　　　　　C.润肠通便　　　　　D.祛风除湿

二、思考题

1.当归与熟地黄均能补血,二者有何不同?

2.试述补阳药和温里药功用之异同。

收涩药

本章 PPT

知识目标

1. 掌握收涩药的概念、功效、分类、性能特点、适应证,掌握常见收涩药的药性、功效与应用。
2. 熟悉收涩药的使用注意事项。
3. 了解常用收涩药的用法用量。

素质目标

具备中药学技术人员应有的人文素质和职业素养,掌握收涩药的理论知识及常见收涩药应用,能够利用所学专业知识进行审方、调配及中药开发,能对滑脱证患者的用药进行指导。

凡以收敛固涩为主要功效,用于治疗各种滑脱病证的药物,称为收涩药,又称固涩药。本类药物多酸涩收敛,可收涩固脱。其药性有偏温或偏寒的不同。用其收敛固涩之性敛其耗散,固其滑脱,以治滑脱病证。各药归经因主治不同而异。治久咳虚喘者,主归肺经;治久泻久痢者,主归大肠经;治遗精尿频者,主归肾经;治汗出者,主归心、肺经。本类药分别具有固表止汗、敛肺止咳、涩肠止泻、固精缩尿、收敛止血、收涩止带等作用。

收涩药主要用于久病体虚、正气不固、脏腑功能衰退所致的自汗、盗汗、久咳虚喘、久泻久痢、遗精滑精、遗尿尿频、崩漏不止、带下不止等滑脱不禁的病证。滑脱病证的根本原因是正气虚弱,故应用收涩药治疗乃治病之标,因此临床应用本类药时,须与相应的补虚药配伍应用,以标本兼顾。部分收涩药本身又具补虚之功,应加以注意。如治气虚自汗、阴虚盗汗者,则分别配伍补气药、补阴药;治脾肾阳虚之久泻不止者,应配伍温补脾肾药;治肾虚遗精滑精、遗尿尿频者,当配伍补肾药;治冲任不固,崩漏不止者,当配伍补肝肾、固冲任药;治肺肾虚损,久咳虚喘者,宜配伍补肺益肾、纳气平喘药等。总之,应根据具体证候,寻求根本,适当配伍,标本兼治,才能收到较好的疗效。

收涩药根据其药性及临床应用的不同,可分为敛汗固表药、敛肺涩肠药、固精缩尿止带药三类。但某些药物具有多种功用,临床应用应全面考虑。

收涩药性涩易敛邪,使用时应注意勿使"闭门留寇"。凡表邪未解所致的汗出,或内有湿热所致的泻痢、带下,血热之出血以及郁热未清者,当以祛邪为主,不宜使用收涩药。

第一节　敛汗固表药

麻黄根 Mahuanggen

《本草经集注》

【来源】　本品为麻黄科植物草麻黄 *Ephedra sinica* Stapf 或中麻黄 *Ephedra intermedia* Schrenk et C. A. Mey. 的干燥根及根茎。

【处方名】　麻黄根。

【性味归经】　甘、涩,平。归心肺经。

【功效】 固表止汗。

【应用】 用于自汗、盗汗。本品甘、涩,平,入肺经能行肌表、实卫气、固腠理、闭毛窍,为敛肺固表止汗之要药。治气虚自汗,常与黄芪、牡蛎同用,如牡蛎散。治阴虚盗汗,常与地黄、当归等同用,如当归六黄汤。治产后虚汗不止,常与当归、黄芪等配伍,如麻黄根散。

【用法用量】 煎服,3~9 g;内服外用均可。

【使用注意事项】 表邪未尽者忌用。

第二节 敛肺涩肠药

五味子 Wuweizi

《神农本草经》

【来源】 本品为木兰科植物五味子 *Schisandra chinensis* (Turcz.) Baill. 的干燥成熟果实。

【处方名】 五味子、五味、北五味、南五味、炙五味子、醋五味子、酒五味子。

【性味归经】 酸、甘,温。归肺、心、肾经。

【功效】 收敛固涩,益气生津,补肾宁心。

【应用】

(1)用于肺虚久咳。本品味酸而涩,其性收敛,入肺经能敛肺气,止咳嗽。适用于肺虚久咳少痰或干咳无痰之证。可与罂粟壳、苦杏仁等同用,如一服散。

(2)用于梦遗滑精,遗尿尿频。本品甘温而涩,入肾经能补肾涩精止遗,为治肾虚精关不固之遗精滑精及遗尿尿频之常用药。治滑精者,可与桑螵蛸、附子、龙骨等同用,如桑螵蛸丸;治梦遗者,常与麦冬、山茱萸、熟地黄等同用,如麦味地黄丸。

(3)用于久泻不止。本品味酸涩性收敛,能涩肠止泻。治脾肾虚寒,久泻不止,可与吴茱萸同炒香研末,米汤送服,如五味子散;或与补骨脂、肉豆蔻、吴茱萸同用,如四神丸。

(4)用于自汗,盗汗。本品五味俱全,以酸为主,善敛肺止汗。治自汗、盗汗者,可与麻黄根、牡蛎等同用。

(5)用于津伤口渴,内热消渴。本品甘以益气,酸能生津,具有益气生津止渴之功。治热伤气阴,汗多口渴者,常与人参、麦冬同用,如生脉散。治阴虚内热,口渴多饮之消渴证,多与山药、知母、天花粉等同用,如玉液汤。

(6)用于心悸失眠。本品既能补益心肾,又能宁心安神。治阴血亏损,心神失养,或心肾不交之虚烦心悸、失眠多梦,常与麦冬、丹参、酸枣仁等同用,如天王补心丹。

【用法用量】 煎服,2~6 g;研末服,每次 1~3 g。发散风寒宜生用,平喘宜蜜炙。

【使用注意事项】 表邪未解、内有实热,咳嗽初起及麻疹初发者慎服。

知识拓展

五味子的抗衰老作用

《神农本草经》记载,五味子"主益气,补不足,强阴,益男子精"。五味子乙素、五味子酚均具有抗氧化作用,能清除自由基、抑制过氧化脂质的形成。给老龄小鼠五味子水提取液灌胃,可明显抑制其脑和肝脏中单胺氧化酶-B(MAO-B)活性,增强超氧化物歧化酶(SOD)活性,降低丙二醛(MDA)含量。五味子酚能直接对抗阿霉素所致的心脏线粒体毒性作用,抑制由维生素 C-NADPH 诱发的大鼠脑、肝、肾微粒体及线粒体的脂质过氧化,其作用比维生素 E 强。还能显著提高老年大鼠心肌细胞 cAMP 含量,使 cAMP/cGMP 值升高,而使心脏活动增强。此外,五味子能降低血清胆固醇含量,增加脑和肝中蛋白质含量,这些均表明五味子具有抗衰老作用。

乌梅 Wumei

《神农本草经》

【来源】　本品为蔷薇科植物梅 *Prunus mume*（Sieb.）Sieb. et Zucc. 的干燥近成熟果实。

【处方名】　乌梅、熏梅、乌梅肉、醋乌梅、蒸乌梅、乌梅炭。

【性味归经】　酸、涩，平。归肝、脾、肺、大肠经。

【功效】　敛肺，涩肠，生津，安蛔。

【应用】

（1）用于肺虚久咳。本品味酸而涩，其性收敛，入肺经，能敛肺气，止咳嗽。适用于肺虚久咳少痰或干咳无痰之证。可与罂粟壳、苦杏仁等同用，如一服散。

（2）用于久泻久痢。本品酸涩，入大肠经，有良好的涩肠止泻痢作用，为治疗久泻、久痢之常用药，可与罂粟壳、诃子等同用，如固肠丸。取其涩肠止痢之功，配伍清热燥湿、解毒止痢之黄连，亦可用于湿热泻痢，便脓血者，如乌梅丸。

（3）用于虚热消渴。本品味酸性平，善于生津液，止烦渴。治虚热消渴，可单用煎服，或与天花粉、麦冬、人参等同用，如玉泉散。

（4）用于蛔厥呕吐腹痛。本品极酸，具有安蛔止痛、和胃止呕的功效，为安蛔之良药。适用于蛔虫所致腹痛、呕吐、四肢厥冷的蛔厥病证，常与细辛、川椒、黄连等同用，如乌梅丸。

此外，本品炒炭能固崩止血，可用于崩漏不止、便血。

【用法用量】　煎服，6～12 g。外用适量，捣烂或炒炭研末外敷。止泻止血宜炒炭用，安蛔当生用。

【使用注意事项】　表邪未解及实热积滞者慎服。

五倍子 Wubeizi

《本草拾遗》

【来源】　本品为漆树科植物盐肤木 *Rhus chinensis* Mill.、青麸杨 *Rhus potaninii* Maxim. 或红麸杨 *Rhus punjabensis* Stew. var. *sinica*（Diels）Rehd. et Wils. 叶上的虫瘿，主要由五倍子蚜 *Melaphis chinensis*（Bell）Baker 寄生而形成。

【处方名】　五倍、五倍子、百虫仓、炒五倍子。

【性味归经】　酸、涩，寒。归肺、大肠、肾经。

【功效】　敛肺降火，涩肠止泻，敛汗，止血，收湿敛疮。

【应用】

（1）用于肺虚久咳，肺热痰嗽。本品酸涩收敛，性寒清降，入肺经，既能敛肺止咳，又能清肺降火，适用于肺虚久咳，肺热痰嗽。因本品又能止血，故尤宜用于咳嗽咯血者。治肺虚久咳，常与五味子、罂粟壳等同用；治肺热痰嗽，可与瓜蒌、黄芩、浙贝母等同用；治热灼肺络、咳嗽咯血，常与藕节、白及等同用。

（2）用于久泻久痢。本品酸涩，入大肠经，有涩肠止泻之功。治久泻久痢，可与诃子、五味子等同用，以增强涩肠止泻之功。

（3）用于自汗盗汗。本品能敛肺止汗。治自汗盗汗，可单用研末，与荞面等分作饼，煨熟食之，或研末水调敷肚脐处，也可与其他收敛止汗药配伍。

【用法用量】　煎服，3～6 g；入丸、散服，每次 1～1.5 g。外用适量，研末外敷或煎汤熏洗。

【使用注意事项】　外感咳嗽、湿热泻痢者忌服。

诃子 Hezi

《药性论》

【来源】 本品为使君子科植物诃子 *Terminalia chebula* Retz. 或绒毛诃子 *Terminalia chebula* Retz. var. *tomentella* Kurt. 的干燥成熟果实。

【处方名】 诃子、诃子肉、诃黎勒、大诃子、炙诃子、煨诃子。

【性味归经】 苦、酸、涩,平。归肺、大肠经。

【功效】 涩肠止泻,敛肺止咳,降火利咽。

【应用】

(1)用于久泻久痢,便血脱肛。本品味酸涩收敛,入大肠经,善于涩肠止泻,为治疗久泻、久痢之常用药。可单用,如诃黎勒散。若治久泻、久痢属虚寒者,可与干姜、罂粟壳、陈皮配伍,如诃子皮饮。本品酸涩,又能涩肠固脱,涩肠止血,配伍人参、黄芪、升麻等药,可用于泻痢日久,中气下陷之脱肛;若配伍防风、秦艽、白芷等药,可治肠风下血。

(2)用于肺虚喘咳,久嗽不止,咽痛音哑。本品酸涩而苦,既能敛肺下气止咳,又能清肺利咽开音,为治失音之要药。治肺虚久咳、失音者,可与人参、五味子等同用;治痰热郁肺,久咳失音者,常与桔梗、甘草同用,如诃子汤。治久咳失音,咽痛音哑者,常与茯苓、天花粉等为蜜丸噙化,如清音丸。

【用法用量】 煎服,3～10 g。涩肠止泻宜煨用,敛肺清热、利咽开音宜生用。

【使用注意事项】 外有表邪,内有湿热积滞者忌服。

肉豆蔻 Roudoukou

《药性论》

【来源】 本品为肉豆蔻科植物肉豆蔻 *Myristica fragrans* Houtt. 的干燥种仁。

【处方名】 肉豆蔻、肉果、玉果、肉蔻、煨肉豆蔻。

【性味归经】 辛,温。归脾、胃、大肠经。

【功效】 温中行气,涩肠止泻。

【应用】

(1)用于脾胃虚寒,久泻不止。本品辛温而涩,入中焦,能暖脾胃,固大肠,止泻痢,为治疗虚寒性泻痢之要药。治脾胃虚寒之久泻、久痢者,常与干姜、人参、白术等同用。若配伍补骨脂、五味子、吴茱萸,可治脾肾阳虚,五更泄泻者,如四神丸。

(2)用于胃寒气滞,脘腹胀痛,食少呕吐。本品辛香温燥,能温中理脾、行气止痛。治胃寒气滞、脘腹胀痛、食少呕吐者,可与木香、干姜、半夏等同用。

【用法用量】 煎服,3～10 g;入丸、散服,每次 0.5～3 g。温中止泻宜煨用。

【使用注意事项】 湿热泻痢者忌服。

第三节　固精缩尿止带药

山茱萸 Shanzhuyu

《神农本草经》

【来源】 本品为山茱萸科植物山茱萸 *Cornus officinalis* Sieb. et Zucc. 的干燥成熟果肉。

【处方名】 山茱萸、山萸肉、净萸肉、药枣、枣皮、石枣、酒炙山萸、蒸山萸、制山萸。

【性味归经】 酸、涩,微温。归肝、肾经。

【功效】 补益肝肾,收涩固脱。

【应用】

(1)用于眩晕耳鸣,腰膝酸痛,阳痿。本品酸涩微温质润,其性温而不燥,补而不峻,功善补益肝肾,既能益精,又可助阳,为平补阴阳之要药。治肝肾阴虚,头晕目眩、腰酸耳鸣者,常与熟地黄、山药等配伍,如六味地黄丸;治命门火衰,腰膝冷痛,小便不利者,常与肉桂、附子等同用,如肾气丸;治肾虚阳痿者,多与鹿茸、补骨脂、淫羊藿等配伍,以补肾助阳。

(2)用于遗精滑精,遗尿尿频。本品既能补肾益精,又能固精缩尿。于补益之中又具封藏之功,为固精止遗之要药。治肾虚精关不固之遗精、滑精者,常与熟地黄、山药等同用,如六味地黄丸、肾气丸;治肾虚膀胱失约之遗尿、尿频者,常与沙苑子、覆盆子、桑螵蛸等同用。

(3)用于月经过多,崩漏带下。本品入下焦,能补肝肾、固冲任以止血。治妇女肝肾亏损,冲任不固之崩漏、月经过多者,常与熟地黄、白芍、当归等同用,如加味四物汤;治脾气虚弱,冲任不固而漏下不止者,常与龙骨、黄芪、白术等同用,如固冲汤;治带下不止者,可与莲子、芡实、煅龙骨等配伍。

(4)用于大汗虚脱。本品酸涩性温,能敛汗固脱,为防止元气虚脱之要药。治大汗不止,体虚欲脱或久病虚脱者,常与人参、附子、龙骨等同用,如来复汤。

(5)用于内热消渴。本品能补益肝肾,治疗肝肾阴虚,内热消渴,常配伍黄精、枸杞子、天花粉等滋补肝肾、清热生津药。

【用法用量】 煎服,6~12 g。大剂量可用至 30 g。

【使用注意事项】 素有湿热而致小便淋涩者不宜服用。

桑螵蛸 Sangpiaoxiao

《神农本草经》

【来源】 本品为螳螂科昆虫大刀螂 *Tenodera sinensis* Saussure 、小刀螂 *Statilia maculata* (Thunberg)或巨斧螳螂 *Hierodula patellifera*(Serville)的干燥卵鞘。

【处方名】 桑螵蛸、桑蛸、螳螂子、螳螂卵、盐桑螵蛸。

【性味归经】 甘、咸,平。归肝、肾经。

【功效】 固精缩尿,补肾助阳。

【应用】

(1)用于遗精滑精,遗尿尿频,小便白浊。本品甘能补益,咸以入肾,性收敛。能补肾气,固精关,缩小便。为治疗肾虚不固之遗精滑精、遗尿尿频、白浊之良药。治肾虚遗精、滑精,常与龙骨、五味子、制附子等同用,如桑螵蛸丸;治小儿遗尿,可单用为末,米汤送服;治心神恍惚,遗尿尿频,小便白浊,可与远志、龙骨、石菖蒲等配伍,如桑螵蛸散。

(2)用于肾虚阳痿。本品有补肾助阳之功。用于肾虚阳痿,可与鹿茸、肉苁蓉、菟丝子等同用。

【用法用量】 煎服,5~10 g。

【使用注意事项】 本品助阳固涩,故阴虚火旺,膀胱蕴热而小便频数者忌用。

海螵蛸 Haipiaoxiao

《神农本草经》

【来源】 本品为乌贼科动物无针乌贼 *Sepiella maindroni* de Rochebrune 或金乌贼 *Sepia esculenta* Hoyle 的干燥内壳。

【处方名】 海螵蛸、乌贼骨、墨鱼骨、煅乌贼骨、炙乌贼骨、醋乌贼骨。

【性味归经】 咸、涩,温。归脾、肾经。

【功效】 收敛止血,涩精止带,制酸止痛,收湿敛疮。

【应用】

(1)用于吐血衄血,崩漏便血,外伤出血。本品能收敛止血,治吐血、便血者,常与白及等份为末服;治崩漏,常与茜草、棕榈炭、五倍子等同用,如固冲汤;治外伤出血,可单用研末外敷。

(2)用于遗精滑精,赤白带下。本品温涩收敛,有固精止带之功。治肾失固藏之遗精、滑精,常与山茱萸、菟丝子、沙苑子等同用;治肾虚带脉不固之带下清稀者,常与山药、芡实等同用;治赤白带下,可与白芷、血余炭等同用,如白芷散。

(3)用于胃痛吞酸。本品味咸而涩,能制酸止痛,为治疗胃酸过多、胃痛吞酸之佳品。常与延胡索、白及、瓦楞子等同用。

(4)用于湿疹湿疮,溃疡不敛。本品外用能收湿敛疮。治湿疮、湿疹,可与黄柏、青黛、煅石膏等药研末外敷;治溃疡多脓,久不愈合者,可单用研末外敷,或配伍煅石膏、枯矾、冰片等药共研细末,撒敷患处。

【用法用量】 煎服,5~10 g;研末吞服,每次1.5~3 g。外用适量,研末撒敷或调敷。

【使用注意事项】 本品伤阴助热,故阴虚多热者忌服,大便秘结者慎服。

莲子 Lianzi

《神农本草经》

【来源】 本品为睡莲科植物莲 *Nelumbo nucifera* Gaertn. 的干燥成熟种子。

【处方名】 莲子、藕实、莲子肉、白莲肉、湘莲肉。

【性味归经】 甘、涩,平。归脾、肾、心经。

【功效】 补脾止泻,止带,益肾涩精,养心安神。

【应用】

(1)用于脾虚泄泻。本品甘可补脾,涩能止泻,既可补益脾气,又能涩肠止泻。治脾虚久泻,食欲不振者,常与人参、茯苓、白术等同用,如参苓白术散。

(2)用于带下。本品既能补脾益肾,又能固涩止带,其补涩兼施,为治疗脾虚肾虚带下之常用药。治脾虚带下者,常与茯苓、白术、山药等同用;治脾肾两虚,带下清稀,腰膝酸软者,可与山茱萸、山药、芡实等同用。

(3)用于遗精滑精。本品味甘而涩,入肾经能益肾固精。治肾虚精关不固之遗精、滑精,常与芡实、龙骨等同用,如金锁固精丸。

(4)用于心悸失眠。本品甘、平,入心、肾经,能养心益肾,交通心肾而宁心安神。治心肾不交之虚烦、心悸、失眠者,常与酸枣仁、茯神、远志等同用。

【用法用量】 煎服,6~15 g。去心打碎用。

【使用注意事项】 本品甘涩,故便秘或湿热泻痢者慎服。

知识拓展

莲子的相关附药

(1)莲子心:睡莲科植物莲 *Nelumbo nucifera* Gaertn. 的成熟种子中的干燥幼叶及胚根。味苦,性寒;归心、肾经。能清心安神,交通心肾,涩精止血。适用于热入心包,神昏谵语,心肾不交,失眠遗精,血热吐血。煎服,2~5 g。

(2)荷叶:睡莲科植物莲 *Nelumbo nucifera* Gaertn. 的干燥叶。味苦,性平;归肝、脾、胃经。能清暑化湿,升发清阳,凉血止血。适用于暑热烦渴,暑湿泄泻,脾虚泄泻,血热吐衄,便血崩漏。煎服,3~10 g。荷叶炭收涩化瘀止血,适用于出血证和产后血晕,煎服,3~6 g。

芡实 Qianshi

《神农本草经》

【来源】　本品为睡莲科植物芡 *Euryale ferox* Salisb. 的干燥成熟种仁。

【处方名】　芡实、芡实米、鸡头米、南芡实、麸炒芡实。

【性味归经】　甘、涩，平。归脾、肾经。

【功效】　益肾固精，补脾止泻，除湿止带。

【应用】

(1)用于遗精滑精，遗尿尿频。本品甘涩收敛，能益肾固精。治肾虚不固之腰膝酸软，遗精滑精，遗尿尿频者，常与金樱子相须为用，如水陆二仙丹；亦可与莲子、莲须、牡蛎等配伍，如金锁固精丸。

(2)用于脾虚久泻。本品既能健脾除湿，又能收敛止泻。治脾虚湿盛，久泻不止者，常与白术、茯苓、白扁豆等同用。

(3)用于白浊，带下。本品能益肾健脾、收敛固涩、除湿止带，为治疗带下证之佳品。治脾肾两虚之白浊带下，常与党参、白术、山药等同用。若治湿热带下，则宜与清热利湿之黄柏、车前子等同用，如易黄汤。

【用法用量】　煎服，9～15 g；或入丸、散。

【使用注意事项】　本品甘涩，故便秘或湿热泻痢者忌用。

金樱子 Jinyingzi

《雷公炮炙论》

【来源】　本品为蔷薇科植物金樱子 *Rosa laevigata* Michx. 的干燥成熟果实。

【处方名】　金樱子、金樱子肉、炒金樱子、盐金樱子。

【性味归经】　酸、甘、涩，平。归肾、膀胱、大肠经。

【功效】　固精缩尿，固崩止带，涩肠止泻。

【应用】

(1)用于遗精滑精，遗尿尿频，崩漏带下。本品味酸而涩，功专固涩，具有固精缩尿，固崩止带作用。适用于肾虚精关不固之遗精滑精，膀胱失约之遗尿尿频，冲任不固之崩漏下血，带脉失约之带下过多。可单用本品熬膏服，如金樱子膏；治疗遗精滑精、遗尿尿频，常与芡实相须为用，如水陆二仙丹；或配伍菟丝子、补骨脂、海螵蛸等补肾固涩之品。治崩漏下血者，可与山茱萸、黄芪、阿胶等配伍；治疗带下不止者，可与椿皮、海螵蛸、莲子等同用。

(2)用于久泻，久痢。本品入大肠经，能涩肠止泻。治脾虚久泻、久痢，可单用浓煎服；或配伍人参、白术、芡实等，如秘元煎。

【用法用量】　煎服，6～12 g；或入丸、散。

【使用注意事项】　本品功专固涩，凡有实火、实邪者忌服。

章后小结

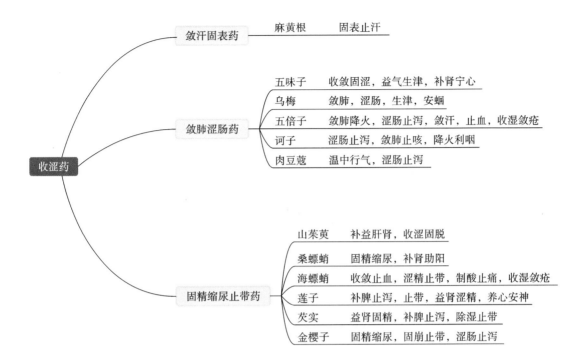

目标检测

A 型题(在每小题给出的 A、B、C、D、E 五个选项中,只有一项是最符合题目要求的)

目标检测
答案

1.可用于心悸、失眠、多梦的药物是( )。

A.山茱萸　　　　B.五味子　　　　C.金樱子　　　　D.覆盆子　　　　E.桑螵蛸

2.既能敛肺止咳,又能涩肠止泻的药物是( )。

A.乌梅　　　　　B.金樱子　　　　C.白果　　　　　D.肉豆蔻　　　　E.赤石脂

3.可用于久咳、失音的药物是( )。

A.紫苏子　　　　B.罂粟壳　　　　C.白芥子　　　　D.诃子　　　　　E.川贝母

4.上能敛肺气,下能滋肾阴的药物是( )。

A.诃子　　　　　B.五味子　　　　C.乌梅　　　　　D.五倍子　　　　E.覆盆子

5.既能益肾固精,又能补脾止泻的药物是( )。

A.山茱萸　　　　B.覆盆子　　　　C.枸杞子　　　　D.金樱子　　　　E.莲子

6.能敛肺降火、敛汗止血的药物是( )。

A.五倍子　　　　B.乌梅　　　　　C.白果　　　　　D.五味子　　　　E.诃子

7.虚寒久泻,腹胀食少者宜用( )。

A.乌梅　　　　　B.诃子　　　　　C.肉豆蔻　　　　D.赤石脂　　　　E.金樱子

8.既能健脾止泻,又能除湿止带的药物是( )。

A.芡实　　　　　B.椿皮　　　　　C.鸡冠花　　　　D.白芷　　　　　E.白果